誰でもコリと痛みがほぐせる

もまないセルフケア

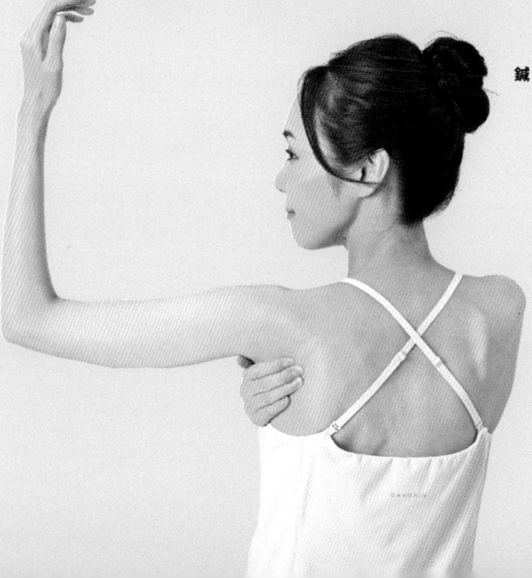

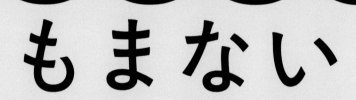

鍼灸あん摩マッサージ指圧師
石垣英俊

理学療法士
幸田誠

池田書店

はじめに

本書を手にとっていただき、ありがとうございます。ところで、皆さんには、お気に入りのセルフケアはありますか？　私には、人生を変えてくれた、とある運動があります。

私が24歳のころ、なぜか急にめまいに悩まされるようになりました。大学病院で総合内科、脳神経内科を受診し、さまざまな検査を受けましたが、結果は異常なし。医師は、私の肩の筋肉を押しながら「めまいの原因は肩コリ」と言いました。肩コリの自覚はありませんでしたが、たしかに押されると、頭がしびれ、目の前が真っ白に。早速、肩を自分でもんだりしましたが、めまいは完全にはよくなりません。不安を感じましたが、数ヵ月後に偶然「肩や首のコリによい」というある運動を紹介するテレビ番組を観ました。試しにやってみると、ウソのように肩まわりや頭がスッキリしたのと同時に、簡単な運動でこのような効果を得られることに新鮮な驚きを感じました。その後も、肩コリのセルフケアを継続すると、やがて、めまいの症状は解消されました。

まさにこのとき、私は人生を変えるセルフケアと出合い、同時にセルフケアの重要性を知ることになったのです。

あれから20年余、治療家としての興味から、カイロプラクティック、オステオパシー、欧米式マッサージ、推拿《すいな》（中国式マッサージ）、徒手《としゅ》理学療法をはじめ、多くの施術法やセルフケアに関する知識や技術を習得してきました。それぞれの手技は大変奥が深く、ここで詳しく説明することはできませんが、「セルフケア大全」とも呼べる本書のなかで、そのエッセンスをたくさん盛り込んでいます。各部位のセルフケアにおいて優先的に実践したほうがよい方法を集めた一冊ともいえます。

本書では、敬愛する石垣英俊先生と一緒に、労力が少なくて効果の高い方法を選出しました。これまで難しくてできなかった部位も、プロの経験に基づいた方法で紹介しています。なかでも、私が長年提唱してきたレンゲを使った方法は、安価で、持ち手があって扱いやすく、ケアすべき場所に正しく手が届きます。この効果的なセルフケアを伝えることができ、多くの方のお役に立てるのをうれしく感じます。

さらに、石垣先生には、東洋医学の観点から、ココロとカラダの不調をケアする方法を紹介いただき、西洋医学的な知見とミックスした、これまでにない内容の一冊になったと思います。

本書が、皆さんの健康に役立てるヒントとなれば幸いに思います。

幸田 誠

硬いコリでも「もむ」必要なし!
押したり、さすったり、〝力いらず〟で誰でもできる!

力の弱い人でも簡単!
「もまないセルフケア」

多くの人が抱えるコリや痛み、そして、原因がよくわからない不調の悩み。

忙しい毎日のスケジュールのなかでは、これらの症状が出るたびに治療院に足を運ぶわけにもいかず、できれば**不調は自力で解消したい**ものです。

実際、症状の「根治=根本的な改善」を目指すには、治療院での施術だけでなく、**日々の「セルフケア」を自力で行う**ことがとても重要。健康状態のバランスを整えるには、自ら**心身の状態に意識を向け、症状が軽いうちに対処する**ことが有効だからです。

ところが、マッサージなどを自

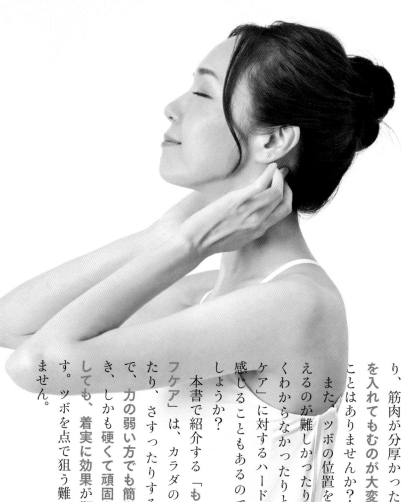

分でやる場合、コリが硬かったり、筋肉が分厚かったりして、**力を入れてもむのが大変**だと感じたことはありませんか？

また、ツボの位置を正確にとらえるのが難しかったり、効果がよくわからなかったりと、「セルフケア」に対するハードルの高さを感じることもあるのではないでしょうか？

本書で紹介する「**もまないセルフケア**」は、カラダの表層を押したり、さすったりするだけなので、**力の弱い方でも簡単に実践**でき、しかも**硬くて頑固なコリに対しても**、**着実に効果**が期待できます。ツボを点で狙う難しさもありません。

プロが教える
「おうちケア」のコツ！
「レンゲ」は
最高に使える
健康器具!?

道具は基本的に不要！
身近な道具で効果アップ

おうちでセルフケアをするといっても、プロではないので効果があるのか、不安な部分もあるのではないでしょうか？　たしかに、プロのマッサージ師や理学療法士の施術をそのまま再現しようとしたら、本を読んだだけで実践するのは、難しいものがあります。しかし、**そこまで技術を必要としなくても、「プロの技」に近い効果を再現することはできます。**

本書では、**東洋医学のプロ**と、現代医学の領域である**理学療法のプロ**が考案した**「誰でも簡単に再現できる」方法（＝もまないセルフケア）**を紹介しています。

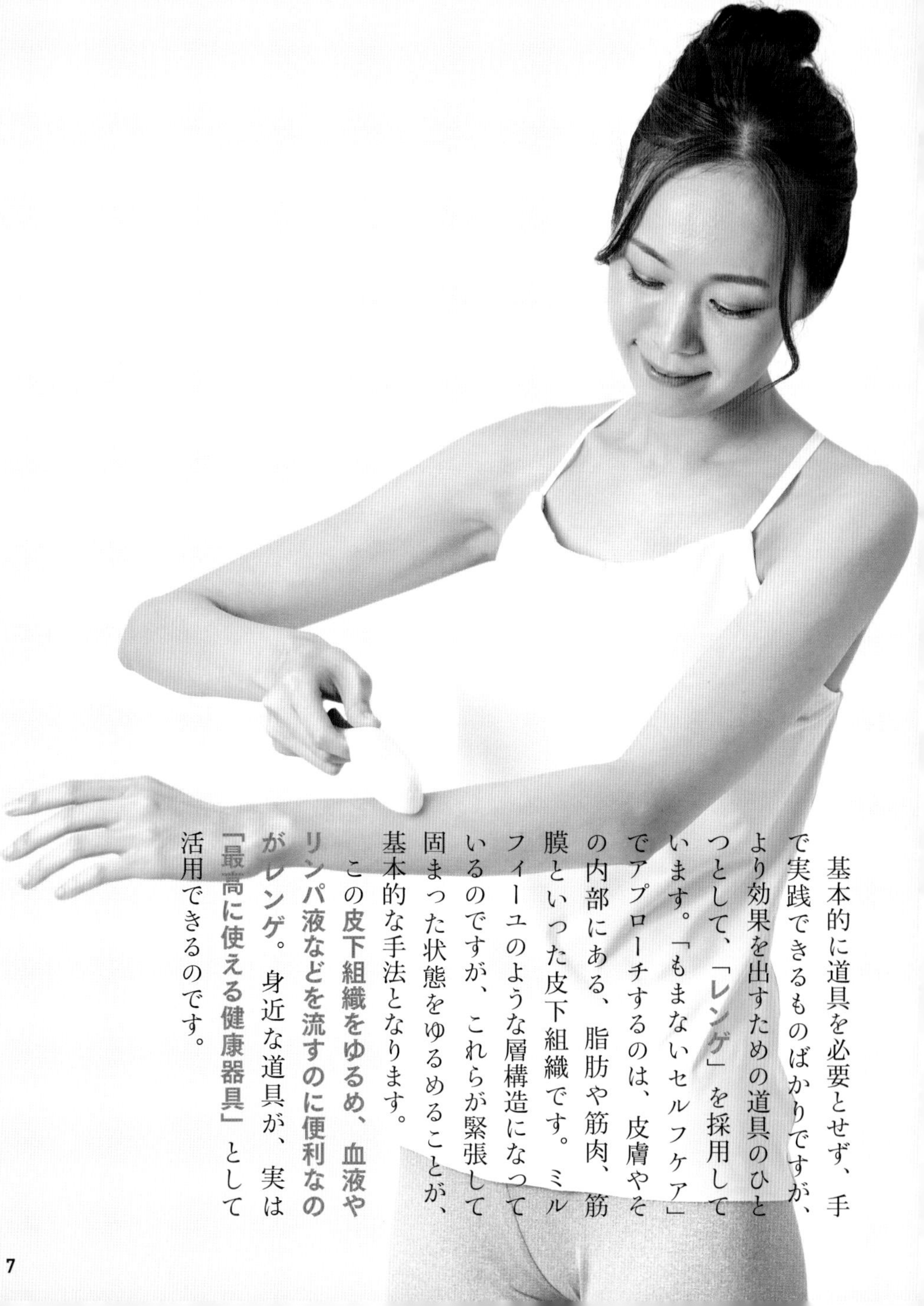

基本的に道具を必要とせず、手で実践できるものばかりですが、より効果を出すための道具のひとつとして、**「レンゲ」**を採用しています。「もまないセルフケア」でアプローチするのは、皮膚やその内部にある、脂肪や筋肉、筋膜といった皮下組織です。ミルフィーユのような層構造になっているのですが、これらが緊張して固まった状態をゆるめることが、基本的な手法となります。

この**皮下組織をゆるめ、血液やリンパ液などを流すのに便利なのがレンゲ**。身近な道具が、実は**「最高に使える健康器具」**として活用できるのです。

Let's Try!

これが もまないセルフケア！

Momanai Self Care

肩の悩みを解消してみましょう！

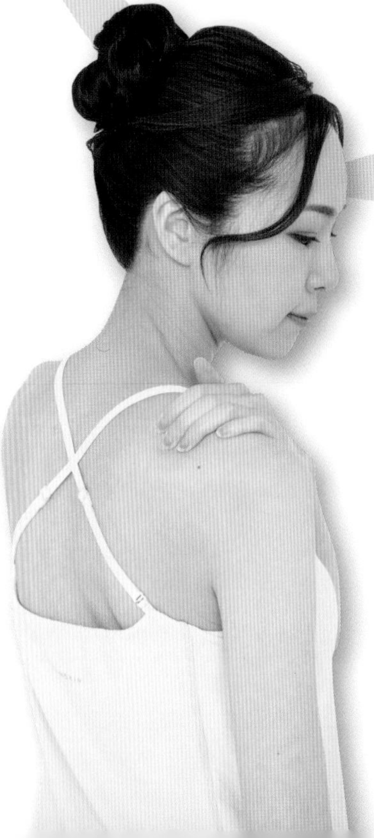

「もまない」ってどういうこと？

実際に肩コリのケアを試してみましょう！

肩

Let's Try！　これがもまないセルフケア！

首を左右にひねりながら肩を上げる

こんな症状に効く！　肩コリ、頭痛（→ P42）、不眠（→ P156）

首の後ろから肩の筋肉は、デスクワークなどの影響で緊張し、一定の形のまま固まってしまいがち。血流などが滞った状態になるため、首や肩を動かしながらゆるめることで、血流を改善し、コリをほぐします。

どうやる？

肩を上下させながら首をひねるので、筋肉全体が伸び縮みする。硬さがゆるんで血流が流れていく感覚が気持ちよい。

どのへん？

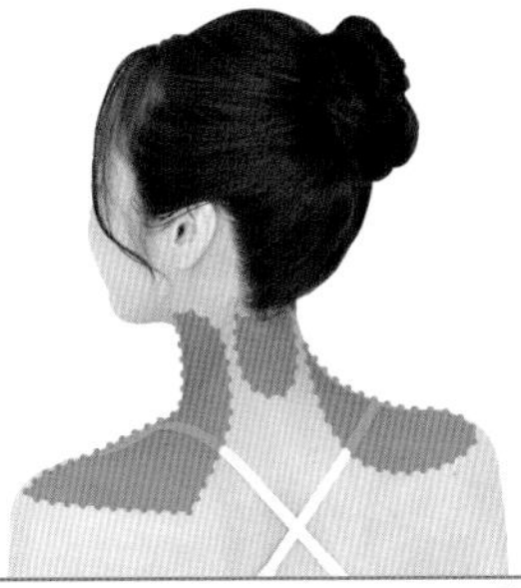

首の後ろから肩にかける「僧《そう》帽筋《ぼうきん》」という筋肉を全体的に狙う。

1. 首を右にひねりながら両肩を上げる

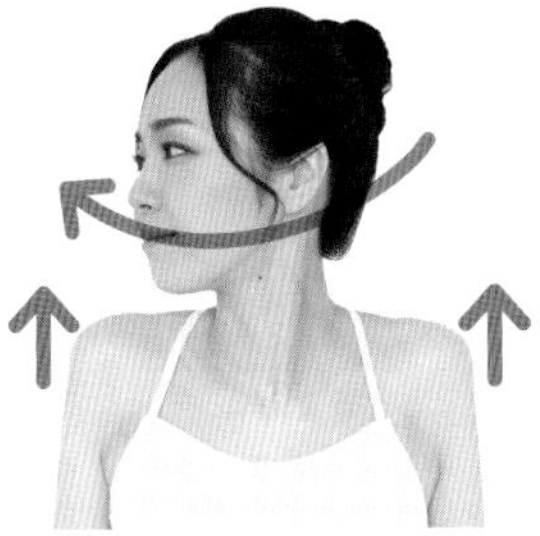

2. 首と肩を元に戻す

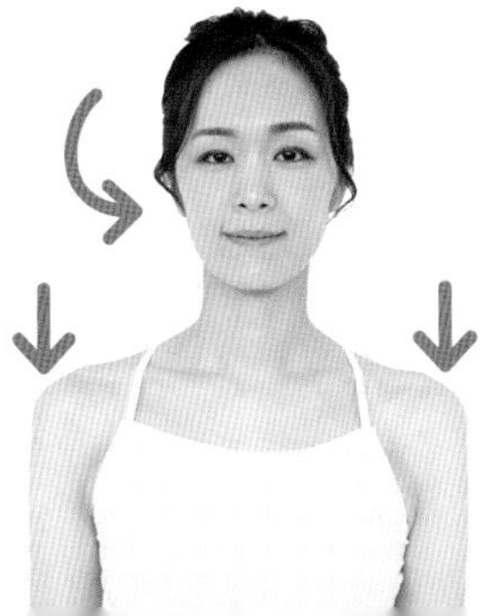

3. 首を左にひねりながら両肩を上げる

理学療法のプロが伝授！

力んで上げ下げせず、なるべく速く動かすこと！

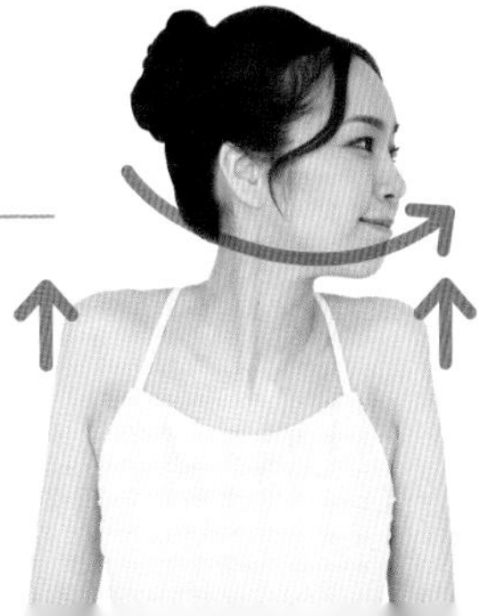

Let's Try！　これがもまないセルフケア！

肩甲骨から脇の下を押しながら動かす

こんな症状に効く! 肩コリ、首コリ（→ P46）、手のしびれ（→ P132）

肩甲骨の位置は、肩コリに大きく影響します。脇の下にある筋肉は、肩甲骨を前に引っ張るため、巻き肩になりやすく、そのために肩が上がったまま固まる傾向に。脇の下をゆるめ、肩甲骨の位置を修正します。

どのへん?

脇の下から背中に手をやると、肩甲骨の骨の際がある。その際に沿った脇の下エリアと、脇の下の肋骨の部分を広めにアプローチする。

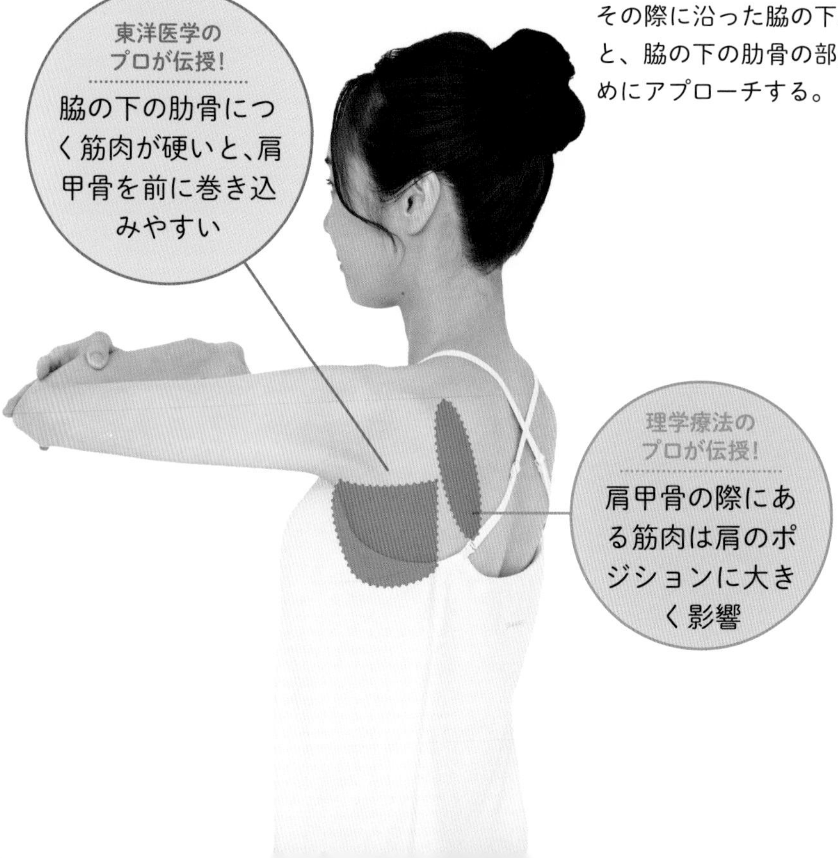
東洋医学のプロが伝授!
脇の下の肋骨につく筋肉が硬いと、肩甲骨を前に巻き込みやすい
理学療法のプロが伝授!
肩甲骨の際にある筋肉は肩のポジションに大きく影響

1. 肩甲骨の際に沿って3本の指で押しながら上下左右に動かす

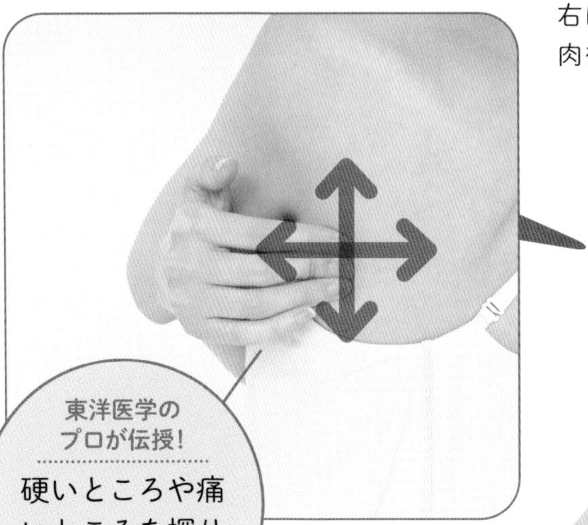

東洋医学のプロが伝授!

硬いところや痛いところを探りながら動かす！

● どうやる? ●

肩甲骨の骨の際（脇の下まで）のラインを3本の指先で上下左右に動かし、脇の下の肋骨の筋肉を上下に揺らす。

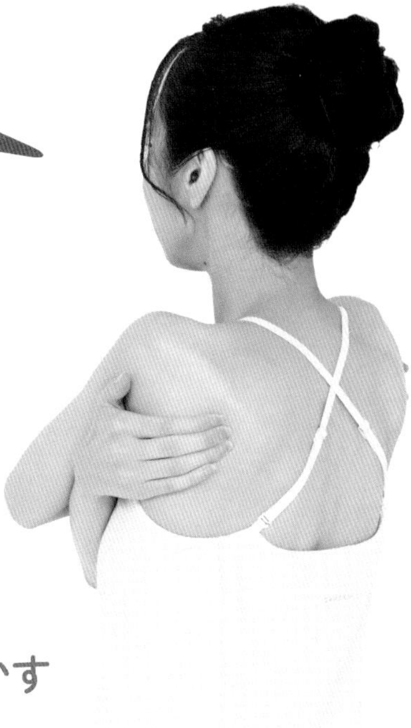

2. 脇の下は肋骨の周囲を手が届く範囲で上下に動かす

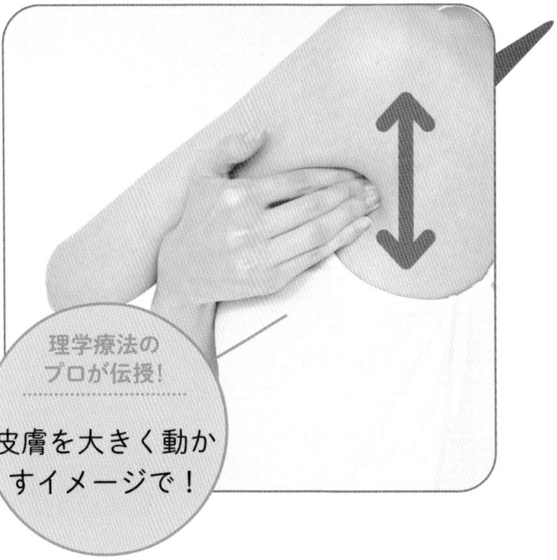

理学療法のプロが伝授!

皮膚を大きく動かすイメージで！

これも効く!

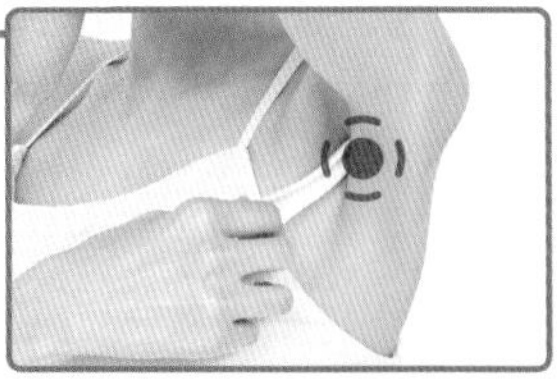

手が届かない場合は、脇の下をレンゲの柄の先で押すと緊張がゆるむ

Let’s Try！ これがもまないセルフケア！

脇の下を押しながら腕をまわす

こんな症状に効く！ 肩コリ、首コリ（→ P46）、手のしびれ（→ P132）

脇の下を刺激しながら、実は肩甲骨まわりにある筋肉をほぐすのが目的。腕を内側に回転させることで、肩甲骨まわりの筋肉が働き、固まっていた部分がほぐれます。肩甲骨のバランス修正が肩コリの改善に。

どうやる？

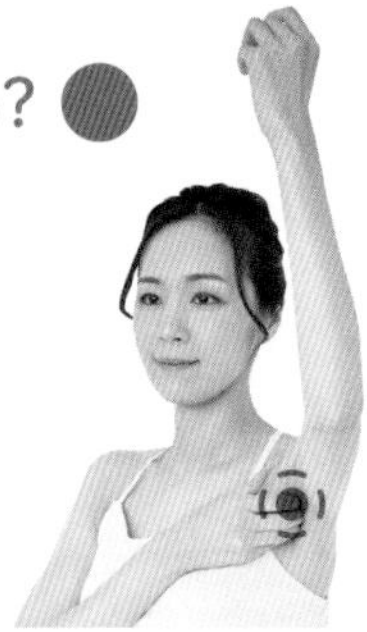

脇の下のターゲット部位を押しながら、押された側の腕をひじを曲げた状態で前に上げ、ひじから先を内外にまわす。

どのへん？

理学療法のプロが伝授！
脇の下の後ろ側のつけ根が目安！

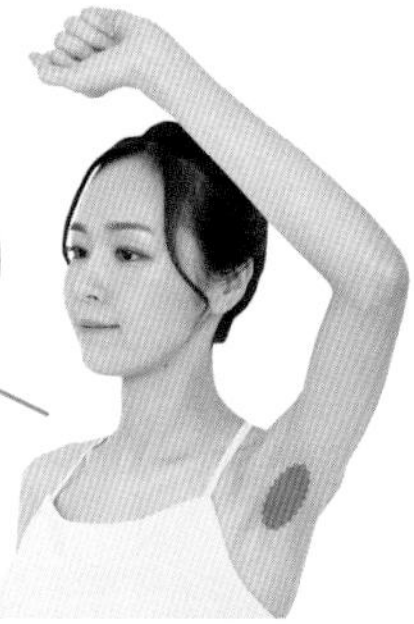

脇の下の肩甲骨寄りの筋肉の盛り上がり。そのつけ根の部分を狙う。

1. 脇の下を押しながらひじを内側にまわす

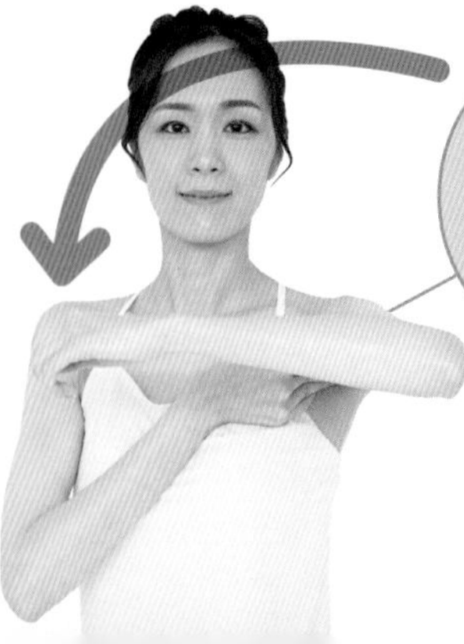

理学療法のプロが伝授！
ひじ（上腕）の内側回転で肩甲骨の外側の際がほぐれる

2. 元に戻す

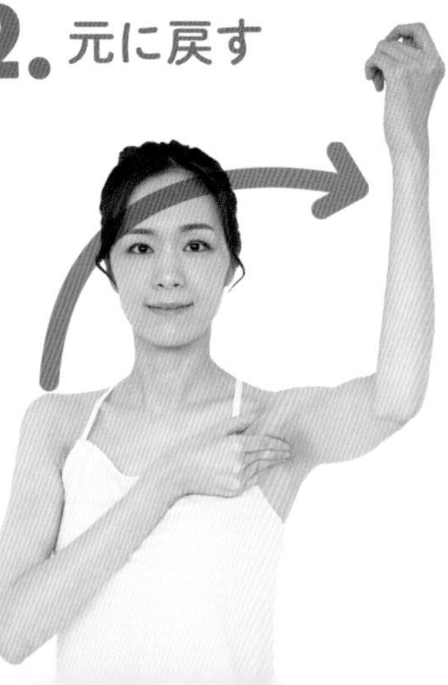

肩

Let's Try！　これがもまないセルフケア！

脇をつまんで揺らす

こんな症状に効く！ 肩コリ、息苦しさ（➡ P116）、手のしびれ（➡ P132）

脇の下の前側は、胸の筋肉が集まってくる部位。ここが緊張で固まると、胸が閉じて肩を前に巻き込みやすい傾向に。すると、前かがみの姿勢になって肩コリの原因になったり、息苦しさを招いたりします。

どうやる？

４本の指と親指全体で脇の下の筋肉をつまんで上下に揺らす。

どのへん？

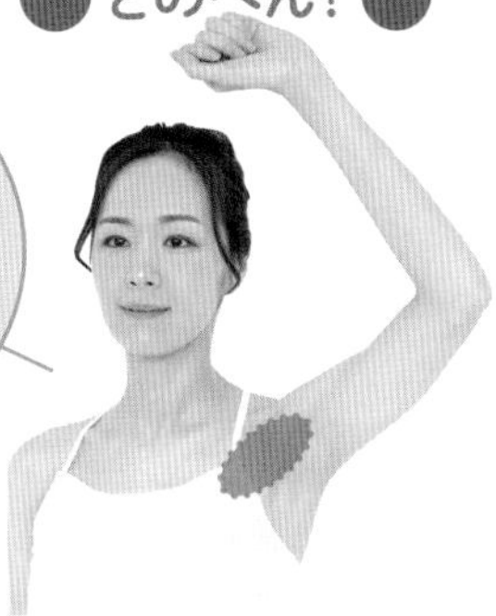

理学療法のプロが伝授！

脇の下の前側の筋肉のすじのような部分が目安！

胸の筋肉が集まってくる脇の下の前側を狙う。

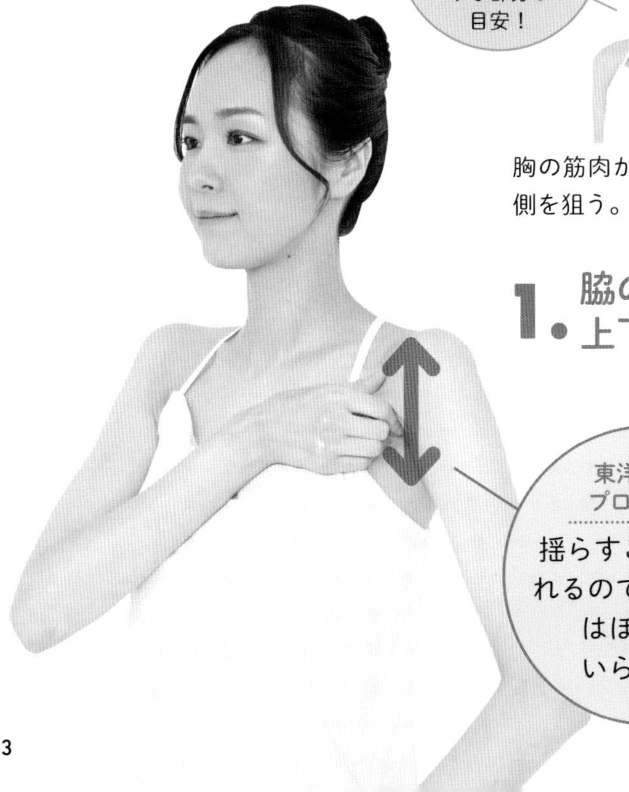

1. 脇の下をつまんで上下に揺らす

東洋医学のプロが伝授！

揺らすことでほぐれるので、つまむ力はほとんどいらない！

もくじ

はじめに……2

硬いコリでも「もむ」必要なし！
押したり、さすったり、〝力いらず〟で誰でもできる！……4

プロが教える「おうちケア」のコツ！
「レンゲ」は最高に使える健康器具!?……6

Let's Try! これがもまないセルフケア！
肩の悩みを解消してみましょう！……8

首を左右にひねりながら肩を上げる……9

肩甲骨から脇の下を押しながら動かす……10

脇の下を押しながら腕をまわす……12

脇をつまんで揺らす……13

第1章 「もまないセルフケア」はなぜ効くの？

基礎知識01 「正しく強くもむ」のは意外と難しい？……20

基礎知識02 軽く触れるだけでも「硬い岩(コリ)」を崩せる！……22

基礎知識03 狙う場所によって「刺激の入れ方」を変える！……23

基礎知識04 ケアするカラダの「なかみ」を知ろう……24

基礎知識05 ストレスや内臓の異常も不調を引き起こす……28

基礎知識06 カラダの位置が乱れると、どこかが「負担」をかぶる！……30

基礎知識07 人体は「流れ」が止まると、痛くなる？……31

基礎知識08 東洋医学と現代医学には「交差点(共通点)」がある！……32

「もまないセルフケア」基本的なやり方……33

押す／押し流す／押しながら動かす／押しながら伸ばす／押し流してから伸ばす／揺らす／さする／つまむ／つまみながら動かす／縮める／叩く／伸ばす／骨を押さえて動かす／レンゲ／ボール＆手ぬぐい／クリーム＆オイル

第2章 コリと痛みの「もまないセルフケア」

部位別もまないセルフケア

全身のコリと痛みをケアする
「もまないセルフケア」……40

頭

後頭部を押し流す …… 42
側頭部を押し流す …… 44
耳を引っ張り、まわす …… 45

首

首の後ろ側をレンゲ／指で流す …… 46
首の横をつまむ …… 48
頭を横に倒して前後にまわす …… 49

ひじ

二の腕をつまむ …… 50
ひじから上をレンゲ／拳で流す …… 51

腕（前腕）

ひじから先をレンゲ／親指で流す …… 52
手首を曲げてひじから先を伸ばす …… 54
ひじから先を押しながら手首を動かす …… 55

手首

手首まわりをレンゲ／親指で流す …… 56
手首のつけ根を押さえて動かす …… 57

手指

指の痛いところをつまんで動かす …… 58
指の痛いところをレンゲ／指で流す …… 59
指を全体的につまむ …… 60

胸

首から胸元をレンゲ／指で流す …… 62
胸の中央の骨をさする …… 64
横隔膜を押す …… 65

背中

背中の上部をボールで押す（座り） …… 66
背中の上部をボールで押す（あお向け） …… 67
背中の上部をボールで押しながら首を動かす …… 68
肩甲骨を押しながら腕を動かす …… 69

腰

骨盤の前部を縮める …… 70
腰全体をレンゲ／拳で流す …… 72
腰にボールを敷いてひざを抱える …… 74
あお向けで両ひざを左右に倒す …… 75
お尻をボールで押す …… 76
お尻をつまんで左右に揺らす …… 77

お腹

お腹をレンゲ／指で流す …… 78
お腹を下方に押し流す（しぼる） …… 79

脇

脇腹を押しながら動かす（側屈）……80
脇腹を押しながら深呼吸をする……82
脇の下をレンゲ／指で流す……83

股関節・お尻

太もものつけ根を押しながら動かす……84
お尻をボールで押す……86
骨盤横の出っ張りをレンゲ／指で流す……89

太もも

太ももの側面をレンゲで流す……90

ひざ

ひざ裏のくぼみを押す……91
ひざの皿の下をレンゲ／親指で流す……92
ひざの皿の下のくぼみを押す……93

すね・ふくらはぎ

すねを押しながら足首を動かす……94
ふくらはぎをつまんで足首を動かす……95

足裏

足裏をレンゲ／親指で流す……96
足裏を押しながら足の指を動かす……97

足指

足の指をつまんでまわす……98
足の指をつかんでまわす……99
足の爪の角を押す……100

第3章 なんとなくの不調の「もまないセルフケア」

症状別もまないセルフケア

01 心とカラダの不調をケアする「もまないセルフケア」……102
02 感情と内臓（五臓）はリンクする！……104

メンタル・感情の問題

イライラ（肝）

肝兪のツボをボールで押す……106
太衝のツボをレンゲ／指で押す……107

過剰な興奮（心）

心兪のツボをボールで押す……108
神門のツボをレンゲ／親指で流す……109

落ち込み（脾）
脾兪のツボをボールで押す …… 110
中脘のツボを押す …… 111
憂い・悲しみ（肺）
肺兪のツボをボールで押す …… 112
中府のツボをレンゲ／親指で流す …… 113
不安・恐怖感（腎）
腎兪のツボをボールで押す …… 114
太谿のツボをレンゲ／親指で流す …… 115

呼吸に関わる症状

息苦しさ
肋骨の下側を押す …… 116
脇をつまんで腕を動かす …… 117
のどのつまり感
鎖骨のくぼみを押しながら腕を上げる …… 118
のど（皮膚）をつまんで揺らす …… 119
咳
ひじから先の外側をレンゲ／拳で流す …… 120
鎖骨のつなぎ目をつまむ …… 121
鼻の症状
風池・天柱のツボを押す …… 122
鼻の際をレンゲ／指で流す …… 123

目や耳、顔の症状

めまい・耳鳴り
首の後ろをレンゲ／指で流す …… 124
首横をボールで押しながら頭を倒す …… 125
頬骨の下をレンゲ／拳で流す …… 126
舌を出しながらあごを出す …… 127
疲れ目・かすみ目
こめかみを押す …… 128
眉頭の下を押す …… 129
顔のむくみ
耳の下から鎖骨のつなぎ目のラインをレンゲ／指で流す …… 130
首の横をつまんで首を左右に動かす …… 131

手足の症状

手のしびれ
脇をつまんで動かす …… 132
肩甲骨をボールで押しながら腕を動かす …… 133

手のむくみ・冷え
二の腕をつまんでひじを曲げ伸ばす……134
ひじから先のリンパをレンゲで流す……135

足のしびれ
お尻の下に手首を敷いて両脚を閉じ開く……136
太もものつけ根をボールで押しながら脚を外に開く……137

足のむくみ・冷え
ひざ裏をレンゲ／指で流す……138
足裏を押しながら足指をグーパー……139

胃腸や泌尿器の症状

頻尿・残尿
陰谷のツボをレンゲ／親指で流す……140
関元のツボを押す……141

便秘
府舎のツボを押す……142
大横・腹結・天枢のツボを押す……143

お腹の不調
下痢点のツボをレンゲ／親指で押す……144
すねの外側の際を押す……145
骨盤後面の中央をさする……146

胃もたれ・食欲不振
すねの外側の際をレンゲ／指で流す……147
郄門のツボを押しながら手首を動かす……148
胃兪のツボをボールで押す……149

吐き気
ひじから先の中心線をレンゲ／親指で流す……150
内関のツボを押しながら手首を動かす……151

その他の症状

生理不順・生理痛
三陰交のツボをレンゲ／親指で流す……152
次髎・胞肓のツボをボールで押す……153

多汗
合谷のツボをレンゲ／親指で押す……154
労宮のツボを押しながら手をグーパー……155

不眠
安眠のツボを押す……156
失眠のツボをレンゲ／指で押す……157

おわりに……158

第1章

「もまないセルフケア」はなぜ効くの？

基礎知識 01

「正しく強くもむ」のは意外と難しい？

セルフで「もむ」場合、ちゃんと効かせるのは大変！

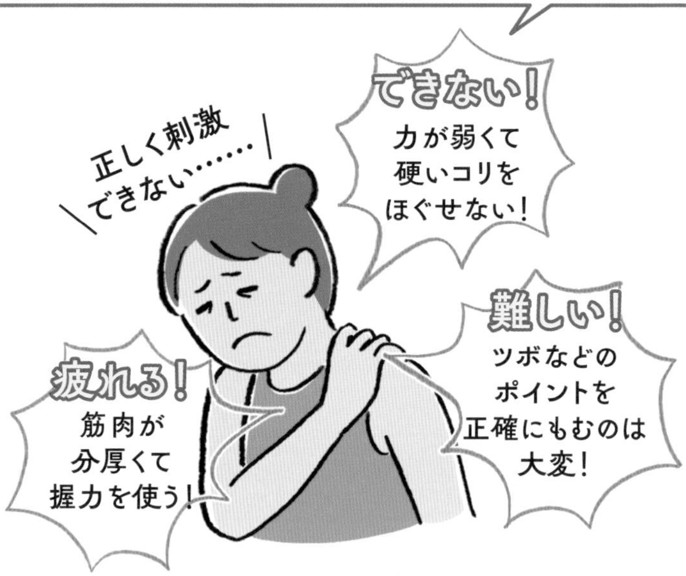
正しく刺激できない……
できない！
力が弱くて硬いコリをほぐせない！
難しい！
ツボなどのポイントを正確にもむのは大変！
疲れる！
筋肉が分厚くて握力を使う！

「もむ」のが大変なら「もまない」ケアを！

コリや痛み、不調を改善するためのマッサージ法などを紹介するメディアはたくさんありますが、それらを見て実際に**自分で再現するときに、果たして正しくできているのか**という問題があります。

プロのマッサージ技術を正確に再現しようとすると、実はツボの位置をとるのが難しかったり、とても強い圧をかける必要があったり、意外と難易度が高く、**正しくアプローチできていない**場合が少なくありません。

このような場合、刺激が不十分になることが多く、**せっかくケアしたのに効果が減ってしまい**ます。

「もまない」ケアなら“力いらず”でカンタン！

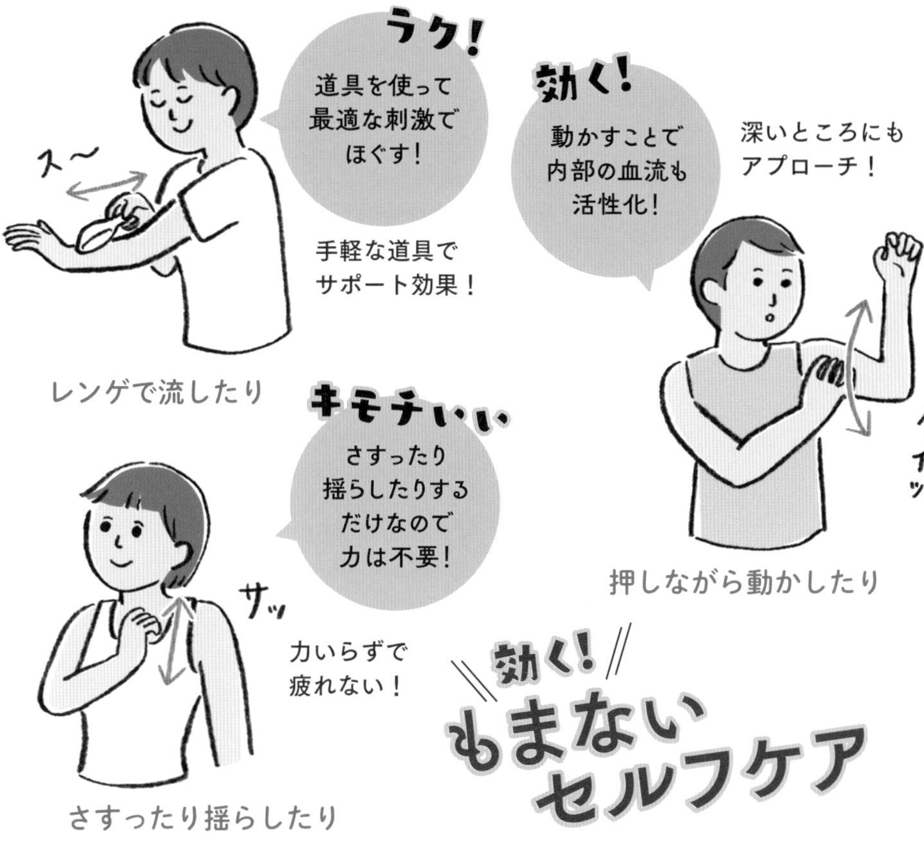
ラク！
道具を使って最適な刺激でほぐす！
ス〜
手軽な道具でサポート効果！
レンゲで流したり
効く！
動かすことで内部の血流も活性化！
深いところにもアプローチ！
クイッ
押しながら動かしたり
キモチいい
さすったり揺らしたりするだけなので力は不要！
サッ
力いらずで疲れない！
さすったり揺らしたり
効く！
もまないセルフケア

腕力や精度の高さがなくても誰でもできるのが、「**もまない**」というアプローチです。

硬くて頑固なコリは、どうしても力強くもみほぐす必要があるのではないかと思われがちですが、実は**押したり、さすったり、動かしたりするだけで刺激が正確に伝わり、むしろ中途半端にもみほぐすより効果を得やすい**という利点があります。

不調に対して力が足りないために不十分なアプローチになるのであれば、いっそのこと力のいらない**「もまない」アプローチで正しく実践できたほうが効果は高い**というわけです。

あえて「もまない」ことで、簡単かつ効果的で気持ちよいケアが可能になります。

軽く触れるだけでも「硬い岩（コリ）」を崩せる！

もまなくても刺激は伝わっている

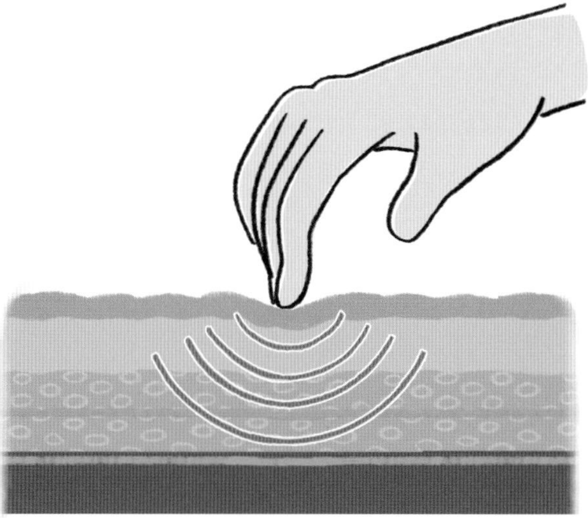

硬い岩《コリ》に真っ向から勝負する必要はない！

ガチガチに固まった頑固な肩コリ。筋肉は分厚く、しかも硬い岩のような状態になっていると、ものすごく強い力でもまなければ、太刀打ちできないイメージがあると思います。ところが、この**硬い岩（コリ）も、やり方によっては軽く触れるだけで崩せます。**

たとえば、その部分を押しながら、周囲の関節を動かすだけで、血液が流れたり、筋肉が温まったりし、内部からゆるむことがありますし、押し流すだけで緊張がほぐれることもあります。

コリや痛みに対し、**有効なアプローチを選択すれば、腕力などは必要ない**のです。

基礎知識 03

狙う場所によって「刺激の入れ方」を変える！

深いところに届いているの？

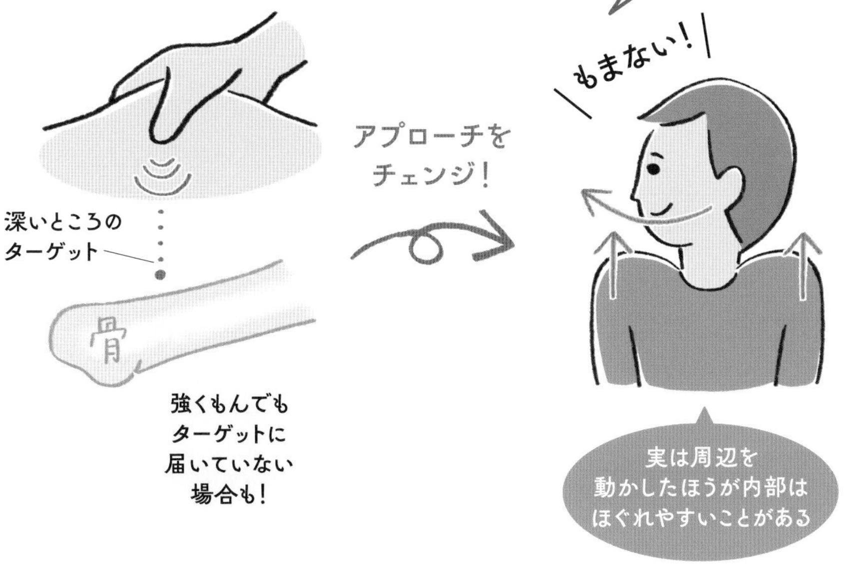

深いところのターゲット
骨
強くもんでもターゲットに届いていない場合も！
アプローチをチェンジ！
もまない！
実は周辺を動かしたほうが内部はほぐれやすいことがある

方法を変えることで狙った場所を確実に刺激

コリや痛みの原因を解消するためのポイントは、ケースによっては骨の近くの深い場所にあることも。このような場合、普通に**体表からアプローチしても、奥まで届いていない**ことが考えられます。

また、ポイントが骨の裏側にあったり、指先で押しにくいくらい細かったりすることもあり、**ひとつの押し方では対応しきれない可能性**があります。

「もまないセルフケア」の場合、**16通りの方法**（P33）があり、**狙う場所によって適切な方法を選択**できます。押し流したり、道具を使ったり、刺激の入れ方をケースごとに変えると効果的です。

基礎知識 04

ケアするカラダの「なかみ」を知ろう

コリと痛みの「解剖学」教室

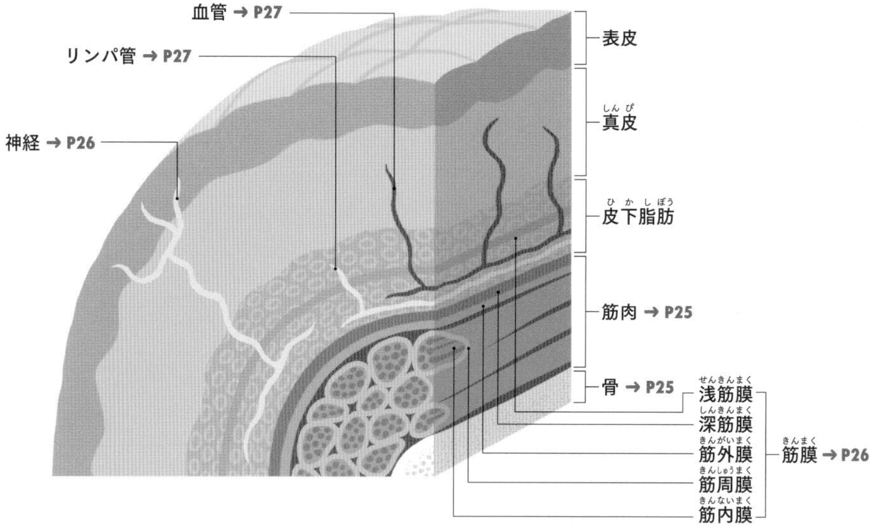
血管 → P27
リンパ管 → P27
神経 → P26
表皮
真皮《しんぴ》
皮下脂肪《ひかしぼう》
筋肉 → P25
骨 → P25
浅筋膜《せんきんまく》
深筋膜《しんきんまく》
筋外膜《きんがいまく》
筋周膜《きんしゅうまく》
筋内膜《きんないまく》
筋膜《きんまく》 → P26

カラダの「なかみ」はミルフィーユ構造！

セルフケアで直接刺激するのはカラダの表面ですが、その内部にある皮下組織は、**ミルフィーユのような層構造**になっています。一番深層にあるのは、土台となる**「骨」**。その骨を動かすための**「筋肉」**が骨に付着しており、筋肉は薄いコラーゲンの膜**「筋膜」**に包まれています。その上に**皮下脂肪**、**真皮**と重なっており、これらの皮下組織のバランスが緊張などで崩れると、層内部を網羅する**血管**や**リンパ管**、**神経**なども機能が低下し、コリや痛みの原因に。もまないセルフケアなら、これらの「なかみ」をバランスよく整えることができます。

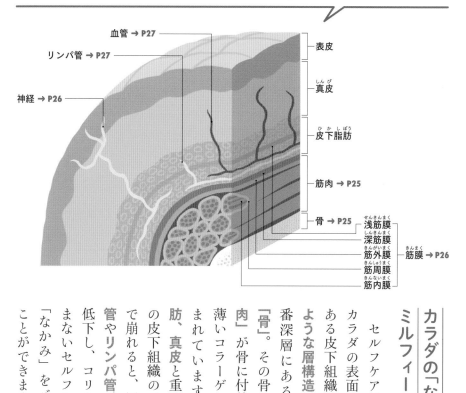

カラダのなかみ① 「骨」がズレると姿勢がゆがむ

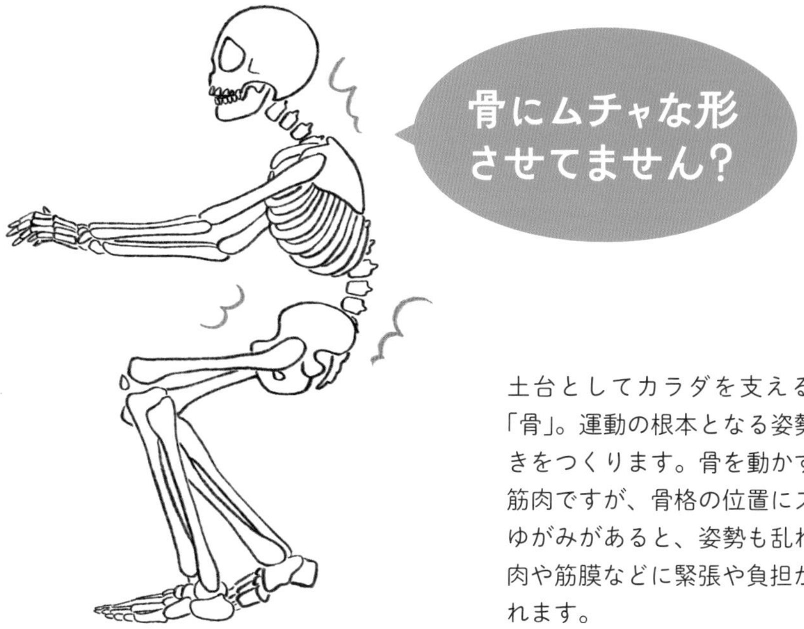
骨にムチャな形
させてません？

土台としてカラダを支えるのが「骨」。運動の根本となる姿勢や動きをつくります。骨を動かすのは筋肉ですが、骨格の位置にズレやゆがみがあると、姿勢も乱れ、筋肉や筋膜などに緊張や負担が生まれます。

カラダのなかみ② 姿勢がゆがむと「筋肉」が緊張する

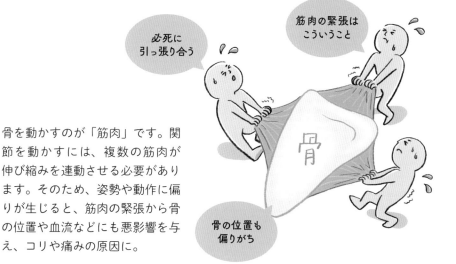

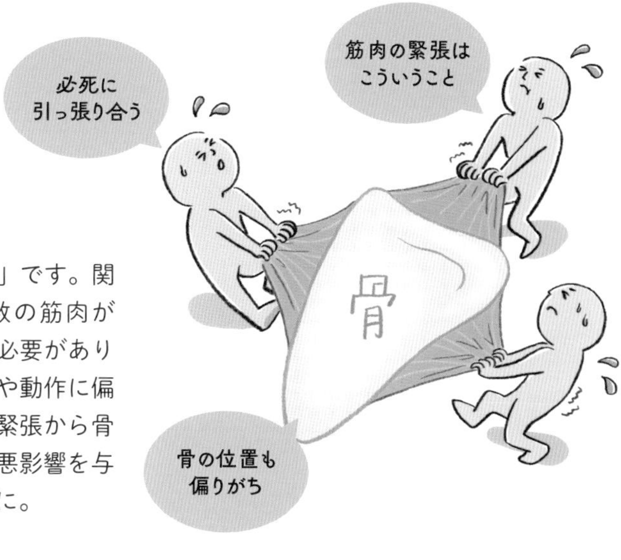
必死に
引っ張り合う
筋肉の緊張は
こういうこと
骨
骨の位置も
偏りがち

骨を動かすのが「筋肉」です。関節を動かすには、複数の筋肉が伸び縮みを連動させる必要があります。そのため、姿勢や動作に偏りが生じると、筋肉の緊張から骨の位置や血流などにも悪影響を与え、コリや痛みの原因に。

カラダのなかみ③「筋膜」が固まると、カラダが硬くなる

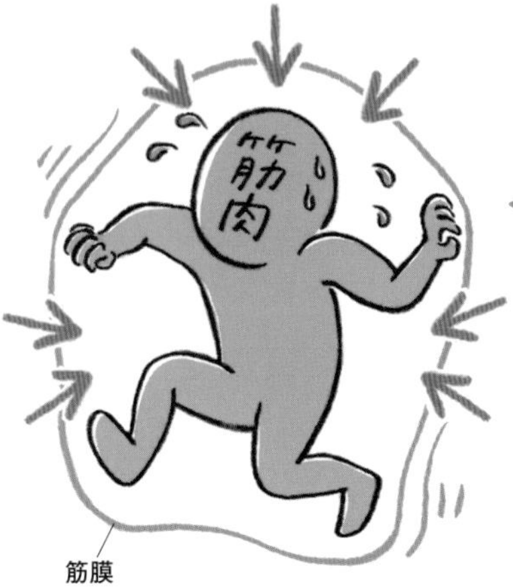
筋肉
筋膜

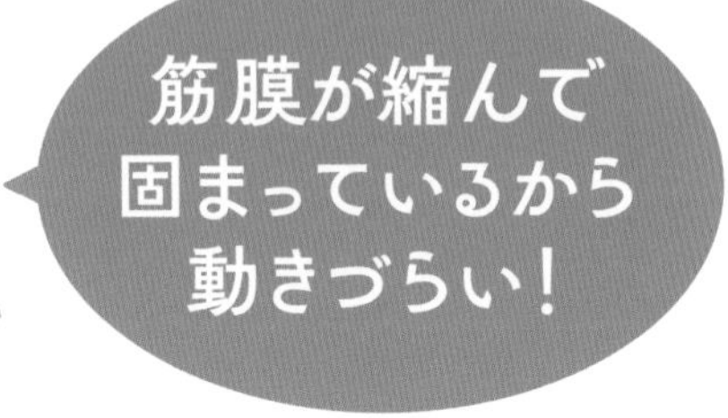
筋膜が縮んで
固まっているから
動きづらい！

筋肉は、形を守るための薄い膜に包まれており、これらの膜を「筋膜」といいます。筋膜の材質は主にコラーゲンというタンパク質で、動かす範囲内で固まりやすい性質が。筋膜が固まると、そのなかの筋肉が動かしにくくなり、カラダが硬くなります。

カラダのなかみ④「神経」が緊張すると痛みを感じやすくなる

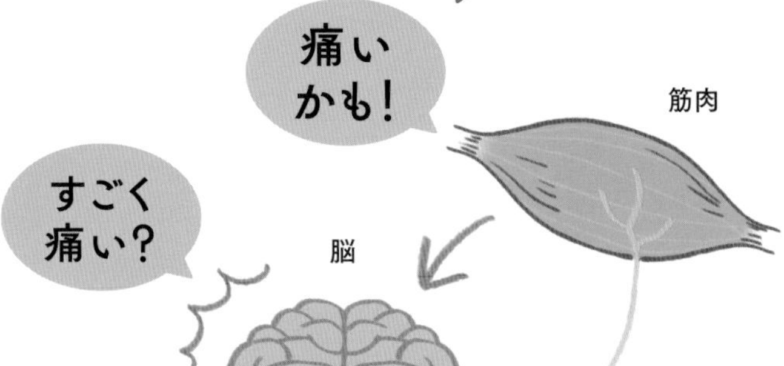
痛い
かも！
筋肉
すごく
痛い？
脳

神経には、脳と脊髄《せきずい》から構成される「中枢神経」やカラダを網羅する「末梢《まっしょう》神経」があり、全身の情報を伝え合っています。心身が緊張すると、神経が過剰に反応して感覚情報が大げさに伝わるなどの伝達ミスが生じ、痛みを感じやすくなる傾向も。

神経
大げさに
伝わる！

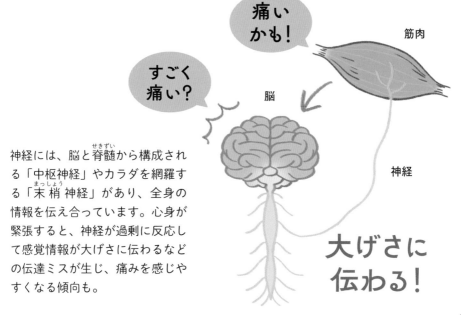

カラダのなかみ⑤

「血管」が縮むと、血流が悪くなってコリや痛みを生む

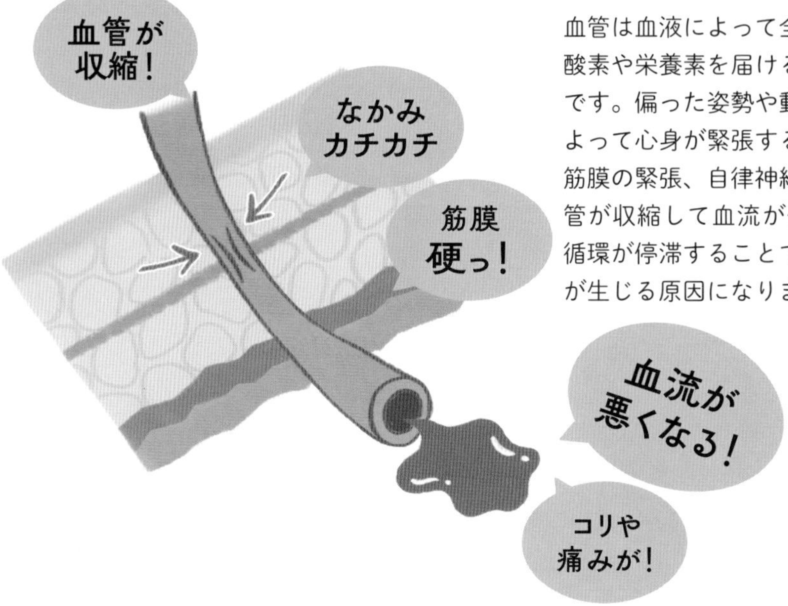
血管が収縮！
なかみカチカチ
筋膜硬っ！
血流が悪くなる！
コリや痛みが！

血管は血液によって全身の細胞に酸素や栄養素を届ける運搬ルートです。偏った姿勢や動作、習慣によって心身が緊張すると、筋肉や筋膜の緊張、自律神経の影響で血管が収縮して血流が低下します。循環が停滞することでコリや痛みが生じる原因になります。

カラダのなかみ⑥

筋肉が緊張すると「リンパ管」の機能も低下！

リンパ管の動力は筋肉の伸び縮み

リンパ管は、血管と細胞外の水分（間質液《かんしつえき》）や老廃物などを回収して大静脈に戻すほか、免疫系の機能があります。筋肉の伸び縮みを利用して運搬するため、筋肉が緊張すると、リンパ液の流れも低下。コリや痛みの悪循環に影響します。

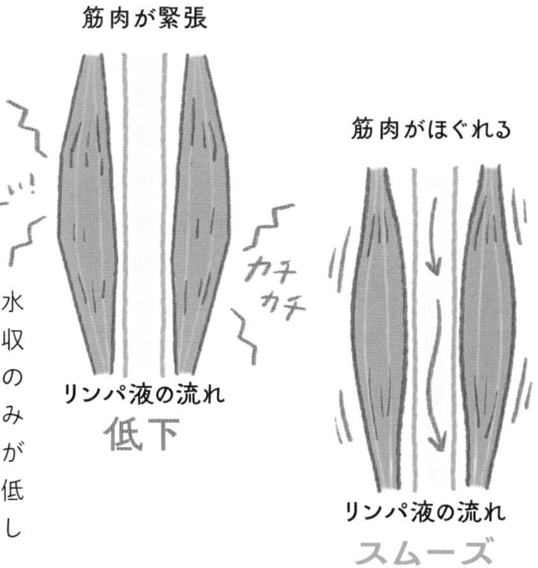
筋肉が緊張
硬い！
カチカチ
リンパ液の流れ
低下
筋肉がほぐれる
リンパ液の流れ
スムーズ

基礎知識 05

ストレスや内臓の異常も不調を引き起こす

コリと痛みの「生理学」教室

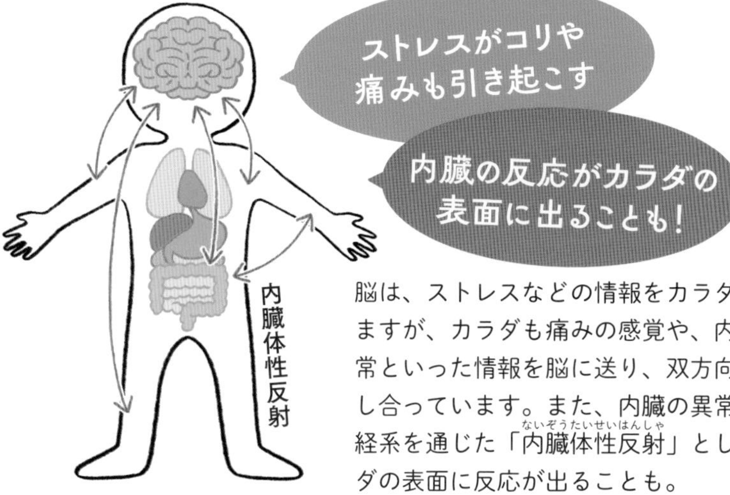

ストレスがコリや
痛みも引き起こす
内臓の反応がカラダの
表面に出ることも！
内臓体性反射

脳は、ストレスなどの情報をカラダに伝えますが、カラダも痛みの感覚や、内臓の異常といった情報を脳に送り、双方向で影響し合っています。また、内臓の異常は、神経系を通じた「内臓体性反射《ないぞうたいせいはんしゃ》」としてカラダの表面に反応が出ることも。

心身のつながり カラダの内外のつながり

コリや痛みは、筋肉や骨格などの**解剖学的な影響**だけでなく、自律神経やホルモンなどの**生理学的な影響**も大きく受けています。

脳とカラダは双方向で情報を交換する**「心身相関《しんしんそうかん》」**の関係にあり、脳が感じる心の問題、カラダの感覚、内臓の異常といったあらゆることが、運命共同体のように反応の連鎖を起こしています。

心のストレスの問題や内臓の異常など、**カラダの内部で起こっている反応も、実はカラダの表面に現れたり、逆に体表から内部へ通じたりします。**だからこそ、体表面からのセルフケアが、さまざまな不調に効果を出せるのです。

心身の緊張と緩和を調節する「自律神経」

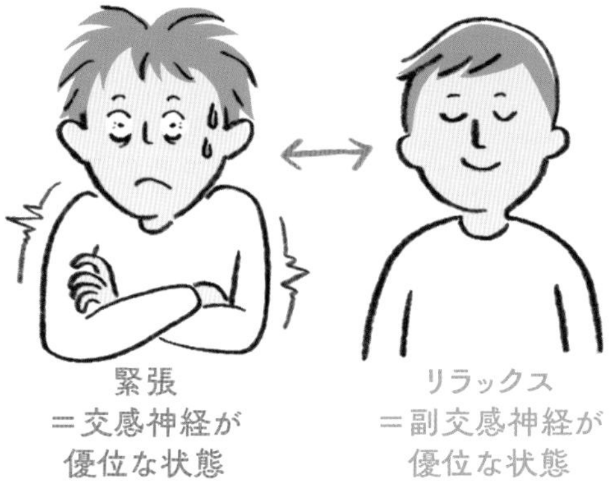
緊張
＝交感神経が
優位な状態
リラックス
＝副交感神経が
優位な状態

自律神経は、内臓や血管の働きを調節する役割があり、興奮系の交感神経と、リラックス系の副交感神経という２つの神経でバランスをとっています。特に交感神経が過剰になると、血管の収縮や筋肉の過緊張を生み、不調につながる原因に。

体内機能を細かく調節する「ホルモン」

体内の環境を安定した状態に保つために働いているのが「ホルモン」です。さまざまな器官から多様なホルモンが分泌されますが、主に血液によって各器官に運ばれます。ホルモン分泌のバランスが大きく崩れると、心身の不調にも影響します。

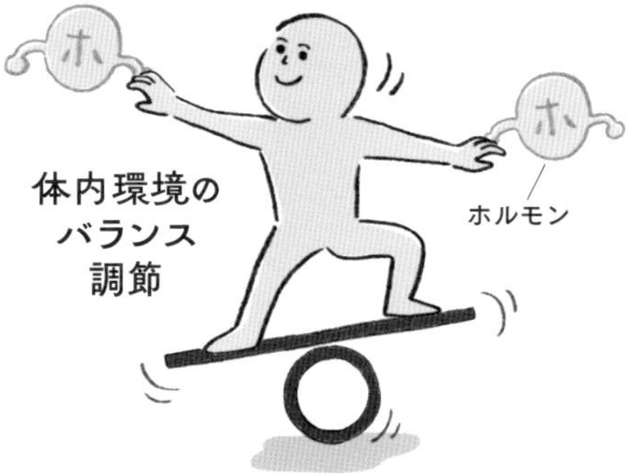
ホ
ホ
体内環境の
バランス
調節
ホルモン

体内の健康を外敵から守る「免疫系」

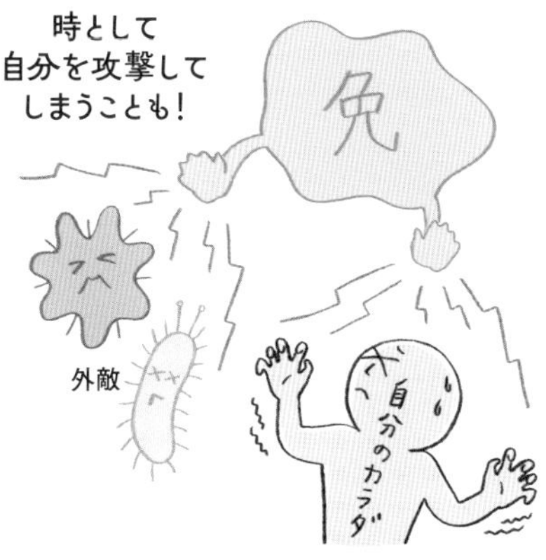
時として
自分を攻撃して
しまうことも！
免
外敵
自分のカラダ

体内に侵入してくる細菌やウイルスなどの外敵から、カラダを守るのが「免疫系」。主にリンパ節や、腸などの粘膜組織に多く分布しています。心身のバランスが崩れると、免疫力が低下したり、自分のカラダを攻撃したりすることも。もまないケアで緊張をゆるめることが、免疫力の向上につながります。

基礎知識06

カラダの位置が乱れると、どこかが「負担」をかぶる！

よくある「前かがみ」の姿勢の主な負担

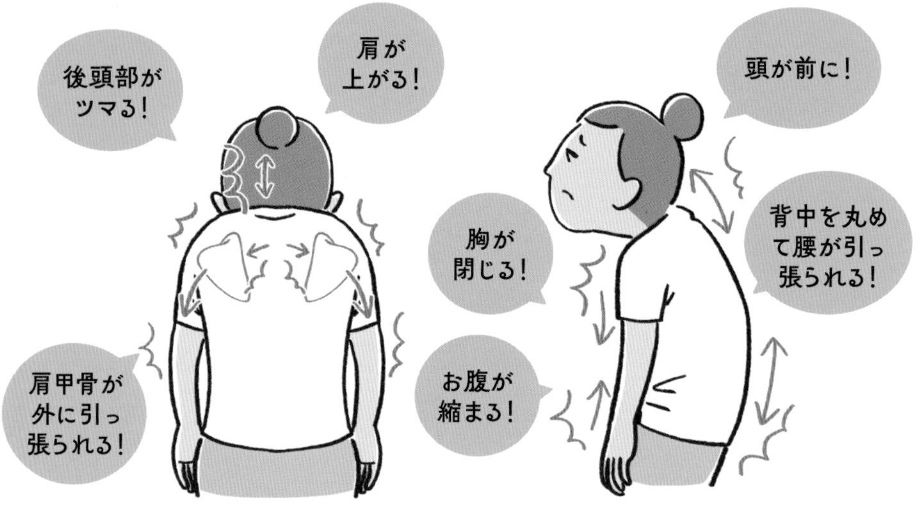
後頭部がツマる！
肩が上がる！
肩甲骨が外に引っ張られる！
頭が前に！
胸が閉じる！
背中を丸めて腰が引っ張られる！
お腹が縮まる！

どこかの不具合は別のどこかがカバーする

たとえば肩コリは、単純に肩に力が入っていることが原因とは限りません。場合によっては、背中を丸める姿勢が影響することも。というのも、**カラダの不具合は、どこか別の場所が負担を補ってバランスをとっている**からです。

背中を丸めると、お腹も縮めて丸める姿勢になりますが、それと連動し、胸が閉じ、肩が前に巻き込まれ、肩甲骨が外に開き、頭の位置が前に傾きます。この結果、肩の筋肉に過剰な緊張が生じ、肩コリになる可能性が考えられます。

このように、**カラダの位置に乱れがあれば、どこかが負担をカバーし、不調につながる**のです。

基礎知識 07

人体は「流れ」が止まると、痛くなる？

皮下の「流れ」が悪くなっている状態

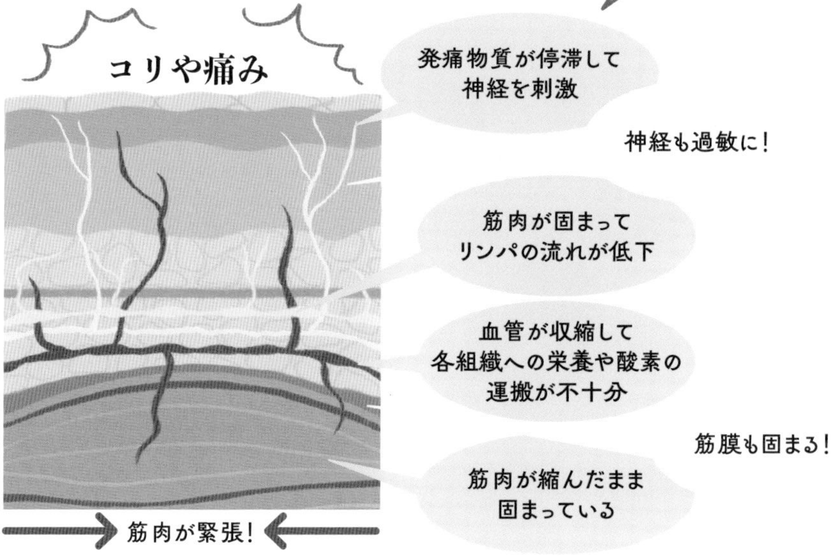
コリや痛み
発痛物質が停滞して神経を刺激
神経も過敏に！
筋肉が固まってリンパの流れが低下
血管が収縮して各組織への栄養や酸素の運搬が不十分
筋膜も固まる！
筋肉が縮んだまま固まっている
筋肉が緊張！

体液の流れをよくするのも不調の改善に有効

皮下組織のミルフィーユの層が、緊張で固まってしまうと、筋肉の伸び縮みの動きが乏しくなり、**血管やリンパ管の伸縮も低下して体液の流れが悪くなります。**

人体は、**体液が循環してこそ、カラダの各部に必要な物質が届き、また不要なものを回収し、**捨てることができます。

これらの流れが過緊張によって停滞することになれば、筋膜などはさらに固まってしまい、神経が過敏になって痛みを感じるようになる場合もあります。つまり、**不調を解消するには、体液循環をよくする**ことも有効なアプローチといえます。

東洋医学と現代医学には「交差点（共通点）」がある！

全身に流れるエネルギーライン「経絡《けいらく》」と「ツボ」

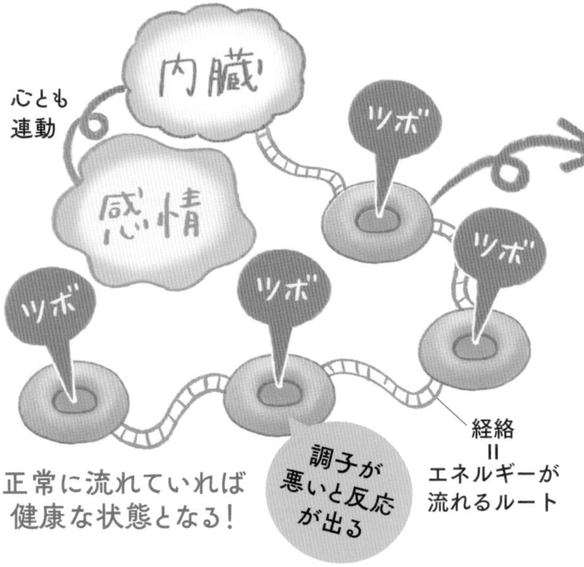
内臓
心とも
連動
感情
ツボ
ツボ
ツボ
ツボ
経絡
=
エネルギーが
流れるルート
調子が
悪いと反応
が出る
正常に流れていれば
健康な状態となる！

理学療法的にも重要なポイントと位置が重なっているツボが多い！

主な治療ポイントの共通点

- 筋肉と骨の付着部
- 複数の筋肉が重なる部分
- 不調の反応が出やすい部分（トリガーポイント）
- 筋膜がつながる部分

etc.

東洋医学のツボは理学療法的にも重要

東洋医学における治療の中心となるのが「経絡」と「ツボ」です。**経絡は、全身に流れるエネルギーのラインであり、ツボは経絡上に現れる反応点。**心や内臓の状態に異常があれば、それに関連する経絡やツボに反応が現れ、そこに刺激を入れて、**エネルギーの流れを正常に戻し、バランスを整える**のが主な治療の考え方。

病原に対して直接薬などを処方する現代医学とは異なる考え方ですが、実は**理学療法と共通する点**が多く見られます。ツボの場所が、筋膜が固まりやすい理学療法的にも重要な位置と共通することが多いのです。

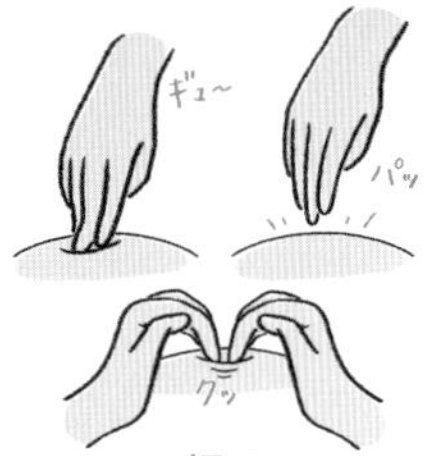

押す

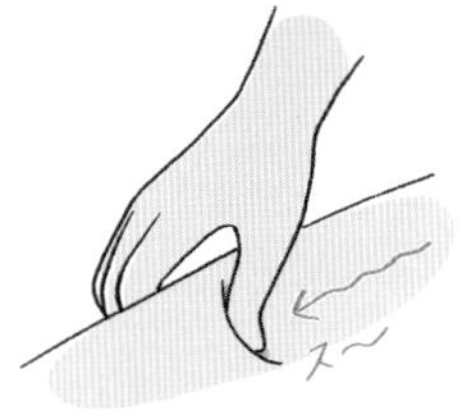

押し流す

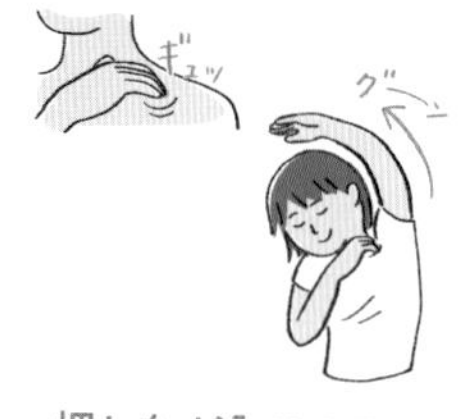

押しながら動かす

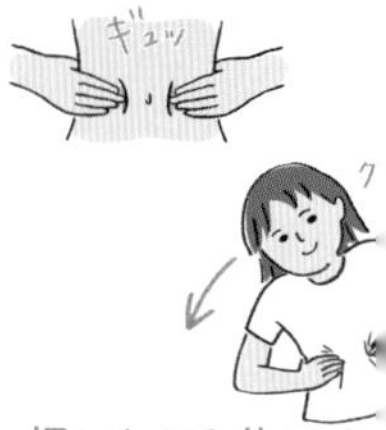

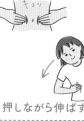

押しながら伸ばす

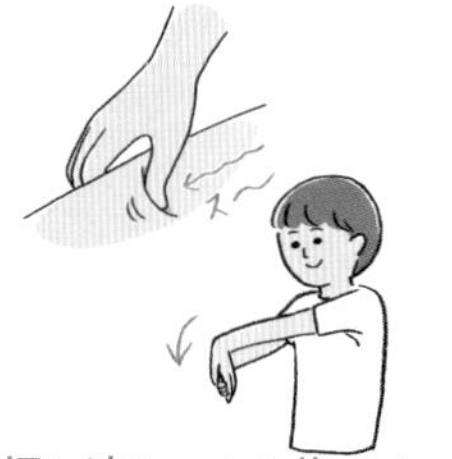

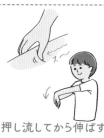

押し流してから伸ばす

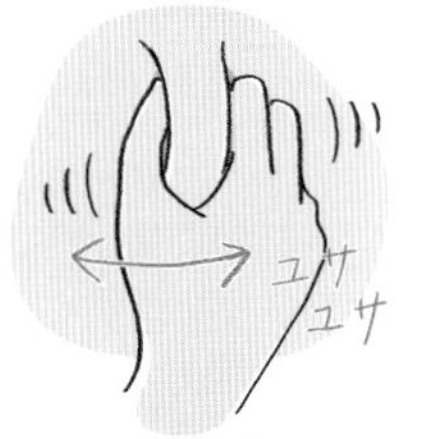

揺らす

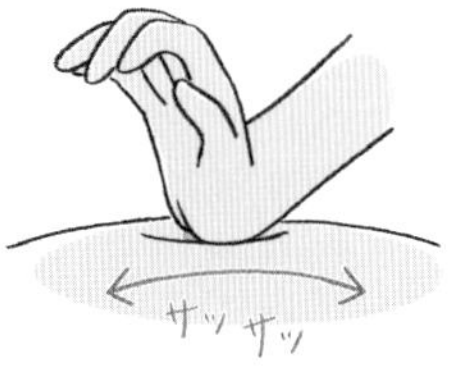

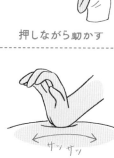

さする

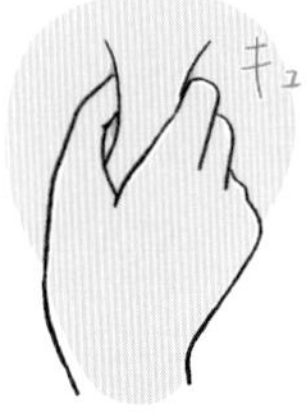

つまむ

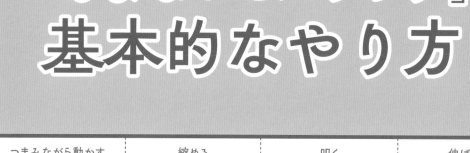

「もまないセルフケア」基本的なやり方

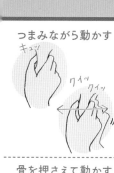

つまみながら動かす
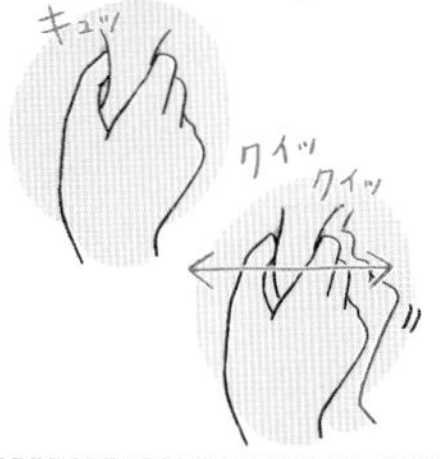

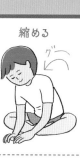

縮める
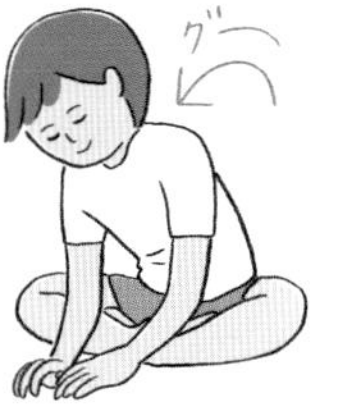

叩く
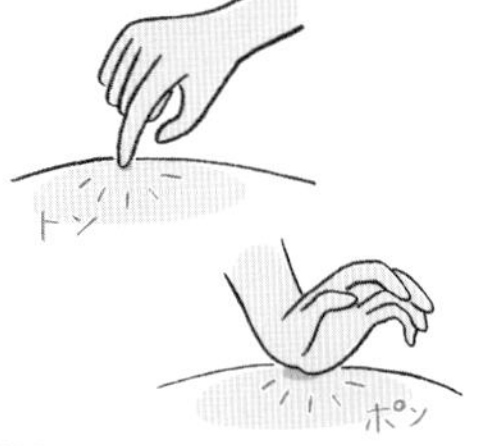

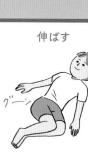

伸ばす
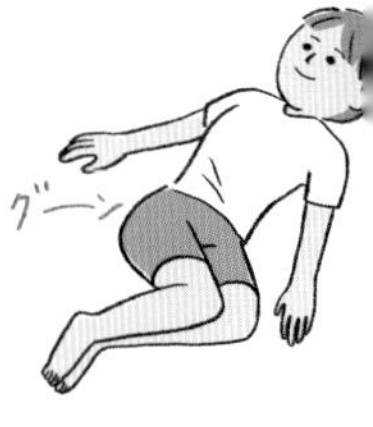

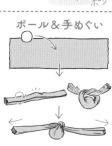

骨を押さえて動かす

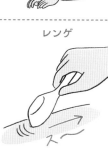

レンゲ
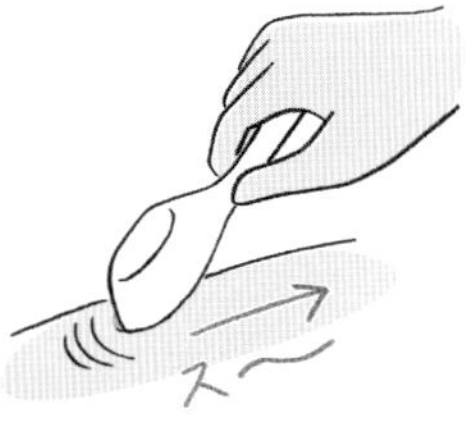

ボール＆手ぬぐい
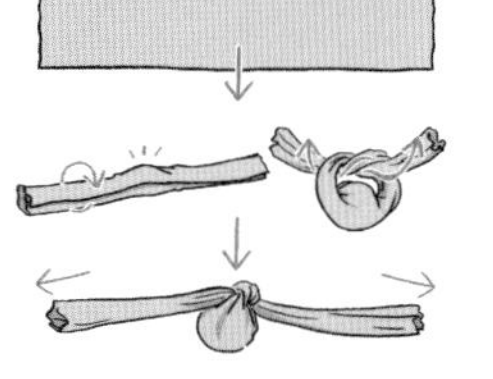

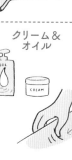

クリーム＆オイル
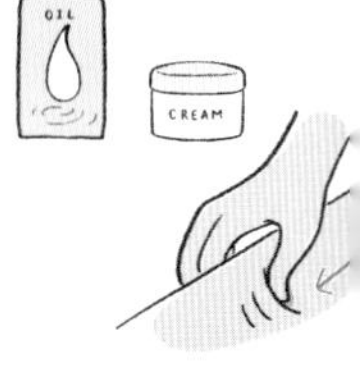

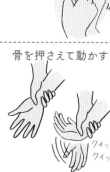

「もまないセルフケア」基本的なやり方 01

押す（持続圧・間欠圧）

ゆっくり押し続ける持続圧、押して離すをくり返す間欠圧がある。３本の指先や両手でつくったＭ字の先で押したり、テコを利用して押したりすることも。

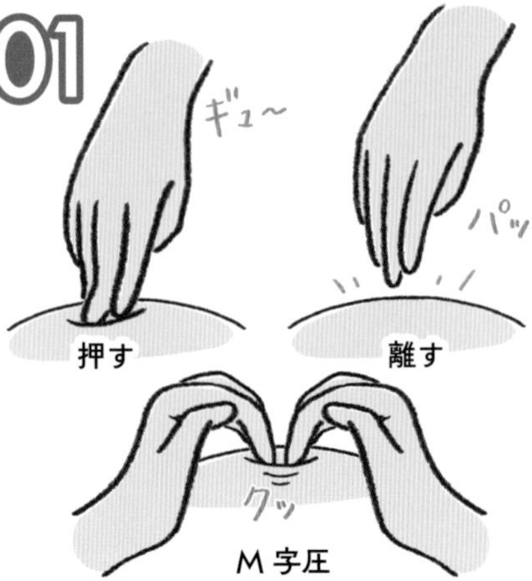

「もまないセルフケア」基本的なやり方 02

押し流す

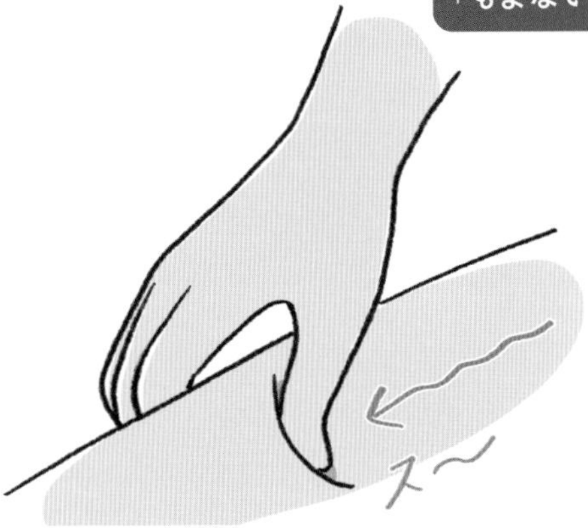

親指で圧をかけながらスライドさせて流すのが基本。このほか、３本の指先や、手のひらのつけ根（手根）、拳などで流すことも。血流やリンパの流れを促進。

「もまないセルフケア」基本的なやり方 03

押しながら動かす

ターゲット部位を押しながら、周囲の関連する関節を動かす方法。血流の促進や、動きによる筋肉の過緊張の解消に効果がある。

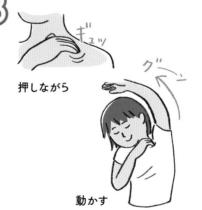

「もまないセルフケア」基本的なやり方 04

押しながら伸ばす

一部の部位を押さえて固定したうえで、ストレッチ動作で伸ばす方法。固定によって、特定部位をより伸ばすことができる。

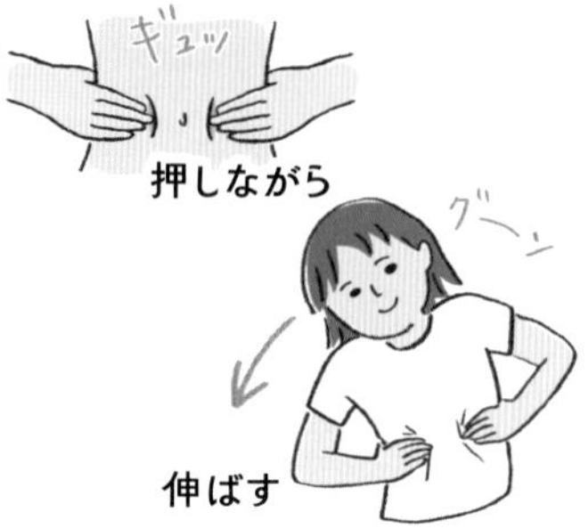

「もまないセルフケア」基本的なやり方 05

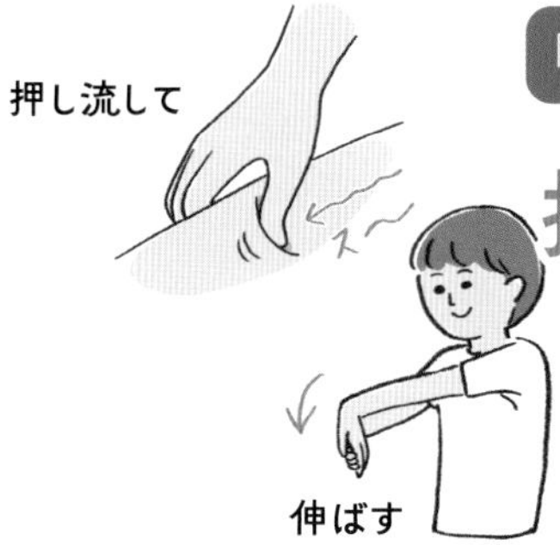

押し流してから伸ばす

押し流す動作によってターゲットをゆるめたうえでストレッチ動作を行う方法。筋肉の過緊張をゆるめると同時に、体液循環を改善する。

「もまないセルフケア」基本的なやり方 06

揺らす

ターゲット部位をつまんだ状態で上下左右に動かす方法。皮下組織のミルフィーユの層が癒着などで固まった状態をリリースするのに効果的。

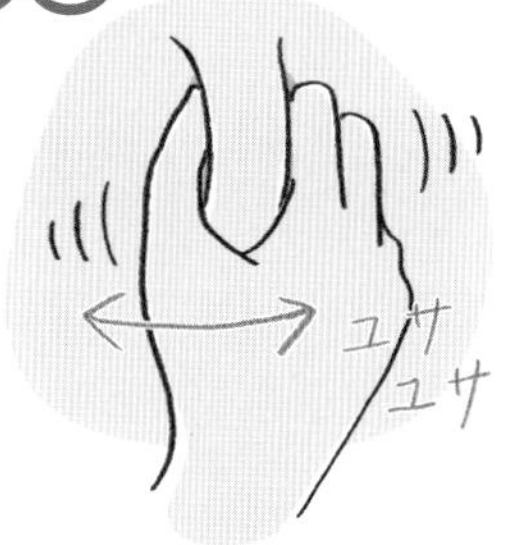

「もまないセルフケア」基本的なやり方 07

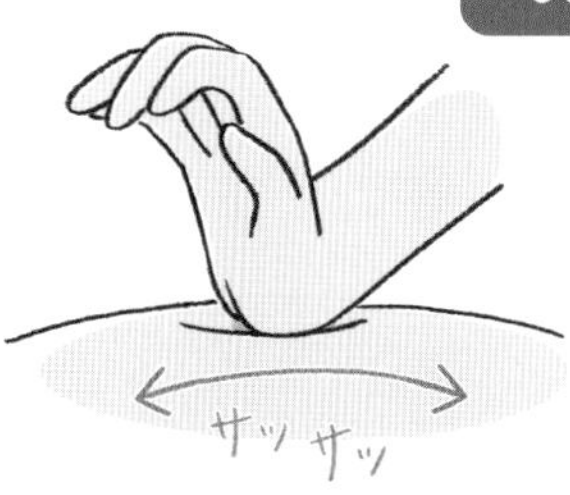

さする

指先や手のひら、手根などで軽くさする方法。強い刺激を与えられないデリケートな部位を刺激するのに有効。

「もまないセルフケア」基本的なやり方 08

つまむ

皮下組織をつまんで圧をかける方法。圧の強さをコントロールしやすい。皮膚や筋肉の大小の束をピンポイントで狙える。

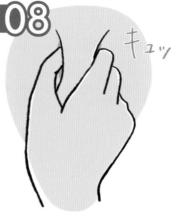

「もまないセルフケア」基本的なやり方 09

つまみながら動かす

ターゲットをつまんだ状態で上下左右に動かす方法。「揺らす」より動かす幅が大きく、ゆっくり動かす。

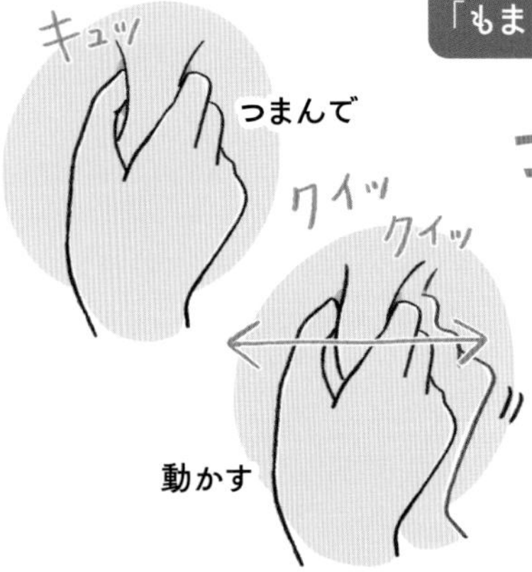

「もまないセルフケア」基本的なやり方 10

縮める（カウンターストレイン）

緊張で縮んだ筋肉を、さらに縮めることで逆に緊張がゆるむという効果を狙ったアプローチ。筋肉の両端を近づけるように行うのが基本。

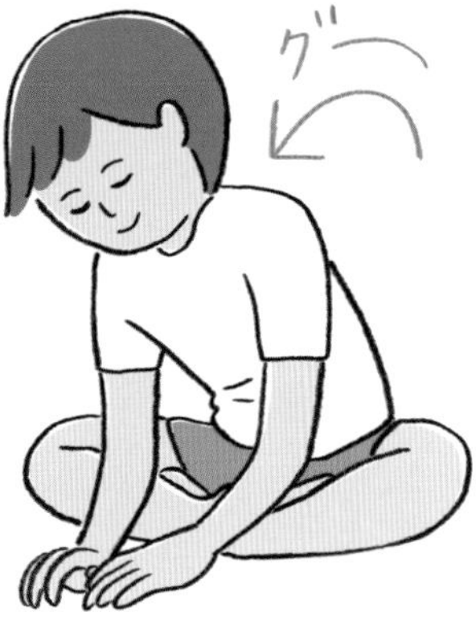

「もまないセルフケア」基本的なやり方 11

叩く（タッピング）

ターゲット部位を指先や手根でやさしく叩く方法。強い刺激を与えられないデリケートな部位へのアプローチに有効。

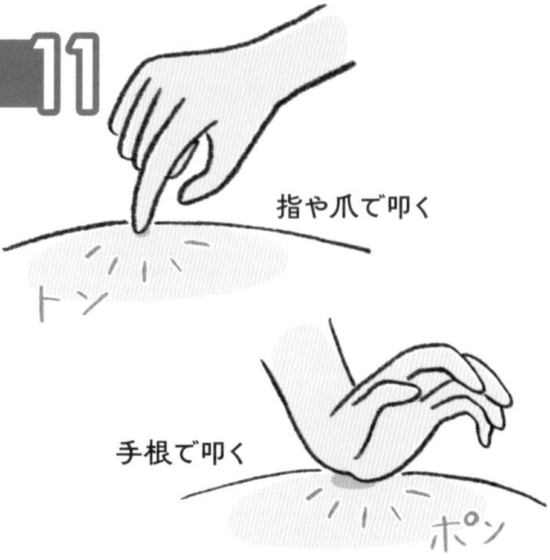
指や爪で叩く
トン
手根で叩く
ポン

「もまないセルフケア」基本的なやり方 12

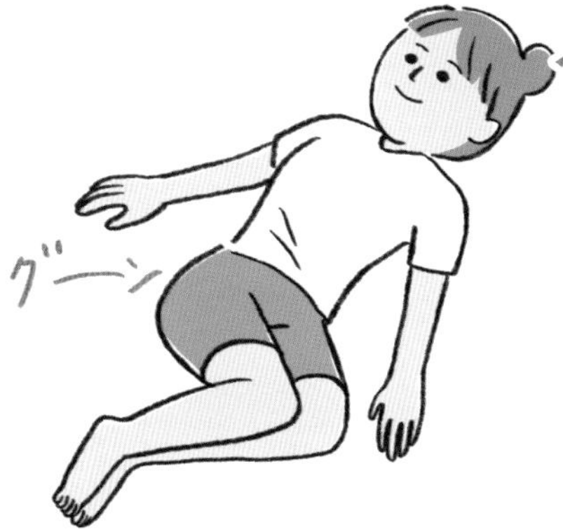
グーン

伸ばす（ストレッチ）

一般的なストレッチ。止めて伸ばす静的ストレッチや、関節を動かしながら伸ばす動的ストレッチなど目的に応じて使い分けるのが基本。

「もまないセルフケア」基本的なやり方 13

骨を押さえて動かす

関節の骨を押さえて固定した状態で動かす方法。関節の収まりや、筋肉のアンバランスを調整するのに有効。血流改善にも効果が期待できる。

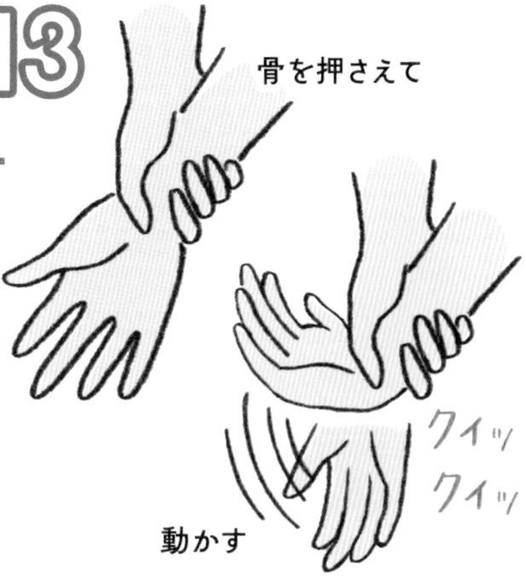
骨を押さえて
クイッ
クイッ
動かす

「もまないセルフケア」基本的なやり方 14

レンゲ

吸い口の縁の部分を皮膚に当てて、表面方向に押し流すのが基本。ターゲット部位が細かったり、小さかったりする場合、柄の先で押すのも有効。

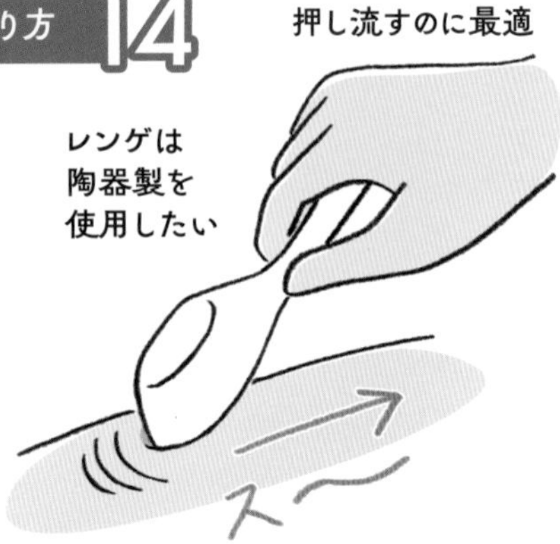

押し流すのに最適
レンゲは
陶器製を
使用したい
ス〜

「もまないセルフケア」基本的なやり方 15

ボール&手ぬぐい

タオルや手ぬぐいで硬式テニスボールを包んで、中心で結んだ道具。背中などの手の届かない部位を押す場合に有効。位置の調整を行いやすい。

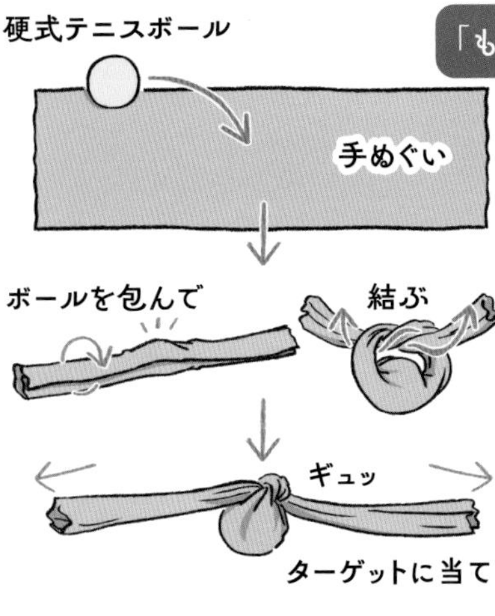

硬式テニスボール
手ぬぐい
ボールを包んで
結ぶ
ギュッ
ターゲットに当てて使う

「もまないセルフケア」基本的なやり方 16

クリーム&オイル

押し流すときに、保湿クリームやベビーオイルなどを手になじませることで、指の摩擦を減らす方法。気持ちよさ優先で好みで選択を。

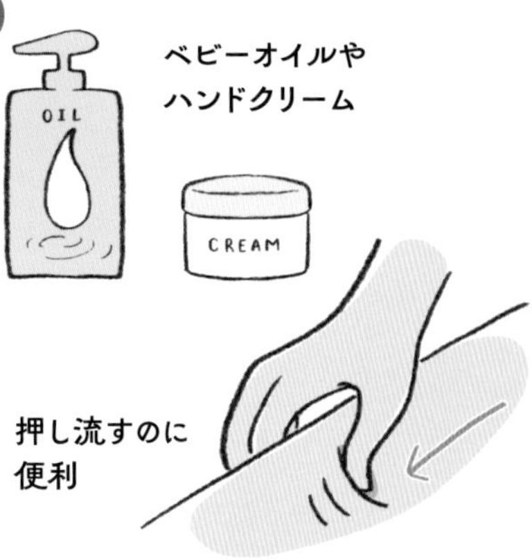

ベビーオイルや
ハンドクリーム
OIL
CREAM
押し流すのに
便利

第2章

コリと痛みの「もまないセルフケア」

全身のコリと痛みをケアする「もまないセルフケア」

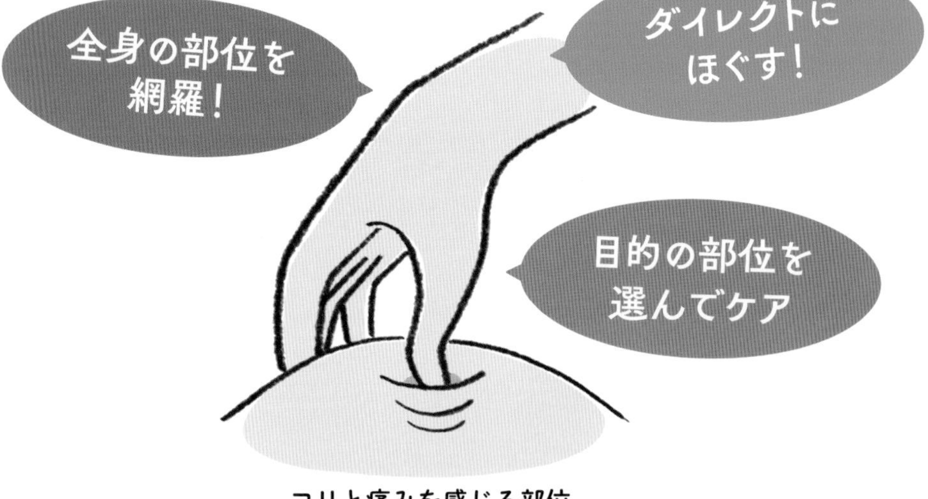
全身の部位を網羅！
ダイレクトにほぐす！
目的の部位を選んでケア

コリと痛みを感じる部位

コリや痛みを感じる部位をダイレクトにケア

本章で紹介するのは、カラダの**部位別に分類した「もまないセルフケア」**です。

基本的には、全身の各部位において、筋膜や筋肉といった皮下組織のミルフィーユ層の緊張や癒着に対し、**ダイレクトにアプローチ**して、ラクにゆるめる方法を紹介しています。

各部位の構造的な特徴や、よく見られる症状などを加味し、押したり、押し流したり、レンゲやボールなどの道具を使用したり、理学療法と東洋医学の観点から、有効と考えられるケアをピックアップ。**コリや痛みを感じる部位を選んで実践**してみましょう。

「頭」から「足の指」まで全身のコリと痛みを網羅！

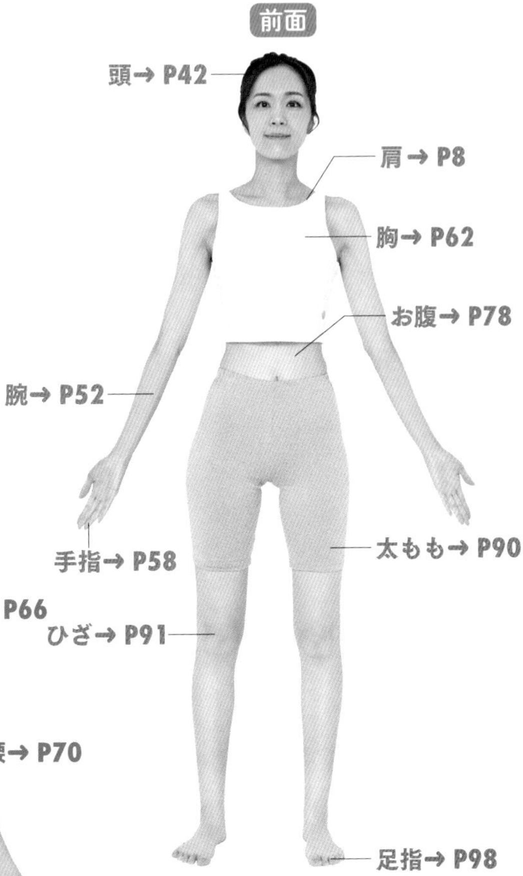
前面
頭→ P42
肩→ P8
胸→ P62
お腹→ P78
腕→ P52
手指→ P58
太もも→ P90
ひざ→ P91
足指→ P98

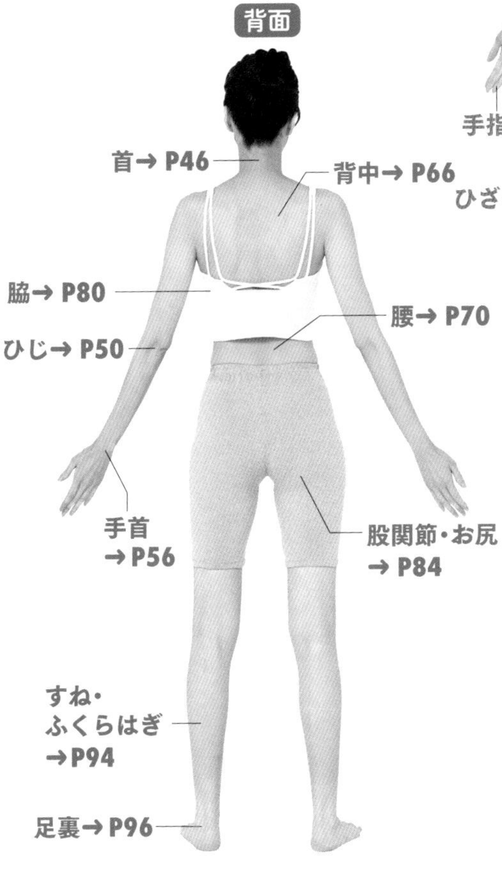
背面
首→ P46
背中→ P66
脇→ P80
腰→ P70
ひじ→ P50
手首
→ P56
股関節・お尻
→ P84
すね・
ふくらはぎ
→P94
足裏→ P96

後頭部を押し流す

こんな症状にも効く! 肩コリ（→ P8）、首コリ（→ P46）、不眠（→ P156）

後頭部は首や肩の筋肉が集まる部位なので、肩コリや首コリはもちろん、頭部の緊張による頭痛、目の疲れ、不眠などの症状にも影響します。長時間のデスクワークの合間などに行うのも有効です。

どうやる?

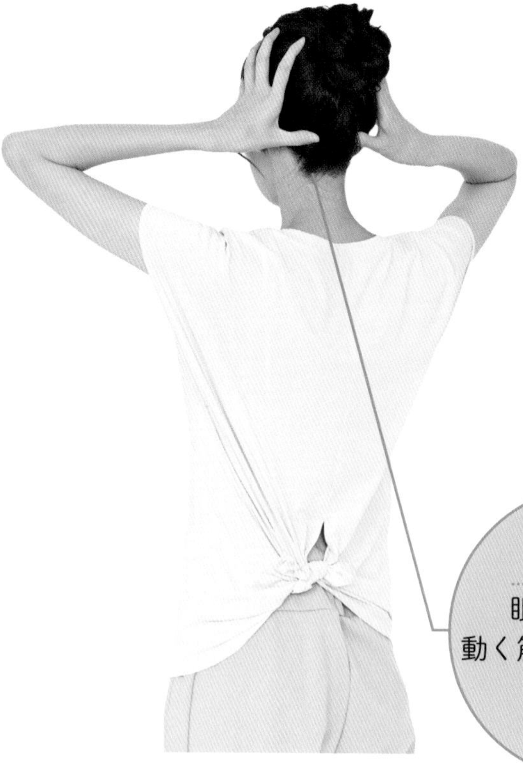

両手の親指で上方向に圧を加えながら、指先を左右にスライドさせる。

どのへん?

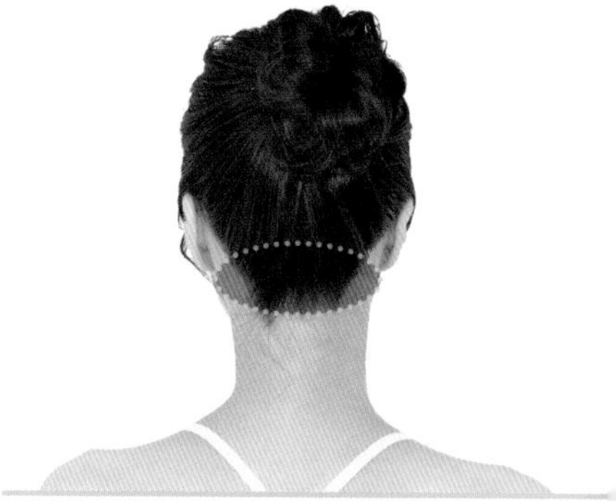

後頭部と首のつなぎ目のあたり。後頭部の出っ張りの下周辺が、首や肩の筋肉が集まる部位となる。

理学療法のプロが伝授!

眼と連動して動く筋肉があるので、疲れ目にも有効！

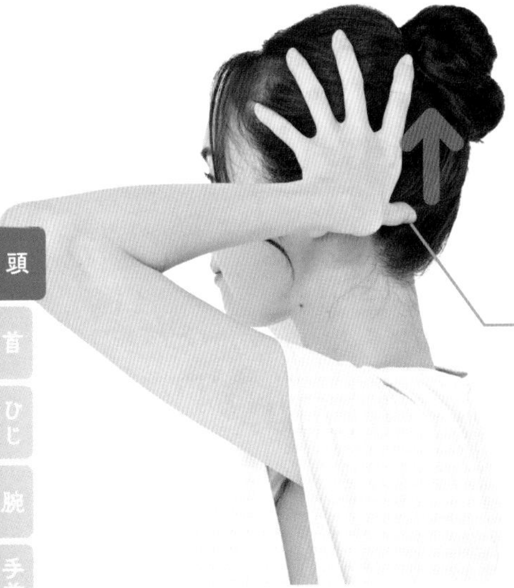

1. 上方向に押し上げる

理学療法のプロが伝授！

骨にも当たるので、押しすぎに注意！

2. 押しながら左右に流す

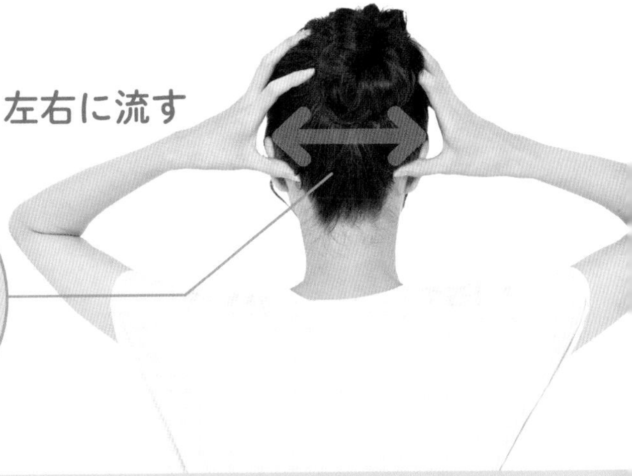

理学療法のプロが伝授！

皮膚をやわらかくほぐすイメージで！

これも効く！

指の形を M 字にして押し流す

M 字の先で圧をかけながら左右にスライドさせる。

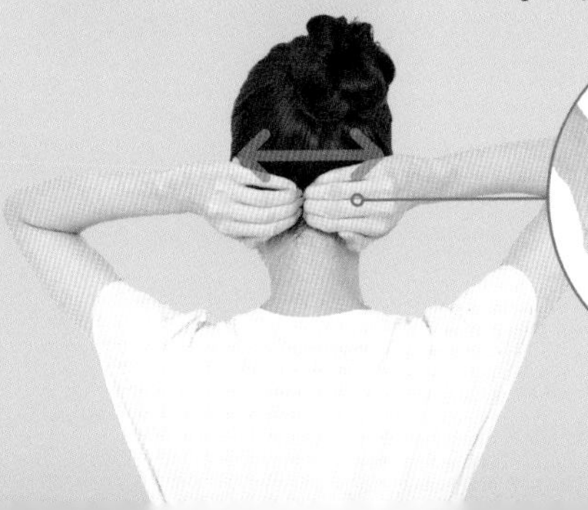

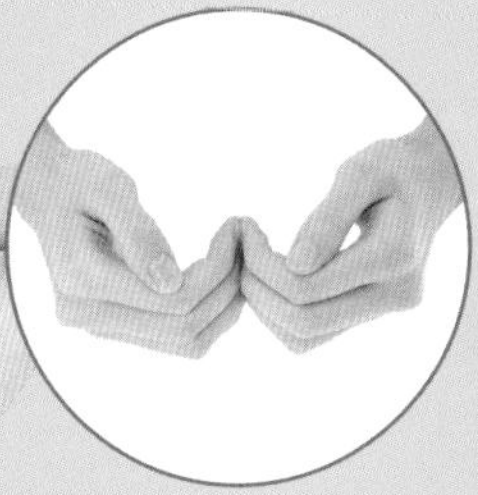

両手の指先を爪同士で合わせてM 字をつくり、その先で圧を加える。

側頭部を押し流す

こんな症状にも効く！ 首コリ（→ P46）、めまい（→ P124）、不眠（→ P156）

側頭部の筋肉は、こめかみを通ってあごまでつながっています。そのため、目を酷使したり、ストレスを感じたりなどの緊張状態が続くと、頭痛や首肩のコリ、めまい、不眠、あごの痛みなどの症状に影響します。

どうやる?

３本の指（人差し指〜薬指）先で左右それぞれの側頭部を押しながら、上下前後にスライドさせる。側頭部全体を指先でまわしてほぐすのもよい。

どのへん?

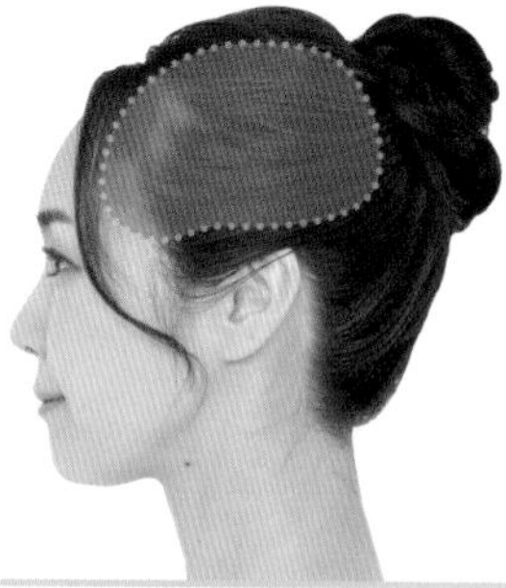

こめかみから側頭部の全体にかけて側頭筋《そくとうきん》という筋肉があり、全体的にアプローチする。

1. こめかみをタテ流し

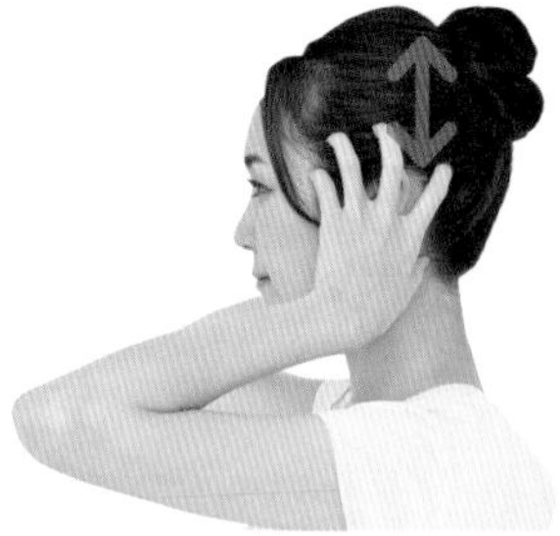

2. 前後にヨコ流し

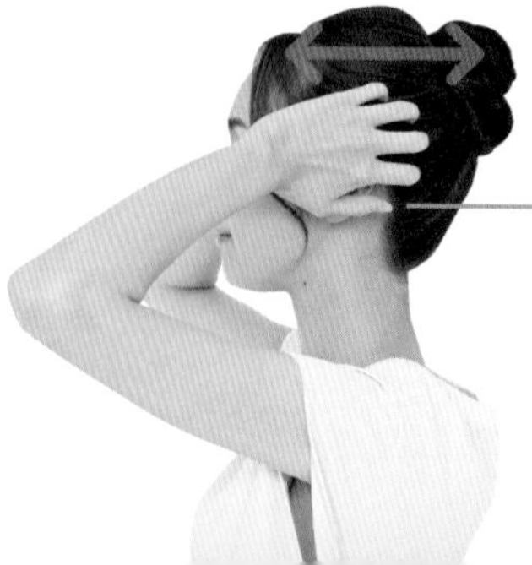

理学療法のプロが伝授！

敏感な場合は、痛くない程度に！

3. 側頭部全体をまわす

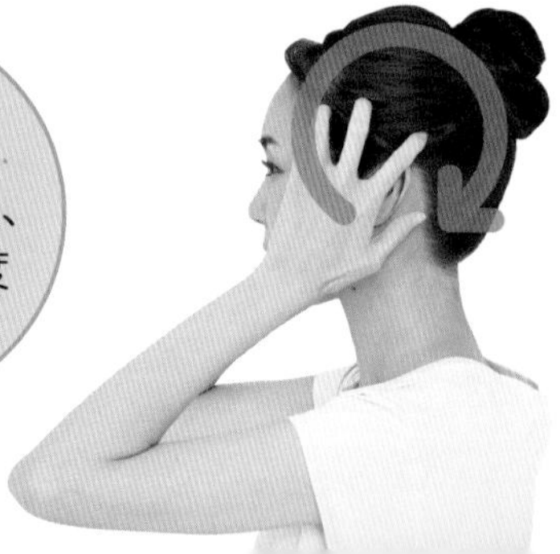

耳を引っ張り、まわす

こんな症状にも効く! 頭痛(→ P42)、めまい(→ P124)

耳のまわりは、側頭部や後頭部とつながっており、頭痛や首肩のコリなどの症状に影響。また、耳まわりの血流が促進することで、耳の内部にある内耳が刺激され、めまいの改善やリラックス効果も期待できます。

どうやる?

親指と人差し指で耳をつまんで、下方や後方に引っ張る。ほぐれたら引っ張りながらまわして全体をほぐす。

どのへん?

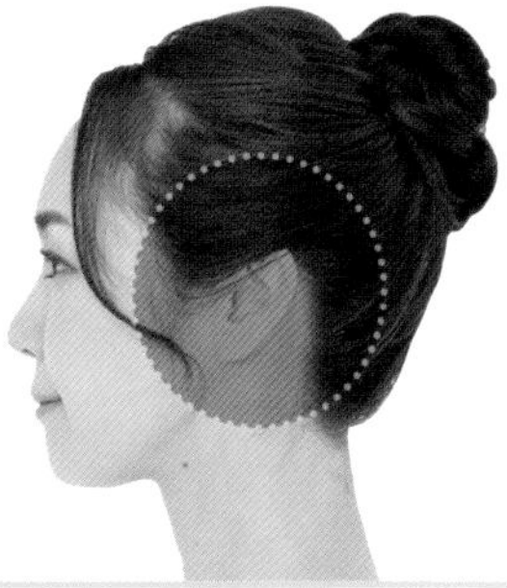

耳を中心に、周囲の筋肉(側頭筋など)を含めたエリア。

1. 下に引っ張る

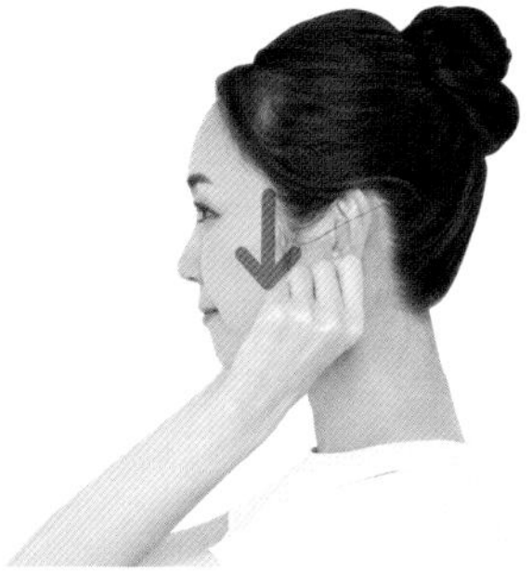

2. 後ろに引っ張る

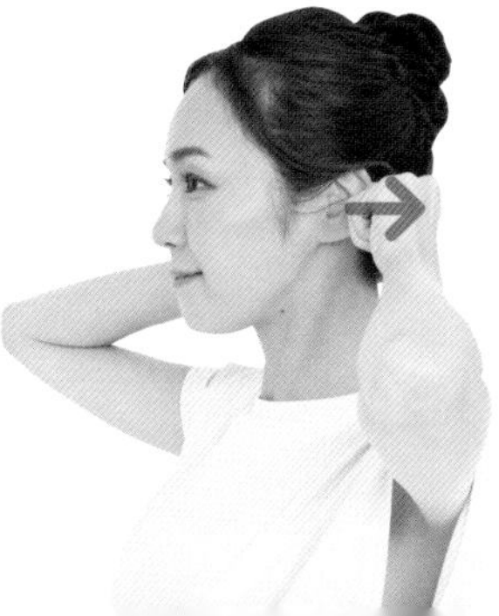

3. 引っ張りながらまわす

理学療法のプロが伝授!

耳の根元がやわらかくなるように!

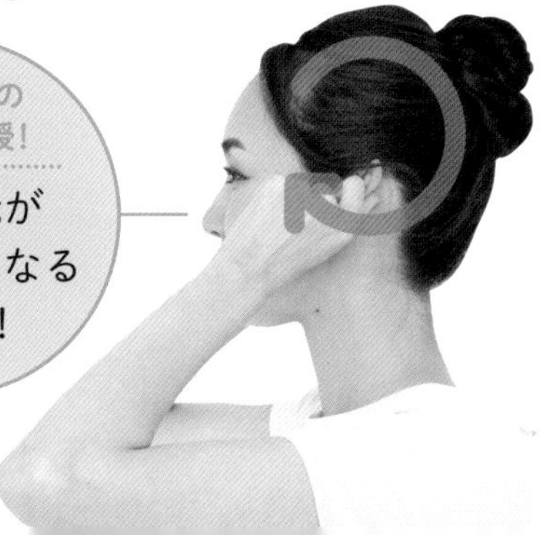

首の後ろ側を レンゲ／指で流す

こんな症状にも効く! 肩コリ（→ P8）、頭痛（→ P42）、めまい（→ P124）

首の後ろは、首肩のコリにつながる表層の筋肉のほか、その奥には首の骨に沿って細かい筋肉がさまざまな方向についています。頭を支える負担の大きい部位なので、全体的に押し流して緊張をほぐしましょう。

どのへん?

後頭部の出っ張りの下あたりから肩甲骨の上部くらいまでの範囲を全体的にとらえるとよい。

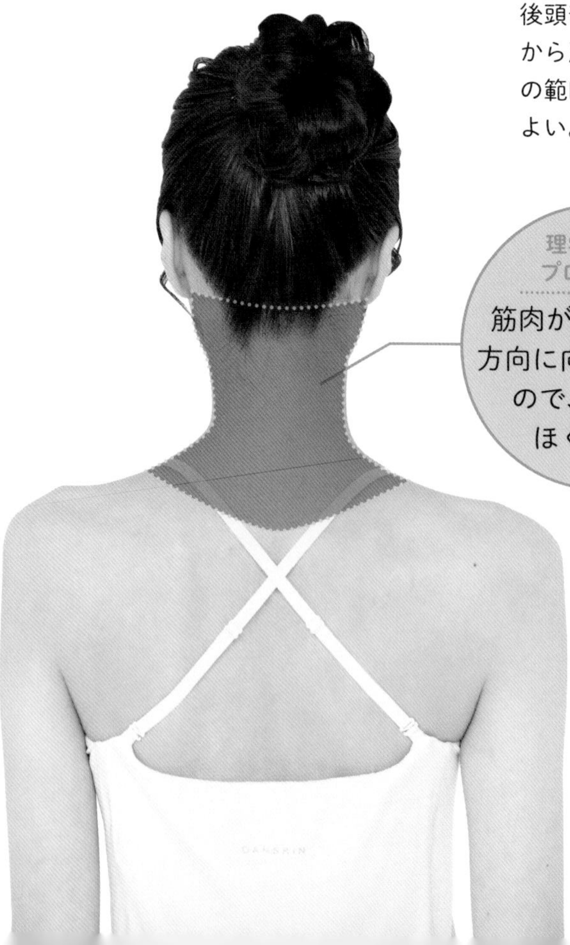

理学療法のプロが伝授!

筋肉がいろいろな方向に向かっているので、全体的にほぐして!

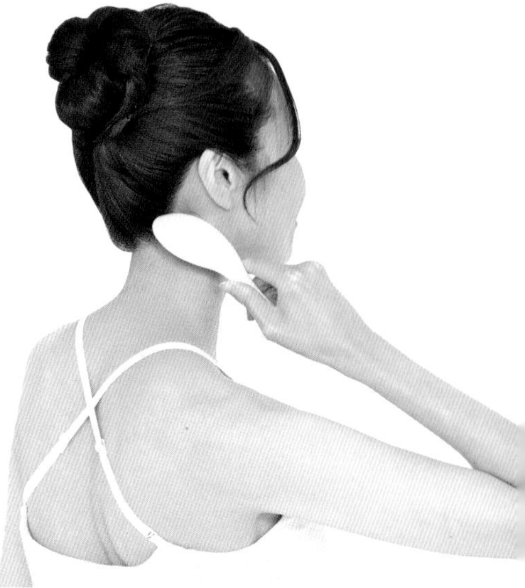

どうやる？

レンゲの縁を押し当てながら首の後ろを全体的に上から下に押し流す。

1. レンゲの縁の部分を後頭部と首のつなぎ目に当てる

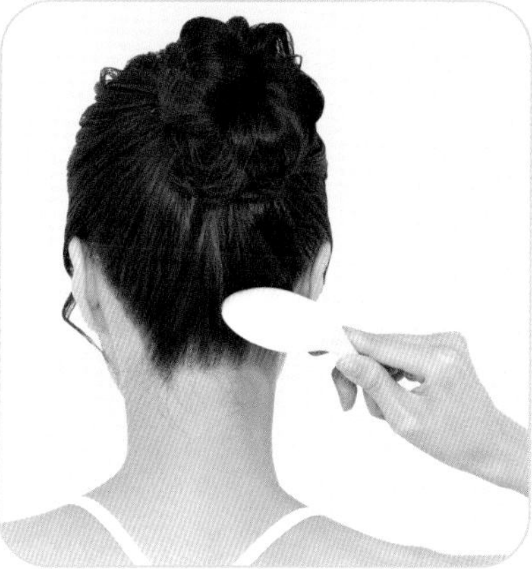

指でもできる!

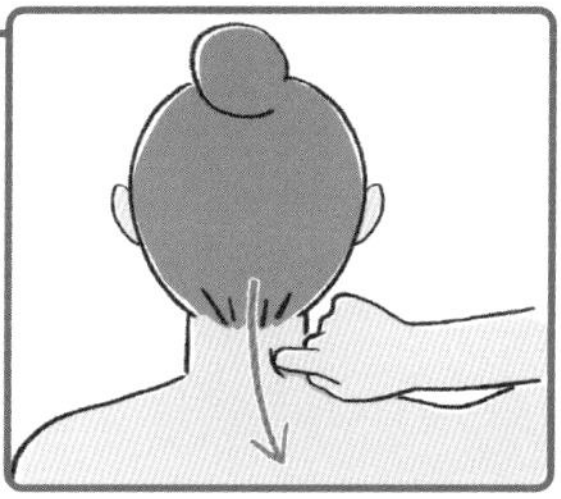

人差し指の第二関節で押し流す

2. 上から下にレンゲを流す

理学療法のプロが伝授!

広範囲を意識して、肩甲骨まで流すと効果的！

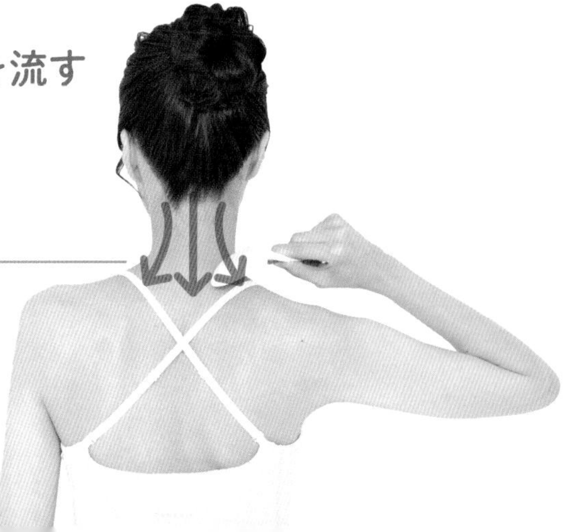

首の横をつまむ

こんな症状にも効く! 肩コリ(→ P8)、頭痛(→ P42)、めまい（→ P124)

耳の下から首の前にかけて斜めに走るのが胸《きょう》鎖《さ》乳《にゅう》突《とつ》筋《きん》という筋肉です。前かがみの姿勢や緊張状態が続くと、この部位がトリガー（コリや痛みのきっかけ）となって肩コリ、頭痛、めまいなどの症状につながります。

どうやる?

親指と人差し指の第二関節の側面で、胸鎖乳突筋の束をやさしくつまむ。

どのへん?

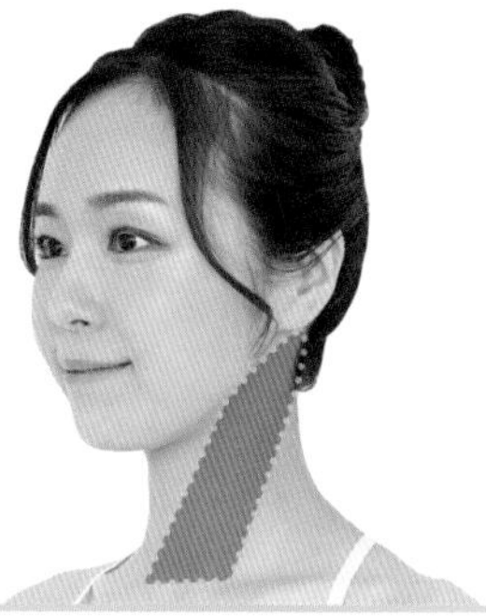

耳の下から首の前（鎖骨のつなぎ目周辺）に向かって走る筋肉の束（すじ）。

1. 人差し指と親指で首横の筋肉のすじをつまむ

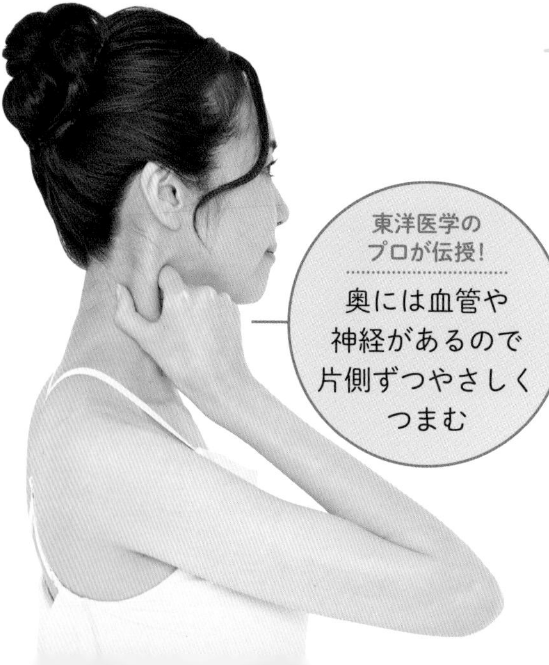

東洋医学のプロが伝授!

奥には血管や神経があるので片側ずつやさしくつまむ

理学療法のプロが伝授!

親指と人差し指の第二関節の側面でやさしくつまんで!

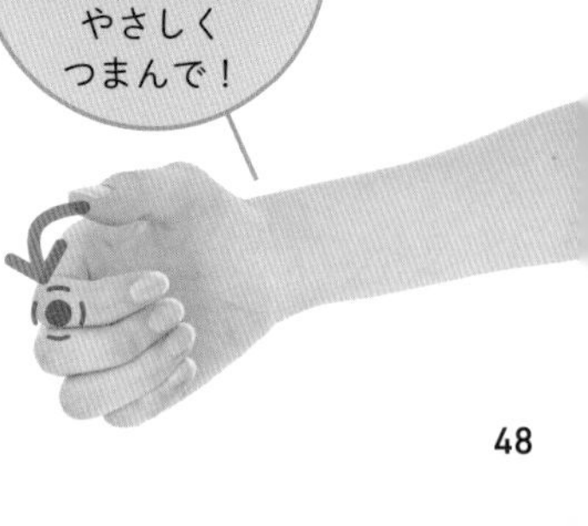

頭を横に倒して前後にまわす

こんな症状にも効く! 肩コリ（→ P8）、頭痛（→ P42）、めまい（→ P124）

肩甲骨の上部から首の骨にかけてつく筋肉は、肩甲骨を内側に寄せて引っ張り上げるため、緊張すると首や肩のコリにつながります。また、この部位の緊張で首から肩全体の血流が滞りやすくなります。

どうやる?

両手を後ろに組むことで表層の筋肉がゆるみ、そこから頭を横に倒して奥の筋肉を伸ばす。

どのへん?

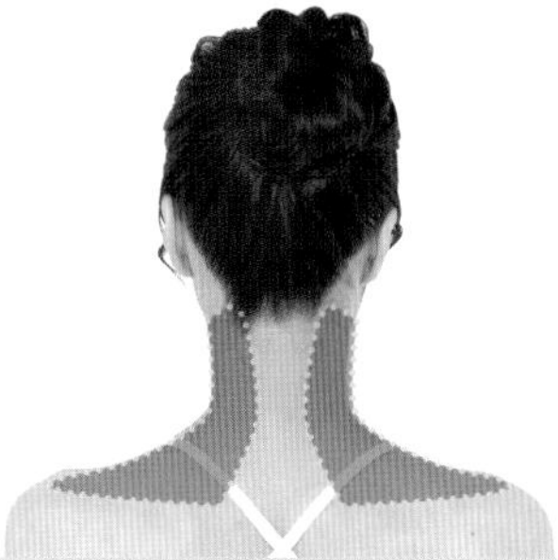

表層は首から肩にかけて僧帽筋《そうぼうきん》という筋肉があるが、その筋肉をゆるめたうえで、その奥にある肩甲挙筋《けんこうきょきん》という筋肉を狙う。

1. 両手を後ろで組んで頭を横に倒す

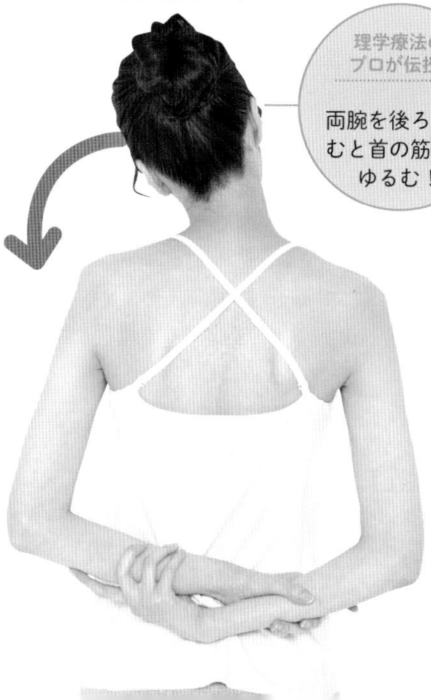

理学療法のプロが伝授!

両腕を後ろに組むと首の筋肉がゆるむ!

2. 前後に頭を転がすようにまわす

理学療法のプロが伝授!

できるだけ大きく動かして!

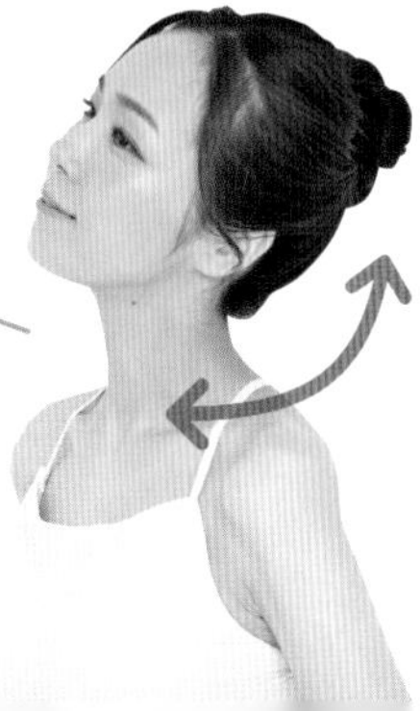

頭
首
ひじ
腕
手首
手指
胸
背中
腰
お腹
脇
お尻・股関節
太もも
ひざ
すね・ふくらはぎ
足裏
足指

二の腕をつまむ

こんな症状にも効く! 手のむくみ・冷え（→ P134）

ひじに痛みを感じる場合、二の腕の筋肉や筋膜が緊張してひじ周辺の組織を引っ張っていることが考えられます。また、ひじから先（前腕〜指）の血流が滞るケースが多く、手のむくみや冷えを感じることもあります。

どうやる?

ひじの下から脇の下方向に位置をずらしながら、親指と３本の指で順番につまんでいく。

1. ひじの下にある骨のくぼみを指先でつまむ

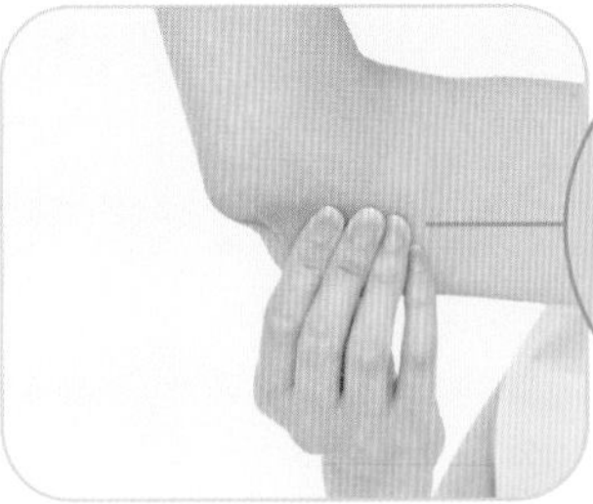

理学療法のプロが伝授!

基本は強め。しびれがある場合は弱めにつまむ！

2. さらに指先を脇の方向にずらしながら二の腕全体をつまむ

どのへん?

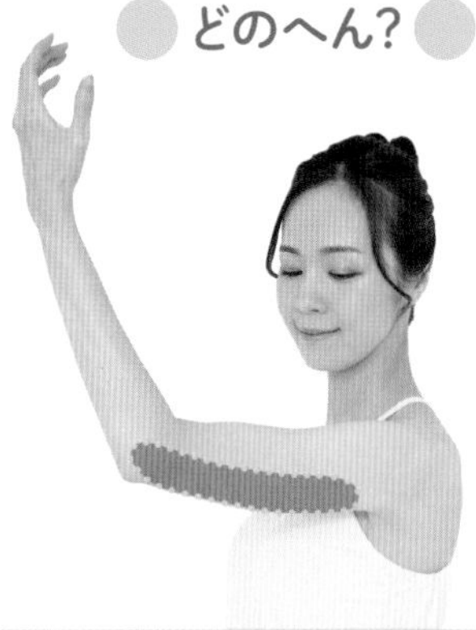

ひじの下から脇の下にかけて、二の腕（腕の下半分くらい）を全体的に狙う。

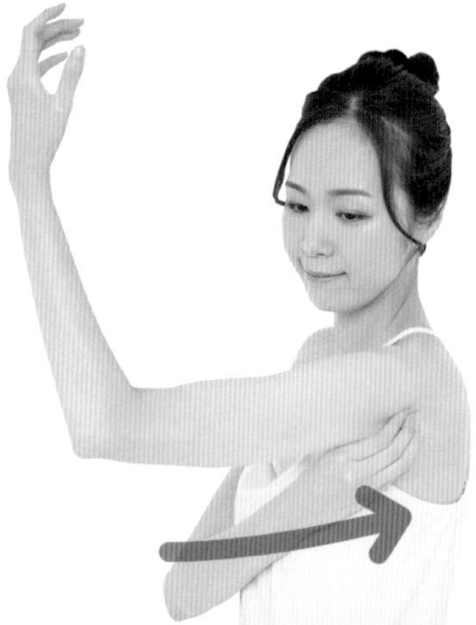

ひじから上をレンゲ／拳で流す

こんな症状にも効く!　手のむくみ・冷え（→ P134）

ひじ周辺の緊張は、手先の血流やリンパ液の流れを低下させる傾向にあります。そのため、手先のむくみや冷えにつながり、しびれなどを引き起こすことも。血流にアプローチするには、押し流す方法が有効です。

どうやる?

レンゲの際を押し当てながら、ひじから脇の下に向かって全体的に押し流す。

1. ひじのつけ根にレンゲを当てる

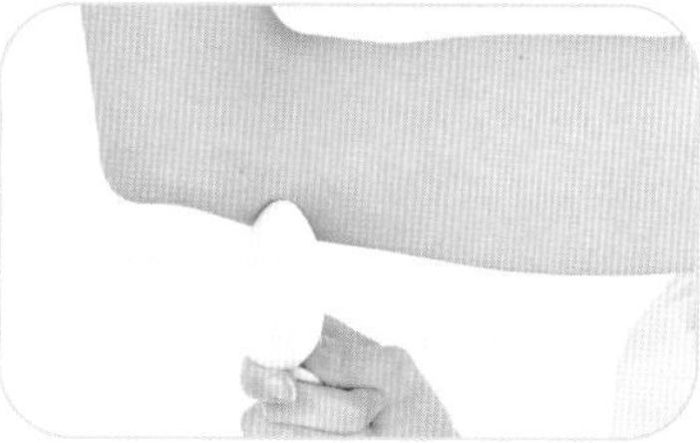

どのへん?

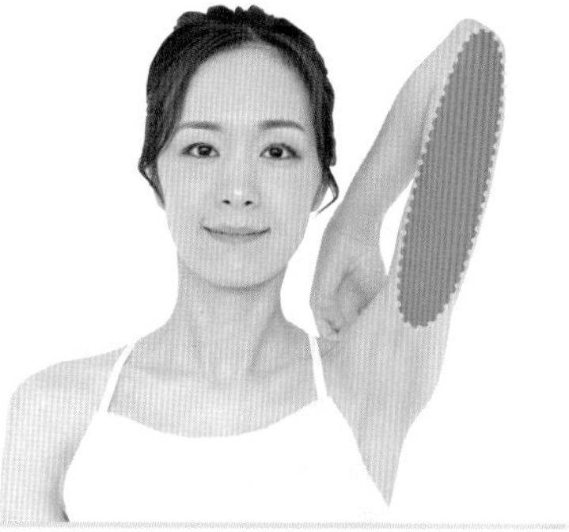

ひじの下の骨のくぼみから脇の下にかけ、二の腕（裏側の面）を全体的に狙う。

2. ひじから脇の下に向かって二の腕をレンゲで押し流す

拳でもできる!

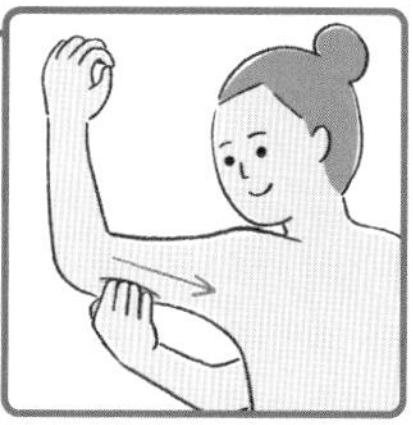

拳の第一関節の背面で押し流す

理学療法のプロが伝授!
脇の下のくぼみに流すイメージで!

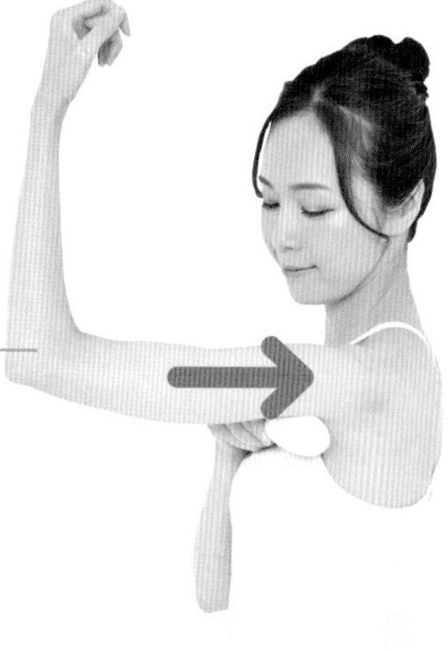

ひじから先をレンゲ／親指で流す

こんな症状にも効く！
手首の痛み（→ P56）、手指の痛み（→ P58）、咳（→ P120）、吐き気（→ P150）

パソコンなどの操作で、指を酷使する人におすすめのケア。指を曲げ伸ばしする筋肉は、ひじから先の前腕部にあるため、手首の痛みなどにつながります。経絡（P32）の反応により、吐き気や咳といった症状も改善できます。

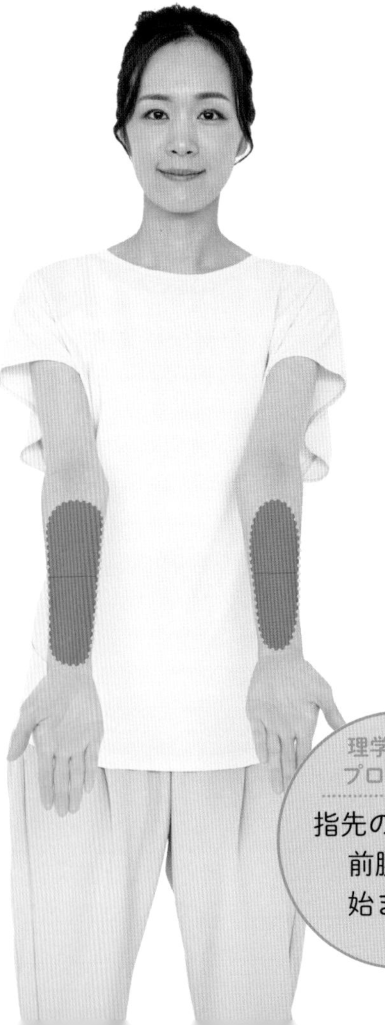

どのへん？

ひじから先の手首までの範囲。表と裏側をそれぞれ全体的に狙う。

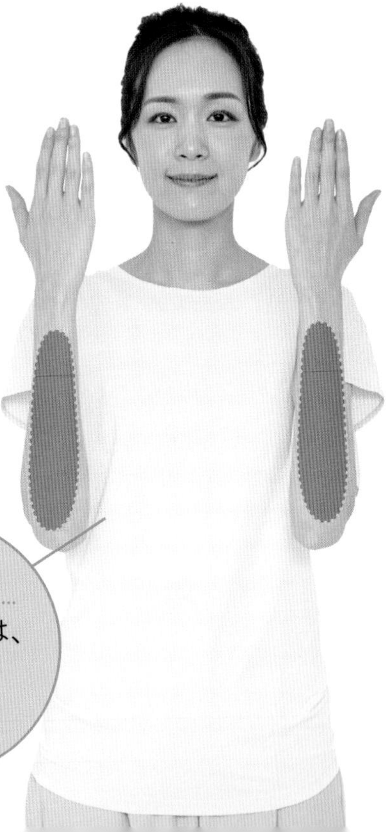

理学療法のプロが伝授！

指先の筋肉は、
前腕から
始まる！

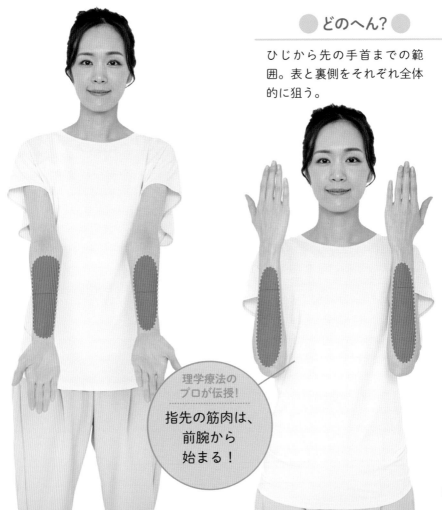

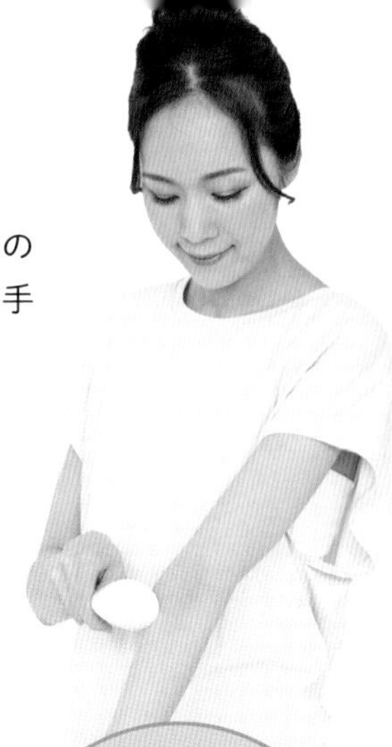

どうやる？

レンゲの際を押し当て、ひじから手首の表面と裏面をそれぞれ流す。ひじから手首、手首からひじと双方向に流す。

1. ひじから先の内側全体をレンゲで押し流す

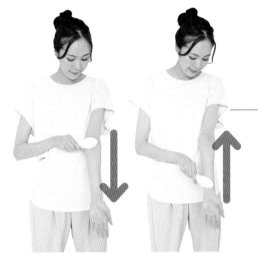

理学療法のプロが伝授!

中央のすじっぽい部分以外の筋肉の部分は強めに流す！

2. ひじから先の外側全体をレンゲで押し流す

親指でもできる!

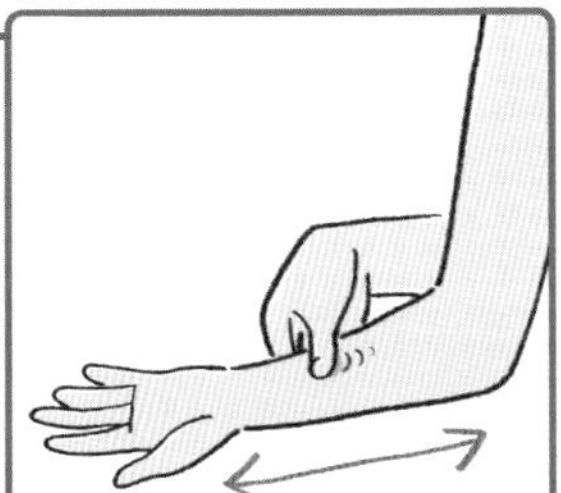

親指で押し流す

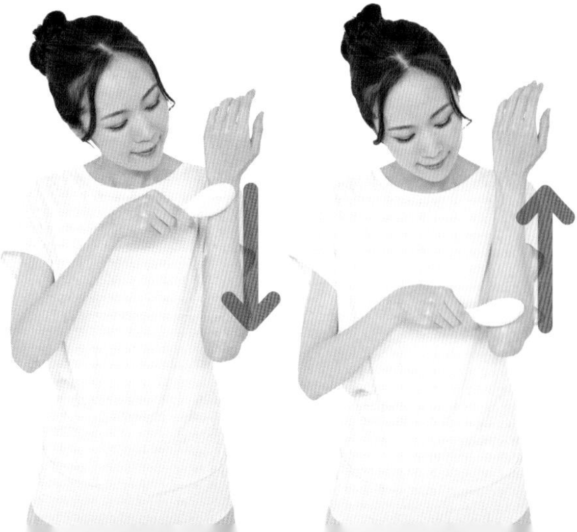

手首を曲げて　ひじから先を伸ばす

こんな症状にも効く！　手首の痛み（→ P56）、手指の痛み（→ P58）、咳（→ P120）、吐き気（→ P150）

デスクワークでは、パソコン操作など指を曲げて作業することが多くなります。指を曲げる筋肉は前腕の内側にあり、そこが気づかないうちに緊張してしまうことも。前腕外側も一緒に伸ばしてバランスをとりましょう。

どうやる？

ひじを伸ばした状態で、反対の手で押さえながら手首を反らせたり曲げたりし、よく伸ばす。

どのへん？

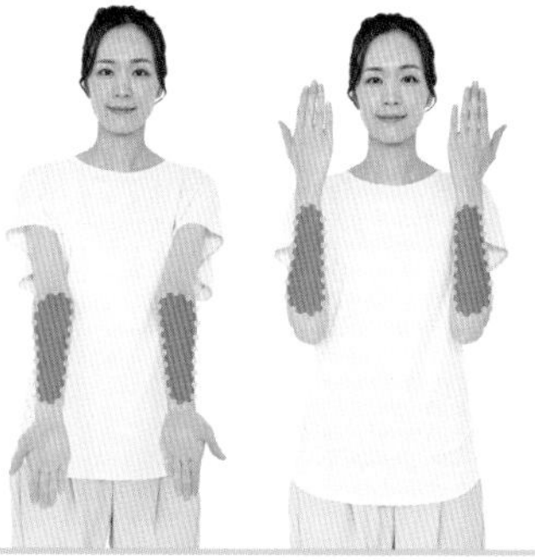

ひじから先の手首までの範囲。表と裏側をそれぞれ全体的に狙う。

1. ひじを伸ばし、反対の手で押しながら手首を反らせる

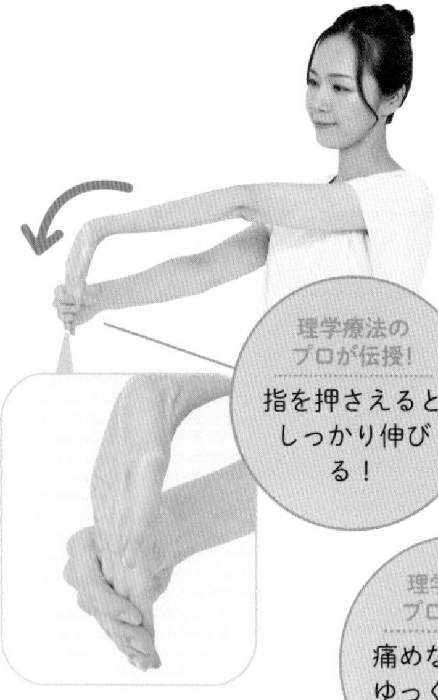

理学療法のプロが伝授！

指を押さえるとしっかり伸びる！

2. ひじを伸ばし、反対の手で押しながら手首を曲げる

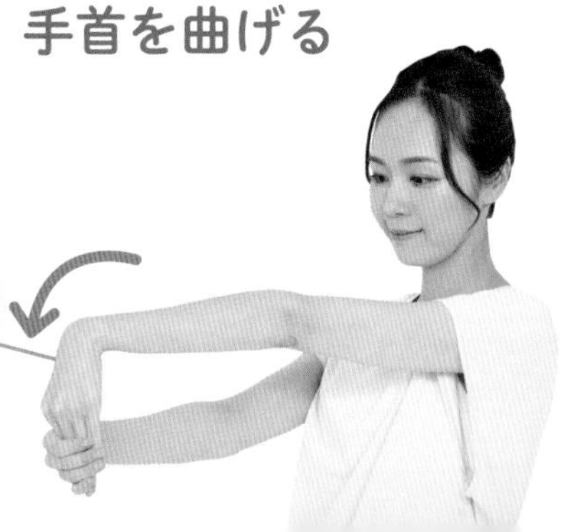

理学療法のプロが伝授！

痛めないようにゆっくり伸ばして！

ひじから先を押しながら手首を動かす

こんな症状にも効く! 手首の痛み（→ P56）、手指の痛み（→ P58）、咳（→ P120）、吐き気（→ P150）

前腕部には、手首や指を動かす筋肉のすじがたくさん通っています。そこに圧を加えた状態で手首を動かすと、筋肉のポンプ作用が働き、手先の血流が改善されます。周辺には消化吸収機能に効果のあるツボや経絡（P32）も。

どうやる?

前腕の真ん中を指で押しながら、手首をタテに大きく動かす。

1. ひじのシワと手首のシワの中間あたりを指ではさんで押す

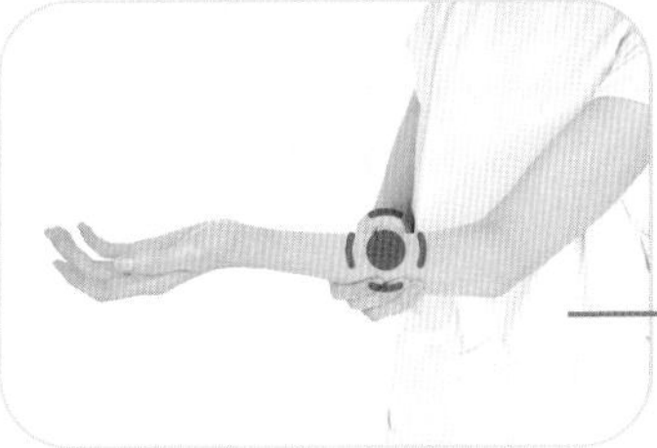

東洋医学のプロが伝授!
この周辺に消化吸収と関わるツボや経絡もある！

どのへん?

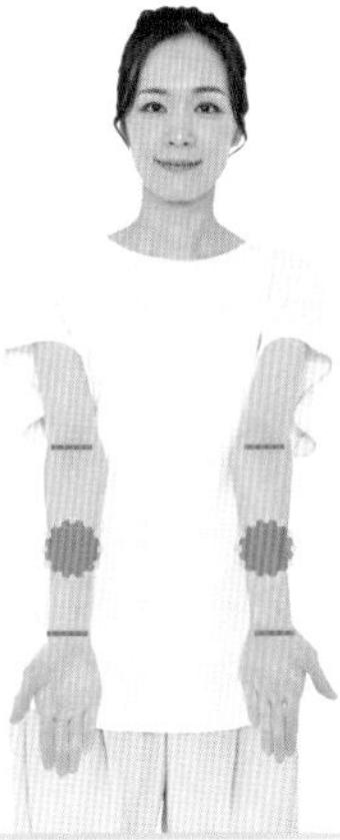

ひじのシワから手首のシワの長さの中間あたり、真ん中のすじがある場所を狙う。

2. 手首を動かす

手のひらは上を向いた状態

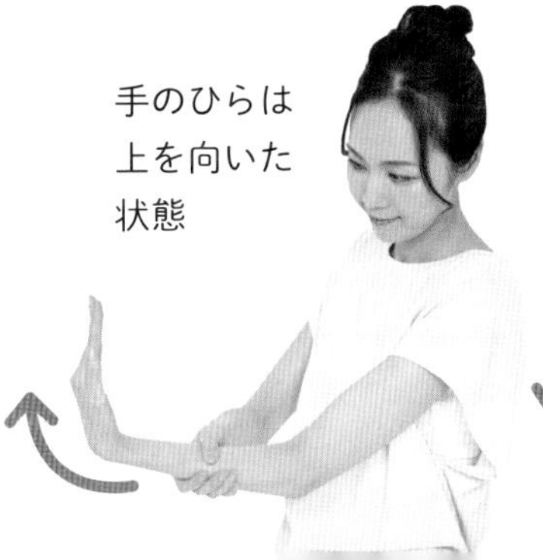

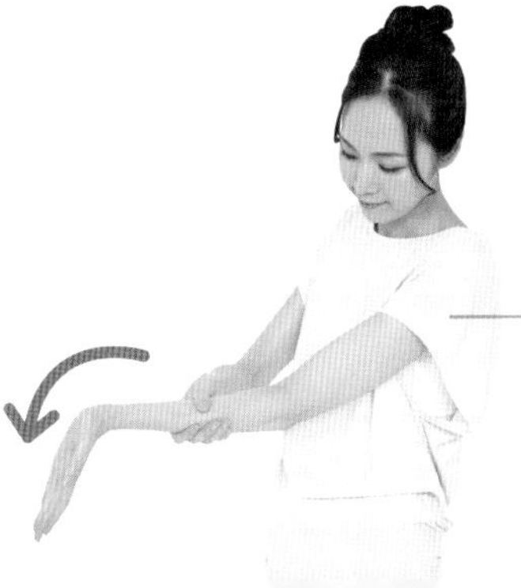

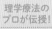

理学療法のプロが伝授!
手首をできるだけ大きく動かして！

手首まわりをレンゲ／親指で流す

こんな症状にも効く! 手指の痛み（→ **P58**）、過度な興奮（→ **P108**）

手首のつけ根の部分には、細かい筋肉の腱を束ねるリストバンドのような組織があります。この部分が硬くなったり、癒着したりすると、手首まわりの筋肉がスムーズに動かなくなり、血流が低下することも。

どうやる?

レンゲの際の部分で手首のつけ根周辺を全体的に流す。

どのへん?

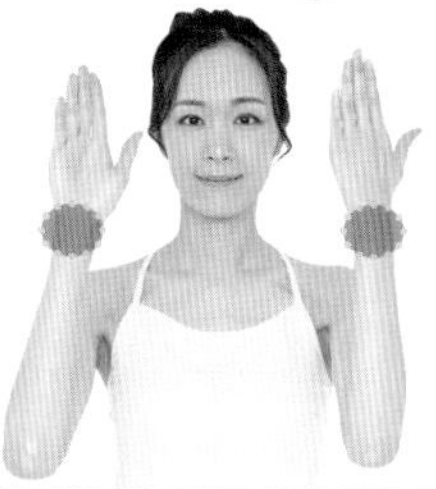

手首のつけ根周辺、内側も外側も全体的に狙う。

1. 手首の周辺を全体的にレンゲで押し流す

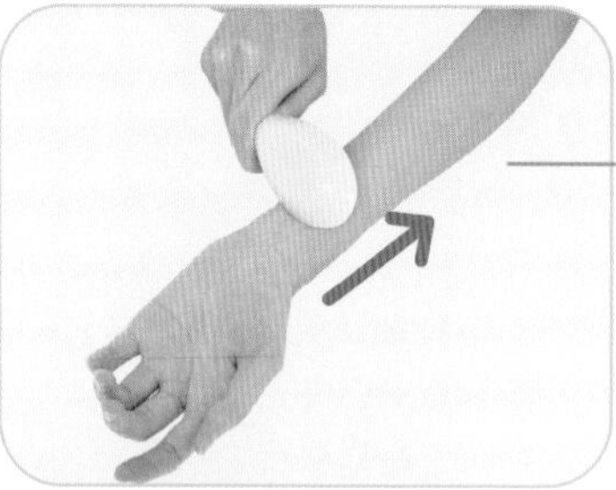

理学療法のプロが伝授!

筋肉・腱・骨、いずれも痛みのない強さで！

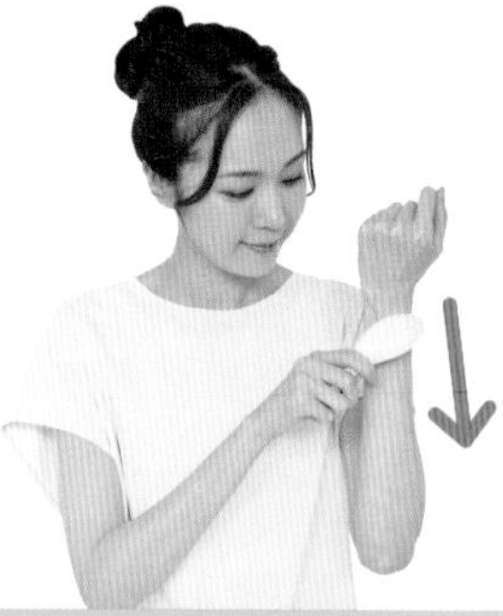

これも効く!

親指で押し流す

手首のつけ根全体（表も裏も）を親指で押し流す

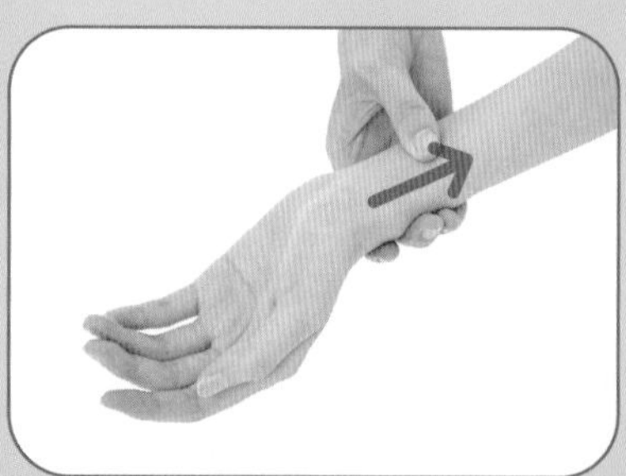

手首のつけ根を押さえて動かす

こんな症状にも効く! 手指の痛み(→ P58)、過度な興奮(→ P108)

手のひらの根元(手根部)は、細かいブロックのような小さい骨が複数集まったところ。この部位の過緊張が続くと、これらのブロックがつまったような感覚となり、動きの硬さや血流の低下につながっていきます。

どうやる?

手首のつけ根を手でつかんで圧をかけ、その状態で手首を動かす。緊張の解消と血流の促進に有効。

どのへん?

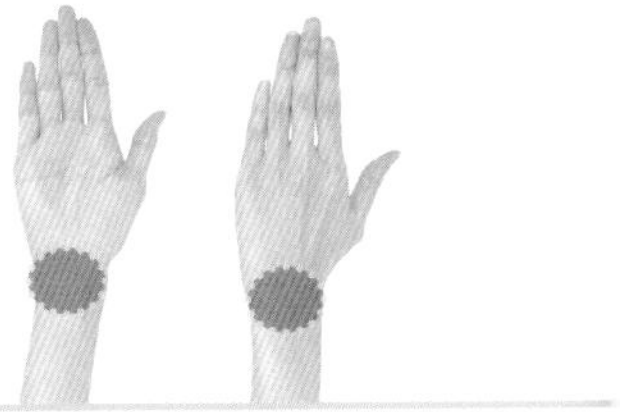

手首のつけ根の部分を全体的に狙う。

1. 手首のつけ根をつかんで押さえる

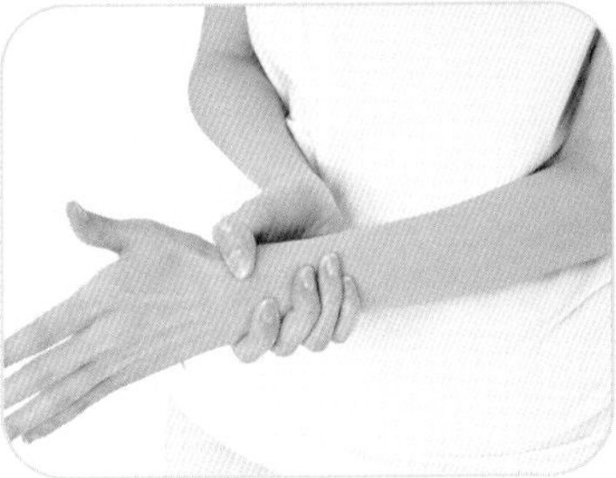

理学療法のプロが伝授!
手首のつけ根を固定しているので、ムリのない範囲で動かす!

2. 手首を動かす

手のひらは横を向いた状態

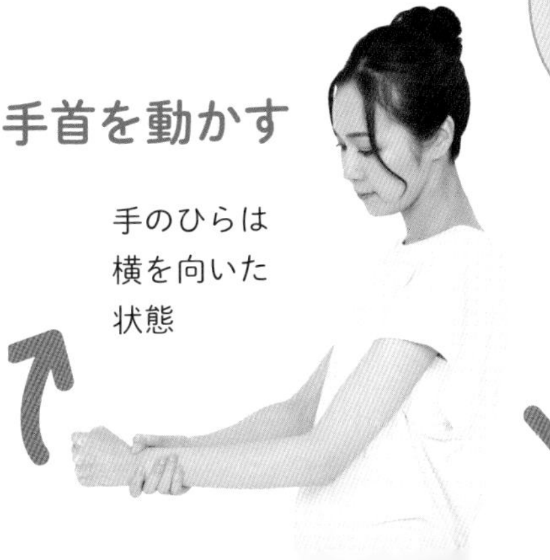

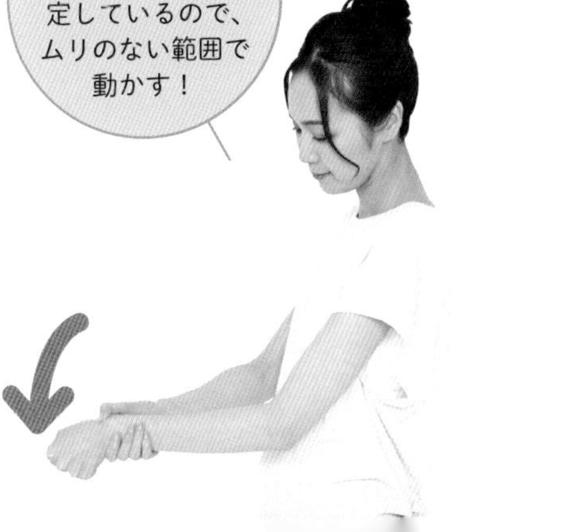

指の痛いところをつまんで動かす

こんな症状にも効く! 手首の痛み(→ P56)、手のむくみ・冷え(→ P134)

手のひら側には指を曲げる筋肉、手の甲側には指を反らせる筋肉があり、指の酷使が続くと、無意識に緊張。コリや痛みを感じる場所をつまみながら指を動かすことで、筋肉や筋膜をゆるめ、血流を促進します。

どうやる?

コリや痛みのある指の骨をたどり、そこにつながる手のひらや手の甲の部分をつまみながら、指を動かす。

1. 指を痛いところをつまむ(例、親指のつけ根)

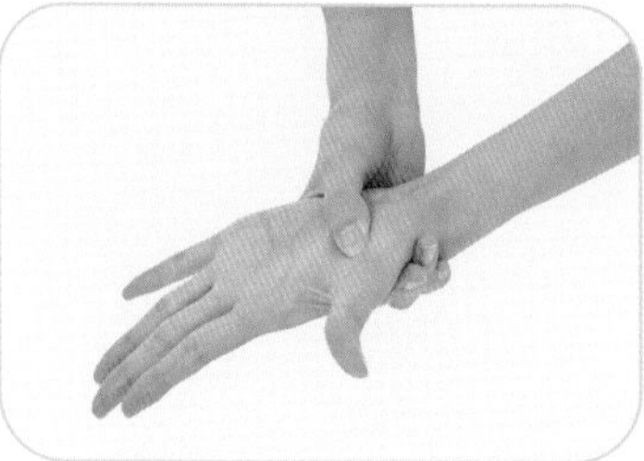

2. つまんだまま指を動かす

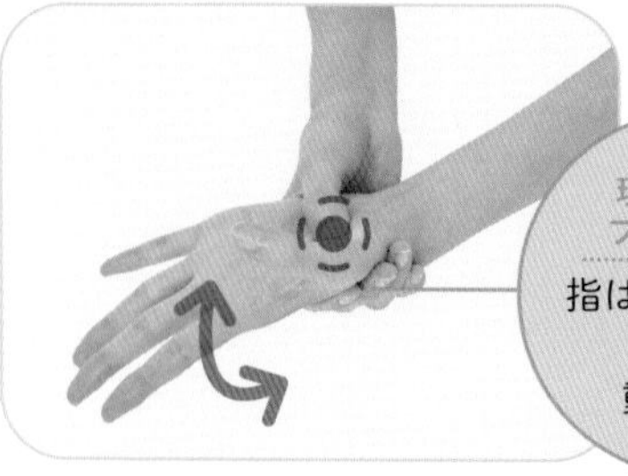

理学療法のプロが伝授!
指はできるだけ大きく動かす!

どのへん?

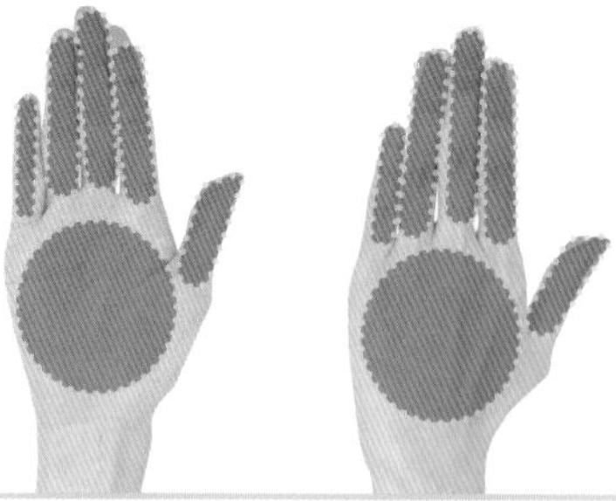

痛む指があれば、手のひらや手の甲の、その指の骨がつながっている場所を狙う。

(例、人差し指)

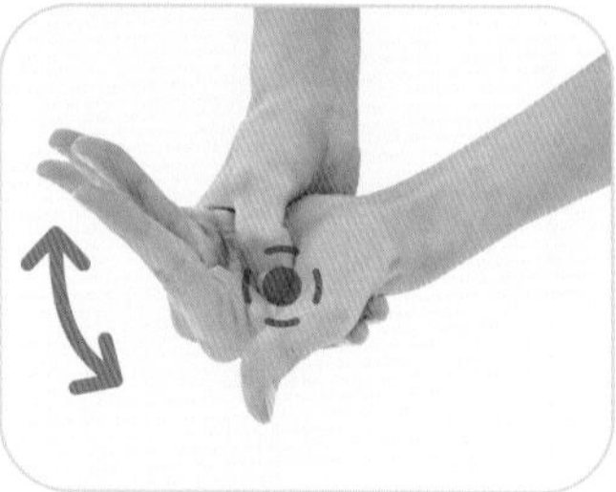

関節のつけ根を押しながら人差し指を動かす。

指の痛いところをレンゲ／指で流す

こんな症状にも効く! 手首の痛み（→ **P56**）、手のむくみ・冷え（→ **P134**）

指先が過緊張の状態になると、骨と腱をつなぐ「腱鞘《けんしょう》」という部位が硬くなり、指の動きがさらに悪くなります。また、血液やリンパの流れも低下するため、手の冷えやむくみの症状などにも影響します。

どうやる?

レンゲの際を押し当てながら、指のつけ根から指先までを双方向に押し流す。

どのへん?

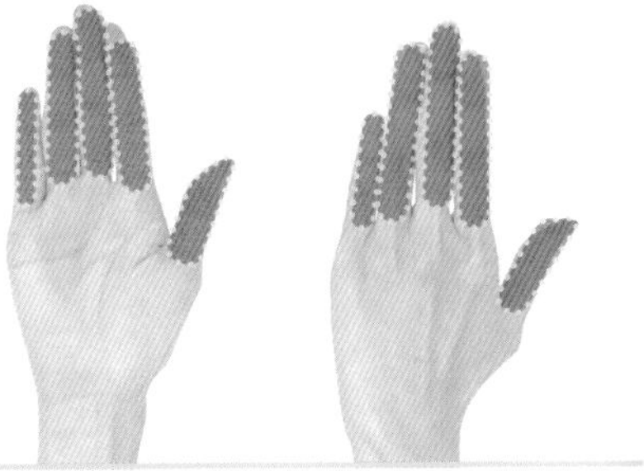

コリや痛みを感じる部位や、冷えを感じる場合は指全体（表も裏も）を狙う。

1. 指の痛いところをレンゲで押し流す

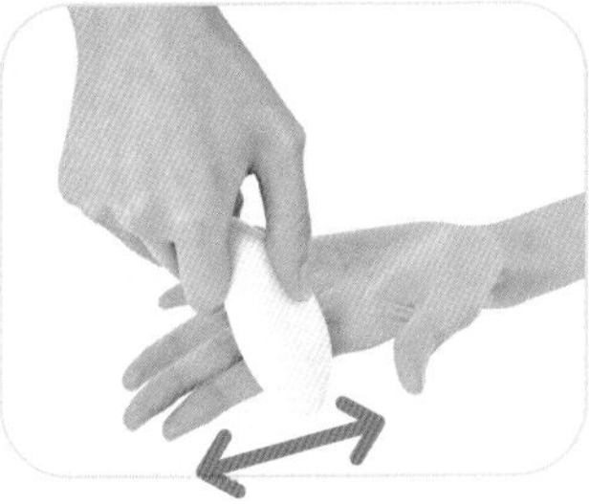

指でもできる!

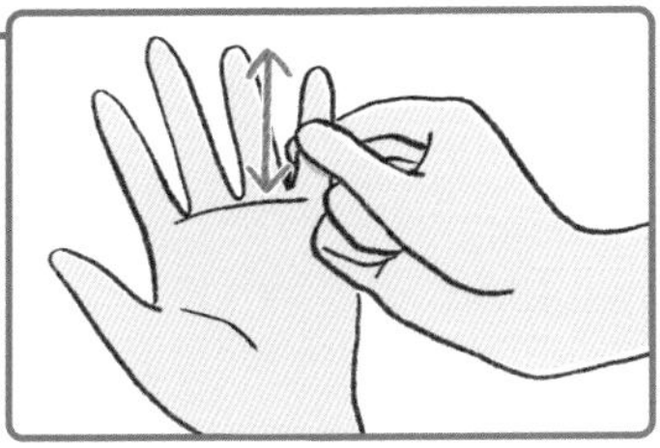

指でつまんで押し流す

理学療法のプロが伝授!
指の表裏、横側など全体的に流す！

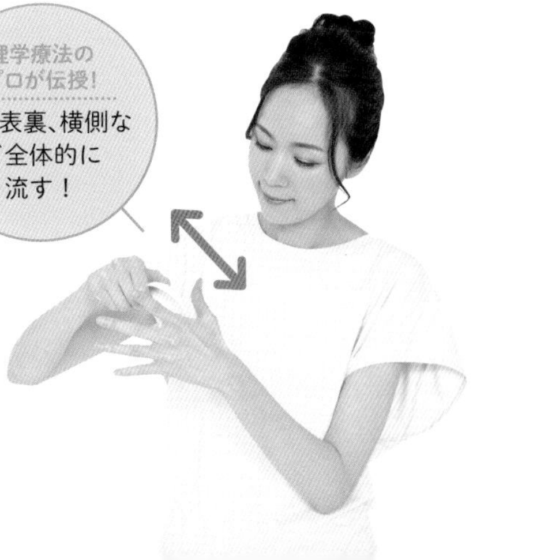

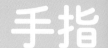

指を全体的につまむ

こんな症状にも効く! 手首の痛み(→P56)、手のむくみ・冷え(→P134)

指のこわばりなどがある場合、こまめに指全体をつまんでほぐすことが症状の軽減につながります。偏った動きの影響で緊張状態になりがちなので、軽く揺らすなどの動きを加えることも効果的です。

理学療法のプロが伝授!

爪も含めて、指全体をつまむイメージで!

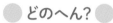

どのへん?

指の腹だけでなく、指の側面などもつけ根から指先まで全体的に狙う。

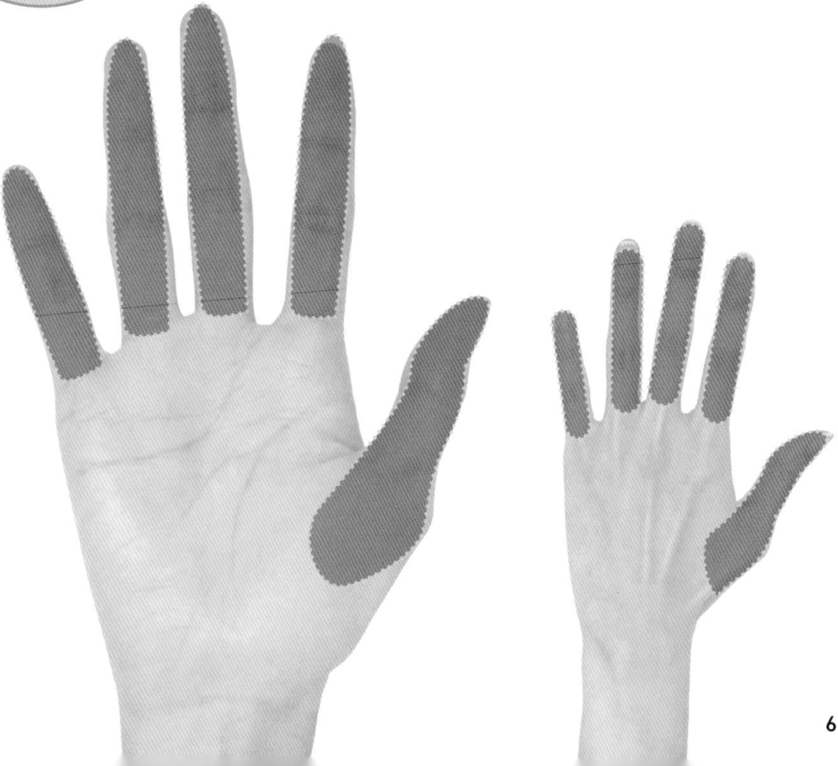

どうやる?

指のつけ根から指先までを３本の指（親指、人差し指、中指）でつまみ、位置をずらしながら全体的にほぐしていく。小指から親指まですべての指をほぐす。

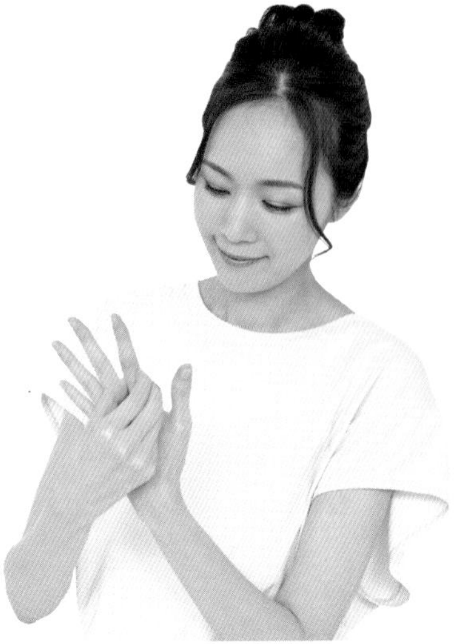

1. ３本の指で指全体を１本ずつ順番につまむ

理学療法のプロが伝授!

皮膚をやわらかくするイメージで！

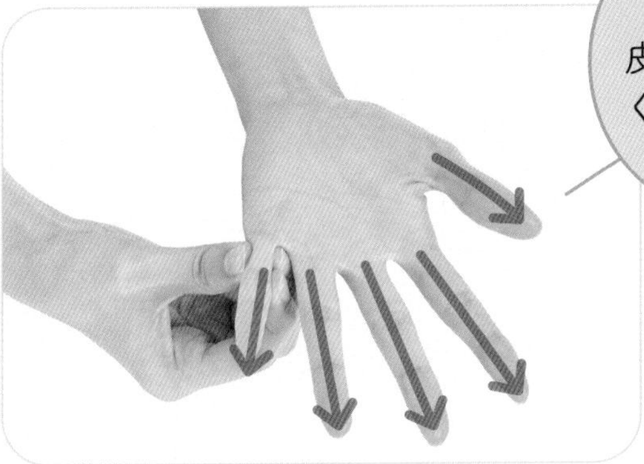

これも効く!

つまんで揺らす

指を１本ずつつまんで、軽く引っ張りながら揺らす。

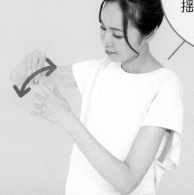

東洋医学のプロが伝授!

力を抜いて軽く揺らすとやりやすい

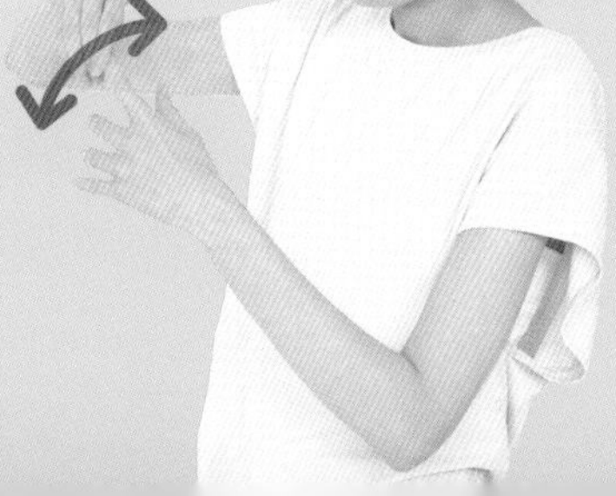

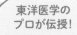

首から胸元を レンゲ／指で流す

こんな症状にも効く! のどのつまり感(→ P118)、顔のむくみ(→ P130)

前かがみの姿勢などの影響で、首の前から胸元が緊張して胸が閉じ、肩を前に巻き込むことで肩コリなどの原因に。この部位は頭部と胴体をつなぐ体液循環の重要部位でもあり、顔のむくみなどの症状にも影響します。

どのへん?

耳の下あたりから、鎖骨のくぼみまでのエリアを広めに狙う。

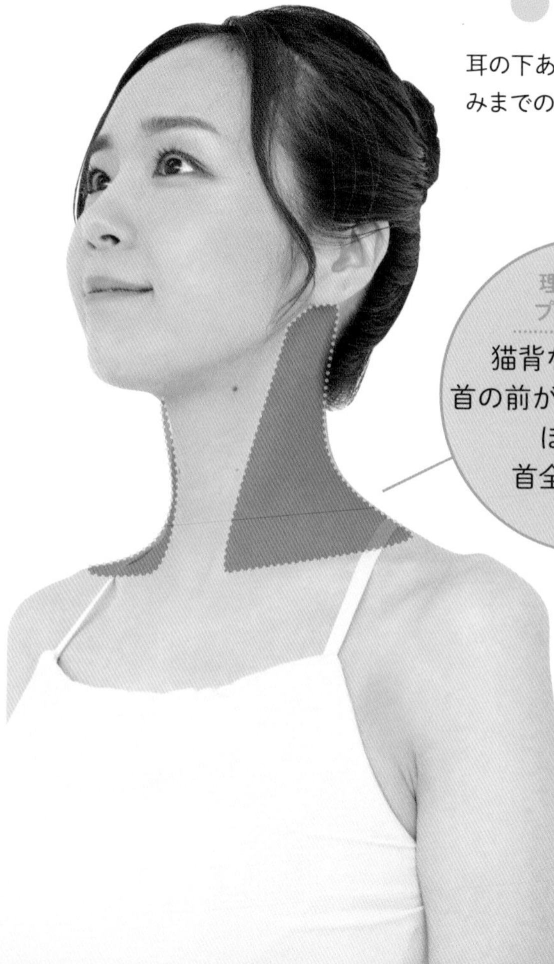

理学療法のプロが伝授!

猫背などの場合、
首の前が硬くなりがち。
ほぐすと
首全体がラク
に!

どうやる？

レンゲの際を押し当て、耳の下から鎖骨のくぼみに向かって流す。

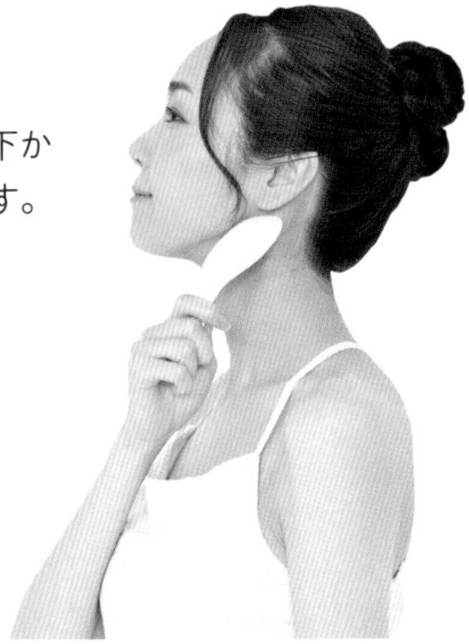

理学療法のプロが伝授！

皮膚の表面を軽めに流す！

1. 耳の下から鎖骨のくぼみに向かってレンゲを押し流す

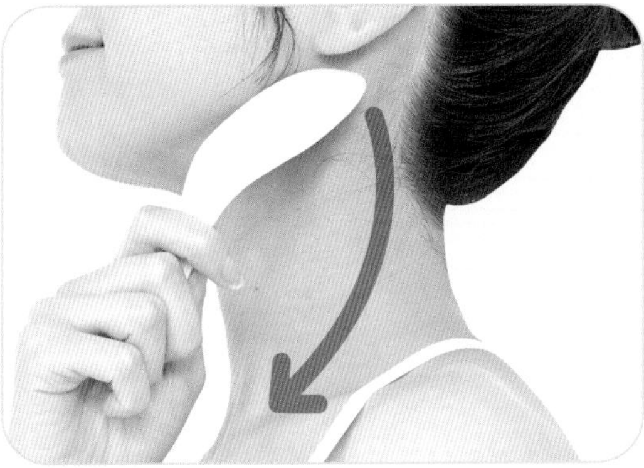

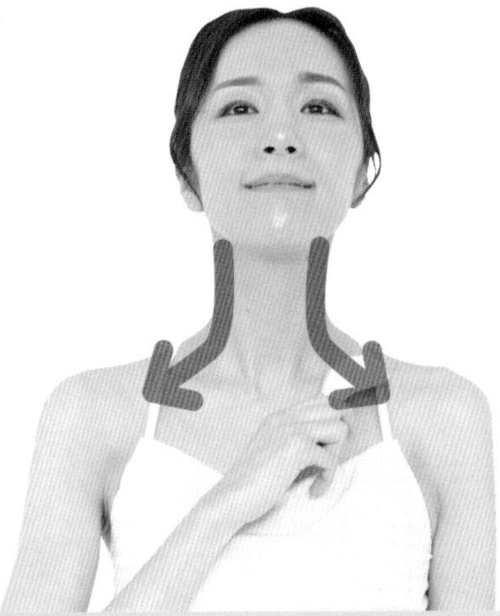

これも効く！

4本の指の腹で押し流す

耳の下に4本の指の腹を当て、鎖骨のくぼみに向かって押し流す

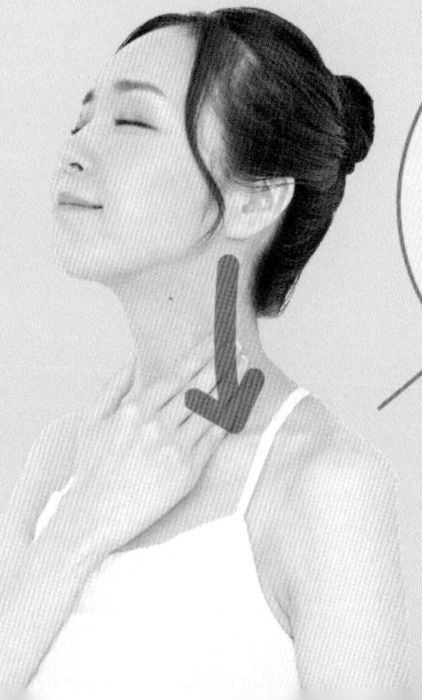

東洋医学のプロが伝授！

重要な血管や神経がある部位なので、やさしく押し流す！

胸の中央の骨をさする

こんな症状にも効く! 肩コリ（→ **P8**）、息苦しさ（→ **P116**）

胸の中心には肋骨とつながる骨（胸骨《きょうこつ》）があり、前かがみの姿勢による負担や、心のストレスなど心身の緊張が続くと、胸の中央に反応が表れ、胸の痛みや息苦しさの症状につながります。胸が閉じて肩コリにの原因にも。

どうやる?

胸の中央の肋骨のくぼみに両拳の第二関節を当て、軽く上下にさする。

どのへん?

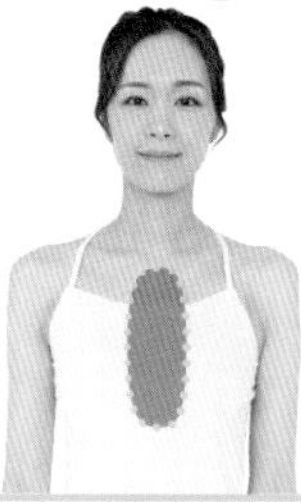

胸の中央にある、鎖骨のつなぎ目からみぞおちまでつながる硬い骨（胸骨）の部分。

1. 両拳の第二関節を胸の中央の骨（胸骨）に当てる

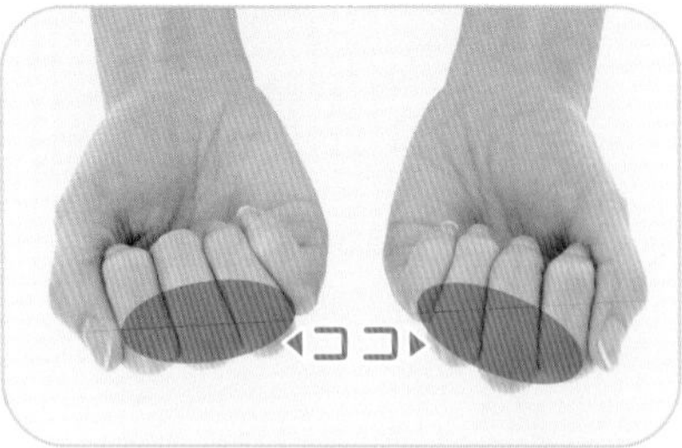

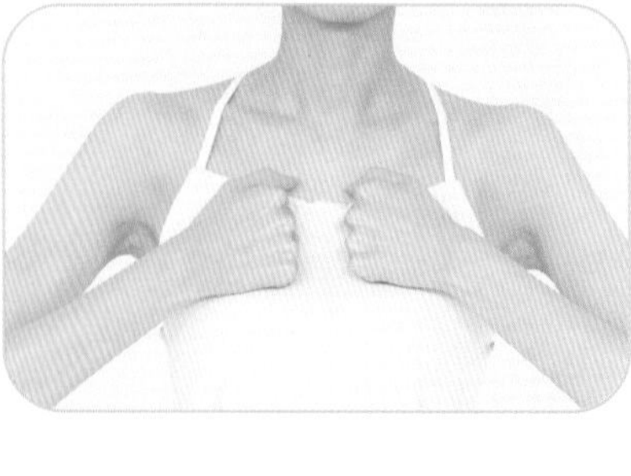

2. 上下にさする

猫背の場合は、痛いくらいの強さでさする。30秒以内に終わらせる。

理学療法のプロが伝授!
痛みがある場合はやさしく叩くだけに（タッピング）

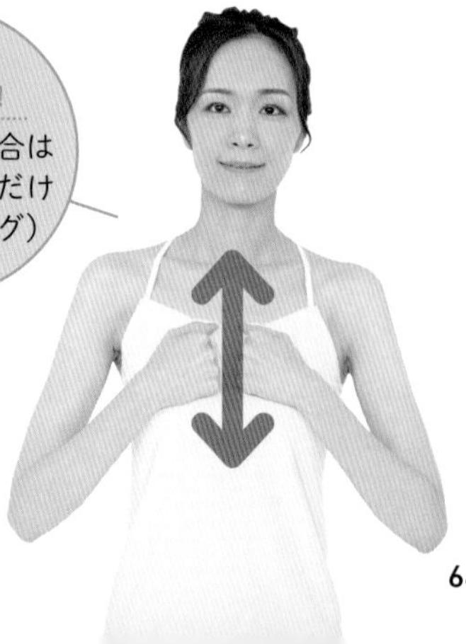

横《おう》隔《かく》膜《まく》を押す

こんな症状にも効く! 息苦しさ（→P116）、便秘（→P142）、胃もたれ（→P147）

呼吸器や胃腸の問題、心のストレスなどの影響で、胸とお腹を隔てる横隔膜（みぞおちの奥）という器官が緊張することがあります。この部位をゆるめると、さまざまな不調の改善に効果があるとされます。

どうやる?

両手の先でＭ字をつくり、その先をゆっくり肋骨の下に押し入れる。左右に位置をずらして全体的に圧をかけていく。

どのへん?

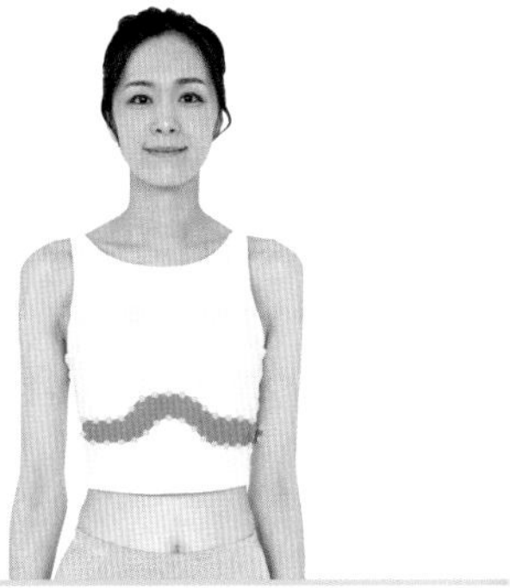

肋骨の下の部分の奥に横隔膜が位置するので、その周辺を狙う。

1. 肋骨の下から両手の指先を奥に向かって斜め上に押し上げる

東洋医学のプロが伝授!
上半身を前傾させ、斜め上に押し上げるイメージで！

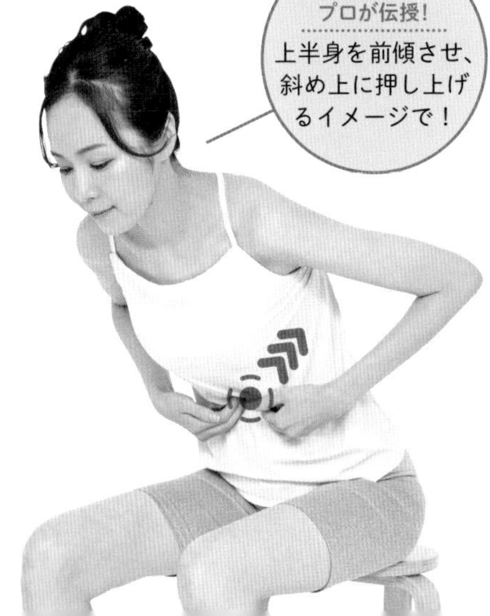

理学療法のプロが伝授!
息を吐きながら押すと、深く入りやすい！

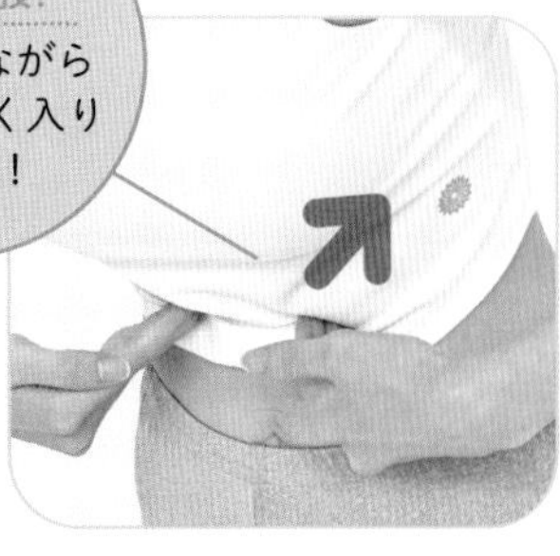

背中の上部をボールで押す（座り）

こんな症状にも効く！ 肩コリ（→ **P8**）、首コリ（→ **P46**）、手のしびれ（→ **P132**）

背中の上部には肩甲骨があり、そのポジションによって肩コリや首コリといった症状につながります。前かがみなどの不良姿勢にも影響し、デスクワークの多い生活などでは、この部位が硬くなりがちです。

どうやる？

背中の上部のコリや痛みを感じる場所にボール＆手ぬぐい（P38）を押し当て、壁に寄りかかって圧をかける。

どのへん？

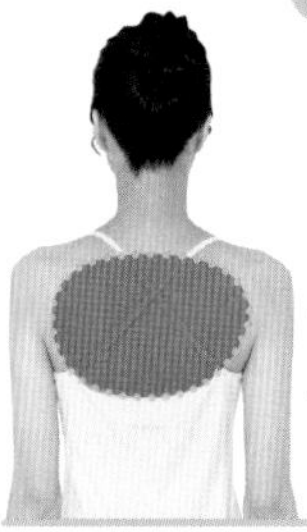

肩甲骨の間、肩甲骨の外側の際、肩甲骨の真ん中など、いずれも不調に関連しやすい部位。コリや痛みを感じる場所を広く狙う。

1. 背中のコリや痛みを感じる部分にボールを当てる

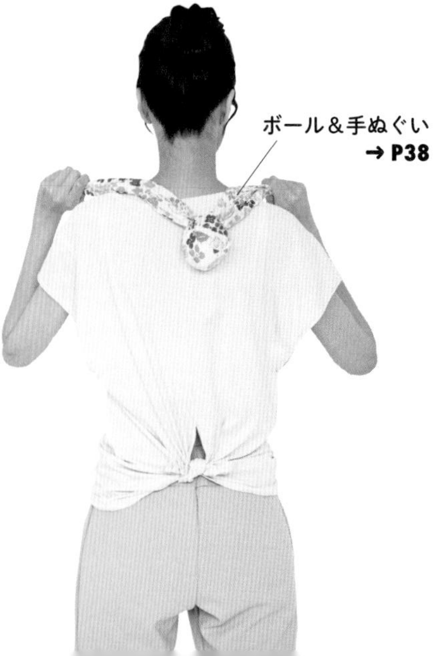

2. 壁やイスの背もたれに寄りかかってボールを押す

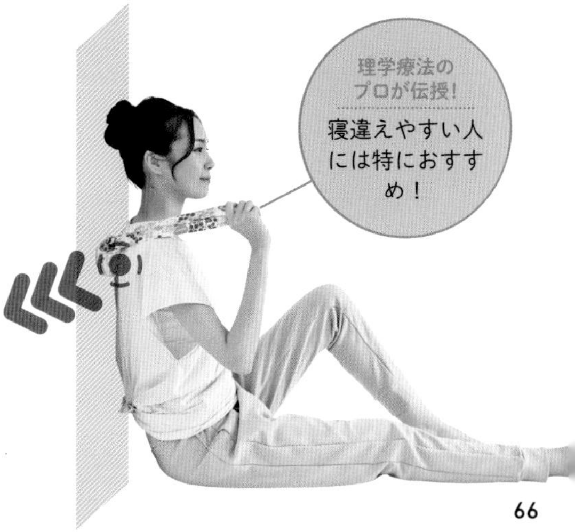

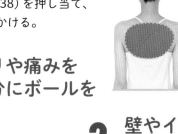

理学療法のプロが伝授！

寝違えやすい人には特におすすめ！

背中の上部をボールで押す（あお向け）

こんな症状にも効く！ 肩コリ（→ P8）、首コリ（→ P46）、息苦しさ（→ P116）

肩甲骨まわりの筋肉や筋膜といった皮下組織の緊張が強い場合、ガチガチに固まってしまうことも少なくありません。こうした場合は、あお向けになって自分の体重を利用し、強めの圧を加えると効果的です。

どうやる？

背中の上部のコリや痛みを感じる場所にボール＆手ぬぐい（P38）を押し当て、あお向けになって自分の体重で圧をかける。

どのへん？

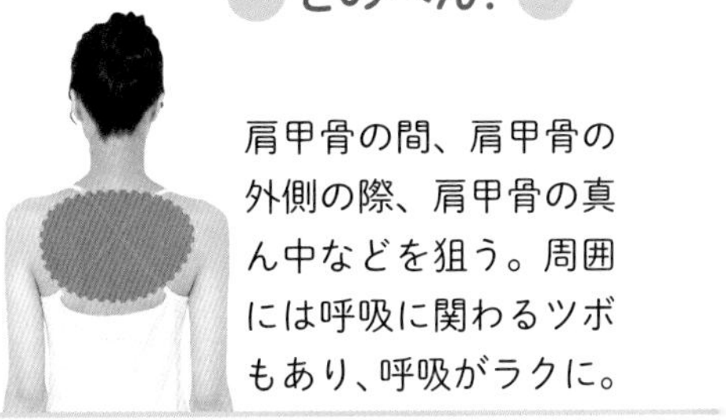

肩甲骨の間、肩甲骨の外側の際、肩甲骨の真ん中などを狙う。周囲には呼吸に関わるツボもあり、呼吸がラクに。

1. 背中のコリや痛みを感じる部分にボールを当てる

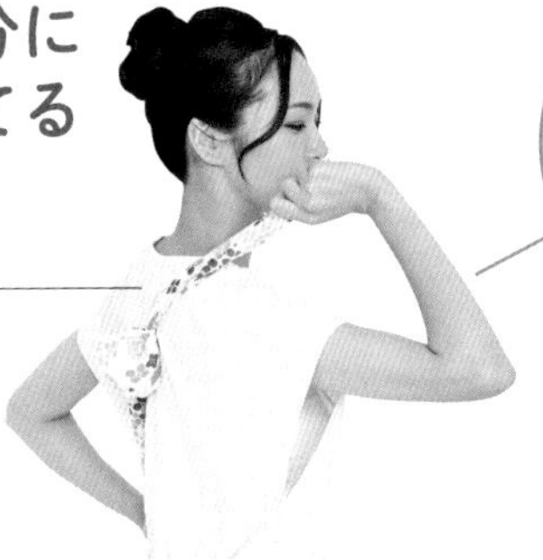

ボール＆手ぬぐい → P38

理学療法のプロが伝授！
写真の形にすると位置を調整しやすい

2. あお向けになって体重でボールを押す

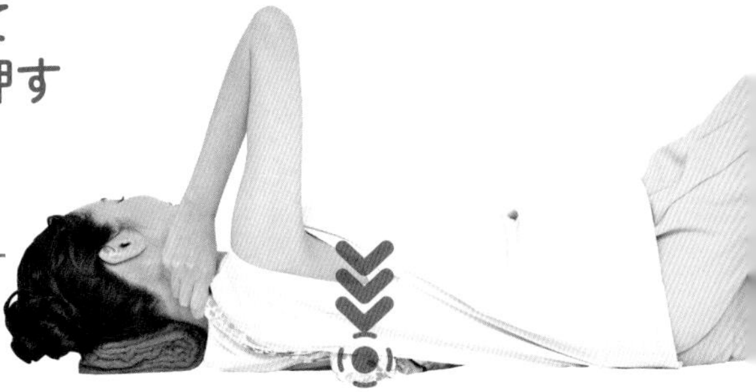

東洋医学のプロが伝授！
座り姿勢よりも強めの刺激が入る！

背中の上部をボールで押しながら首を動かす

こんな症状にも効く! 肩コリ（→ P8）、首コリ（→ P46）、手のしびれ（→ P132）

肩甲骨の周辺には、そこから首にかけてつながる筋肉がたくさんあります。そのため、肩甲骨まわりを押しながら首を動かすことで、より高いストレッチ効果を得ることができ、血流を促進して肩コリなどの改善につながります。

どうやる?

背中の上部にボール＆手ぬぐいを押し当て、壁に寄りかかって圧をかけながら、痛む方向に首を動かす。

どのへん?

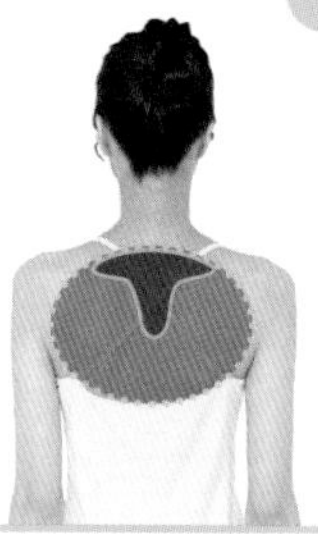

背中の上部の肩甲骨の周辺、特に肩甲骨の内側から上縁にかけて狙うと、よりストレッチ効果が高まる。

1. 背中の痛いところにボールを当てて壁に寄りかかる

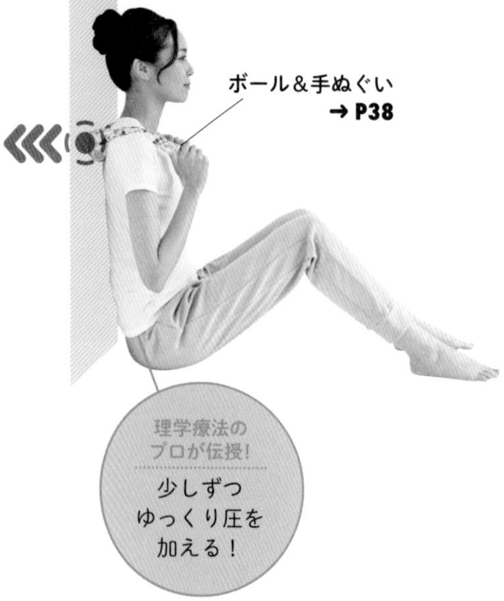

理学療法のプロが伝授!

少しずつゆっくり圧を加える!

2. 痛む方向に向かって首を動かす

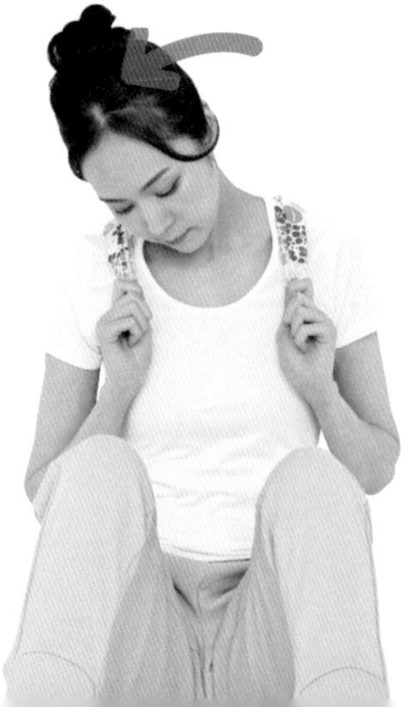

肩甲骨を押しながら腕を動かす

こんな症状にも効く! 肩コリ（→ P8）、首コリ（→ P46）、手のしびれ（→ P132）

肩甲骨は、胴体と腕の骨をつなぐパーツ。そのため、肩甲骨まわりの筋肉は、主に腕の動きに関連して働きます。肩甲骨を押しながら腕を動かすと、より高いほぐし効果を得られ、手のしびれなどにも効果があります。

どうやる?

肩甲骨を３本の指で押しながら、腕を水平に動かしたり、上に動かしたりする。

どのへん?

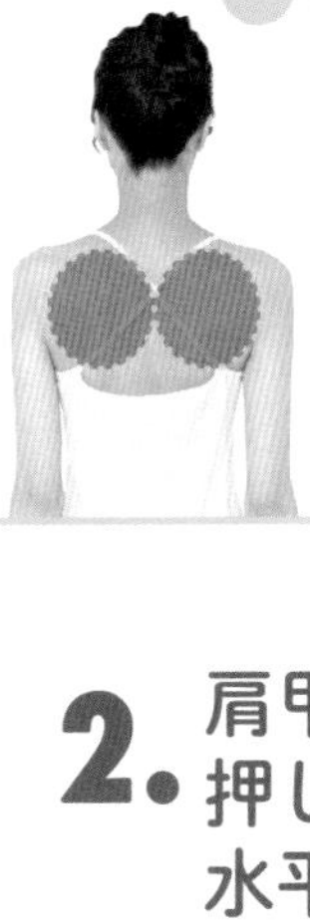

肩甲骨のコリや痛みを感じる部分を手が届く範囲で狙う。

1. 手で肩甲骨の痛い部分を押す

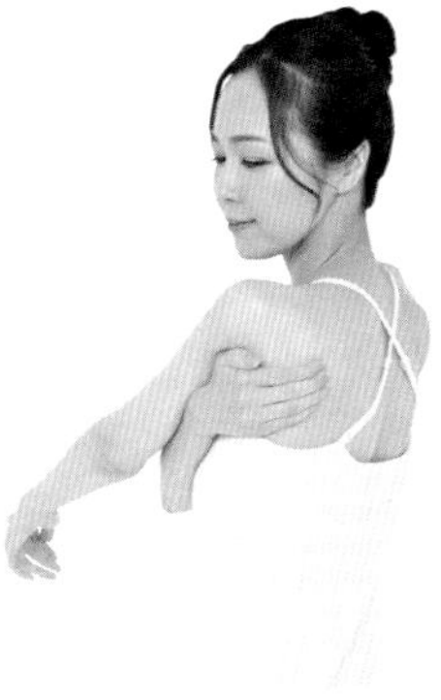

2. 肩甲骨を押しながら腕を水平に動かす

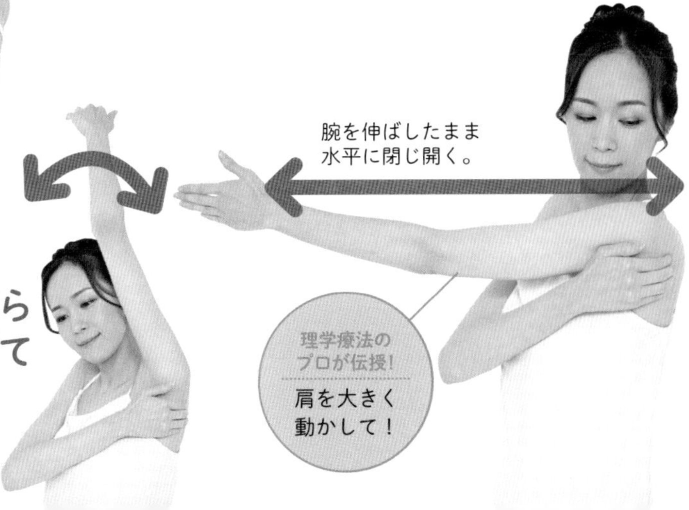
腕を伸ばしたまま
水平に閉じ開く。
理学療法のプロが伝授!
肩を大きく
動かして!

3. 肩甲骨を押しながら腕を上げて動かす

骨盤の前部を縮める

こんな症状にも効く! 股関節・お尻の痛み(→ P84)、足のしびれ(→ P136)

猫背などの不良姿勢が長く続くと、骨盤前部を通る大腰筋《だいようきん》は「緊張したままが正常である」と脳に誤って認識され、腰を反るとその影響で腰痛が起こります。その場合、骨盤前部の異常な収縮をゆるめるのが有効です。

理学療法のプロが伝授!
骨盤後傾により、腰の筋肉が伸ばされ、反射的に緊張することが多い
緊張
緊張

どのへん?

大腰筋は、腰の骨から骨盤の前部を通って股関節につながっているため、鼠径部《そけいぶ》の周辺を狙うとよい。

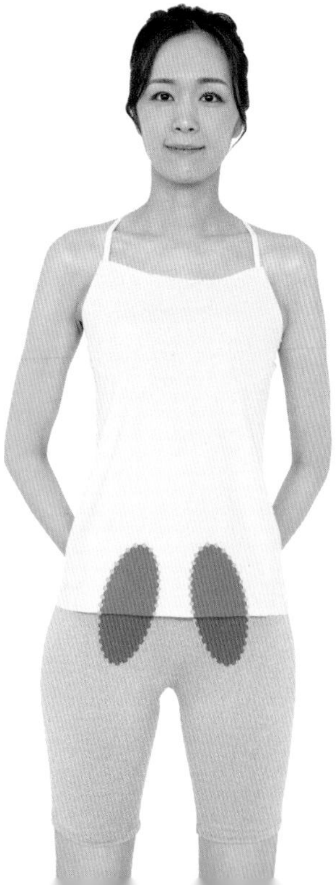

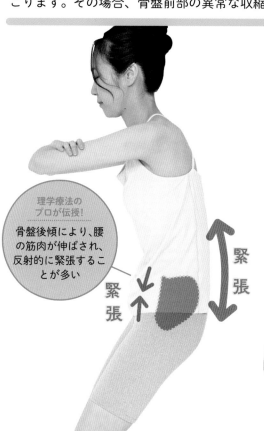

どうやる?

収縮している大腸腰筋をさらに縮めてたるませる「カウンターストレイン」（P36）という方法でゆるめる。

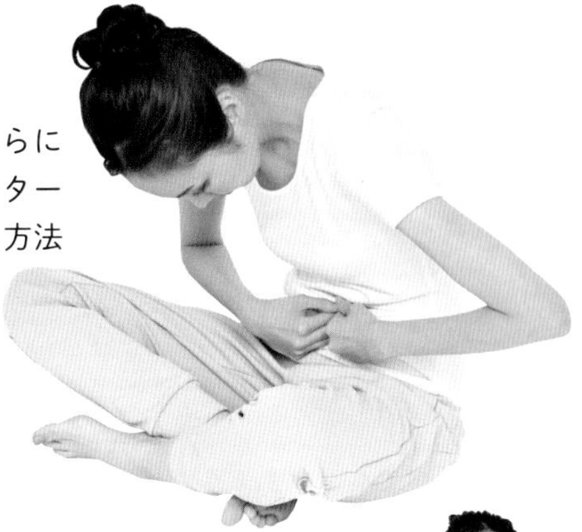

1. あぐらで座り、へその横を両手でつくったM字の先で押す

左右両側それぞれに行うのがおすすめ。

理学療法のプロが伝授!
おへそから指3本横、指3本下を目安に押して！

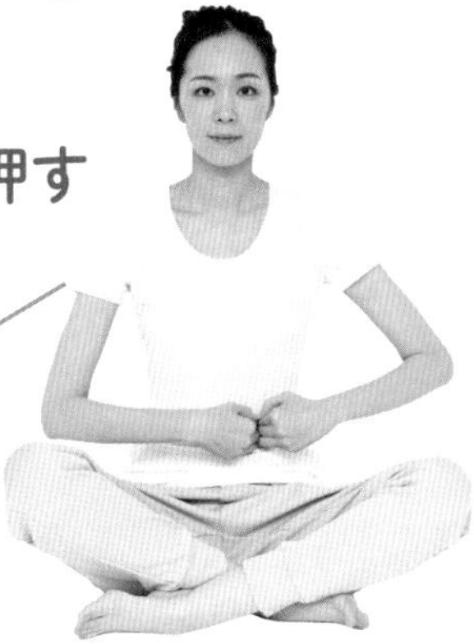

2. みぞおちと骨盤を近づけるようなイメージで上半身を曲げる

理学療法のプロが伝授!
正座やイスに座って行ってもOK

理学療法のプロが伝授!
2分曲げたら、ゆっくりカラダを起こして手を離す

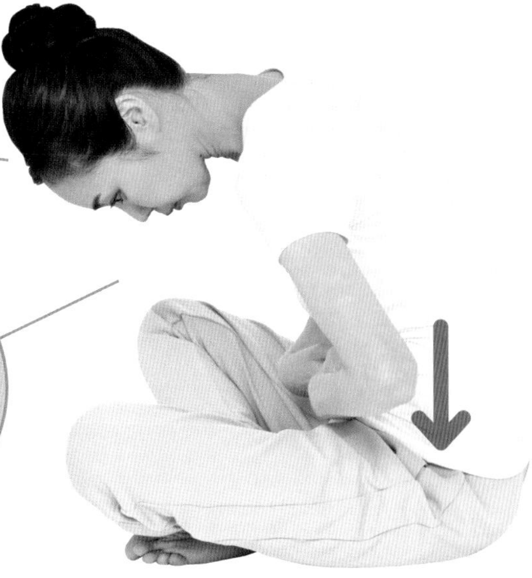

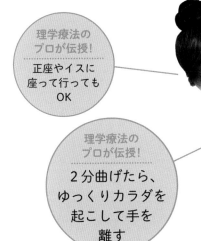

腰全体をレンゲ／拳で流す

こんな症状にも効く! ▶ 背中の痛み（→ P66）

不良姿勢などの解剖学的な負担や、胃腸の機能低下といった生理学的な影響によって、腰まわりの筋肉が緊張して硬くなることも。その場合、腰全体を押し流すアプローチで皮膚や筋肉をやわらかくすることが有効です。

どのへん?

肋骨の下から骨盤までの腰の筋肉（主に広背筋）を全体的に狙う。

どうやる?

レンゲの際を押し当てながら、腰全体を上から下に押し流す。

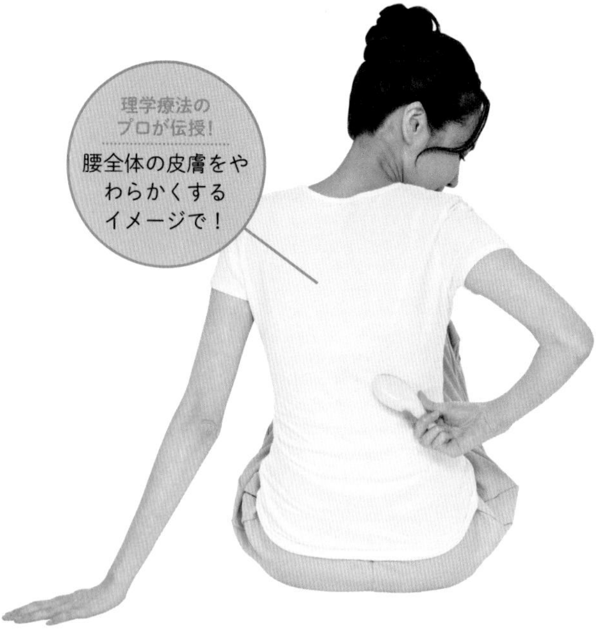
理学療法のプロが伝授!
腰全体の皮膚をやわらかくするイメージで!

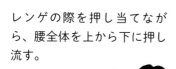

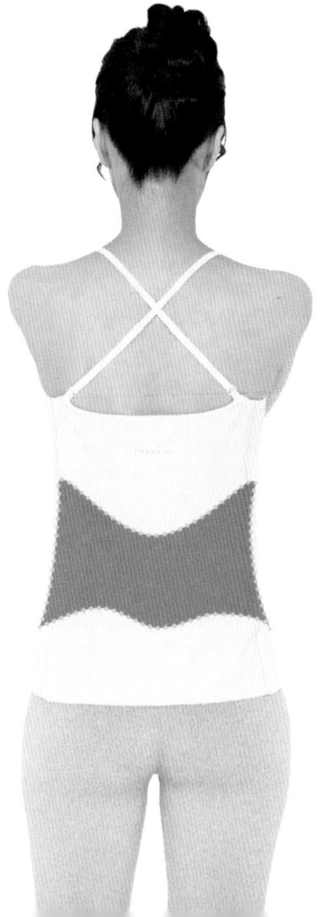

1. 腰を全体的にレンゲで押し流す

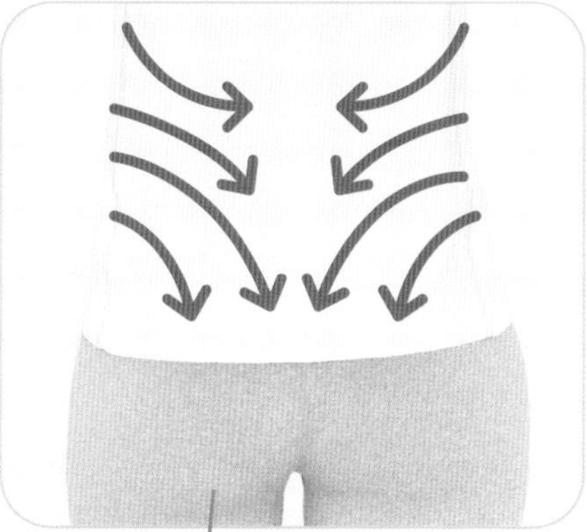

理学療法のプロが伝授!

最初は皮膚表面を、ほぐれたら強めに筋肉を流す！

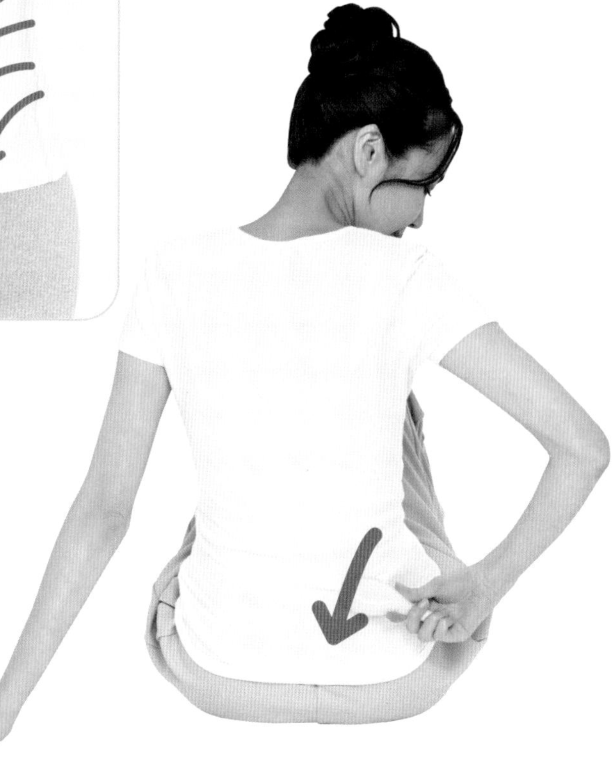

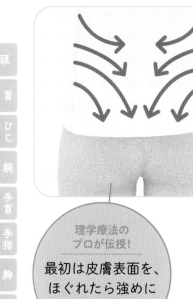

これも効く!

拳で押し流す

両拳を使って、腰全体を上から下に押し流してもよい

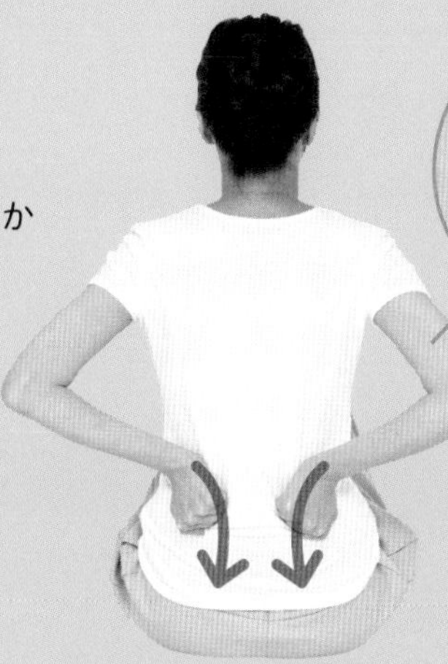

理学療法のプロが伝授!

骨盤に当たるまでの範囲で流す！

腰にボールを敷いてひざを抱える

こんな症状にも効く! 背中の痛み（→ P66）、股関節・お尻の痛み（→ P84）

腰の筋肉がガチガチに固まってしまった場合、強めの圧をかけながらストレッチで伸ばすアプローチも有効。あお向けでボールを腰に押し当てながらひざを抱えることで、より高いストレッチ効果を狙います。

どうやる?

あお向けの状態でボールを腰の下に敷き、その状態でひざを抱えると腰の筋肉がよく伸ばされる。

どのへん?

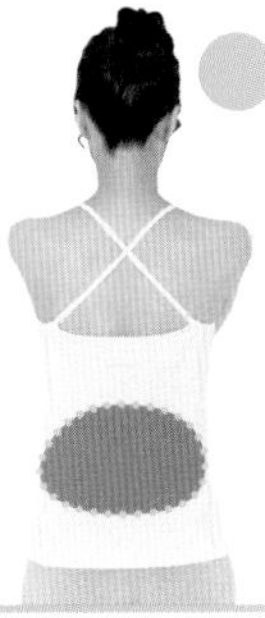

腰の筋肉のうち、痛みや張りを感じる部分を狙う。

1. あお向けになって腰の痛いところにボールを敷く

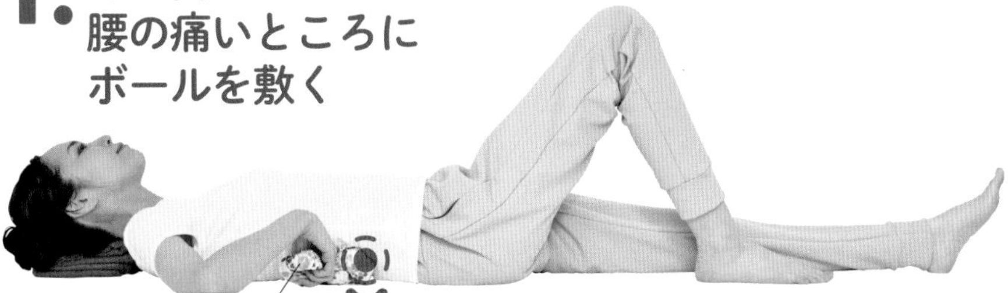

2. 片ひざを抱える

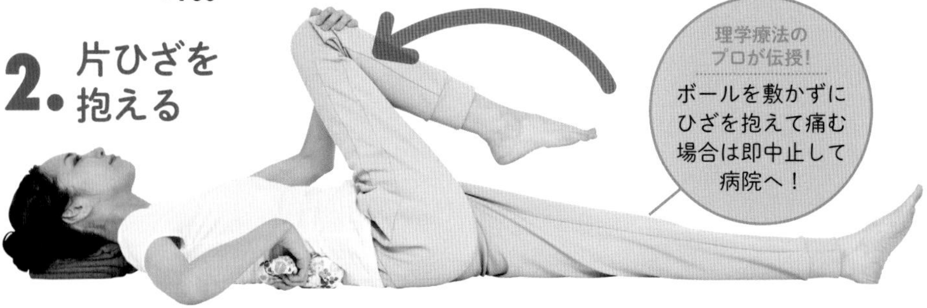

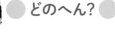

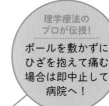

理学療法のプロが伝授!

ボールを敷かずにひざを抱えて痛む場合は即中止して病院へ！

あお向けで両ひざを左右に倒す

こんな症状にも効く! 背中の痛み（→ P66）、股関節・お尻の痛み（→ P84）

腰の筋肉をゆるめるには、タテの伸び縮みだけでなく、左右に腰をひねる動きで刺激することも重要。左右交互にひねる動作によって、より高いストレッチ効果を得るだけでなく、血流もうながすことができます。

どうやる?

あお向けになって両ひざを立て、その両ひざを左右交互に倒しながら、腰にツイスト刺激を与える。

どのへん?

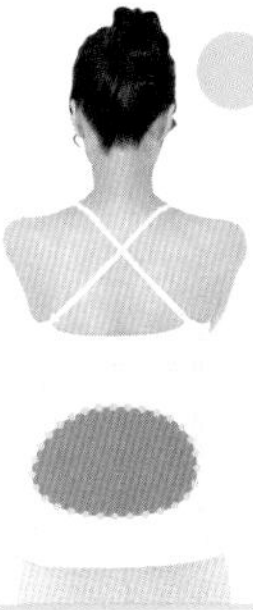

腰の筋肉全体に刺激が入る。

1. あお向けになって両ひざを立てる

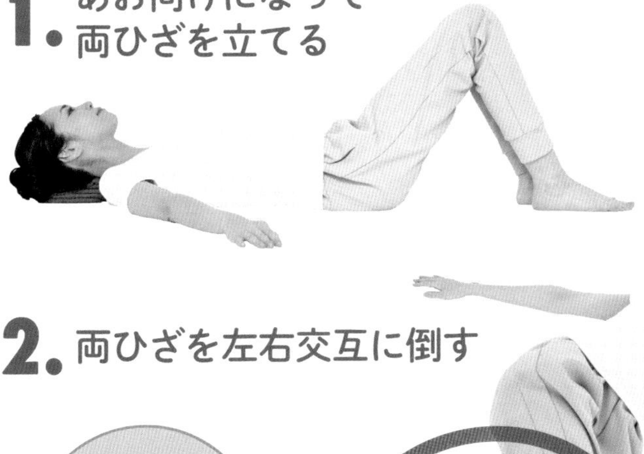

2. 両ひざを左右交互に倒す

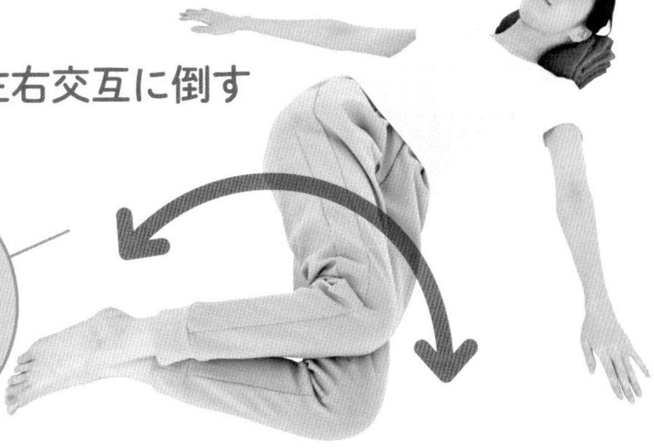

理学療法のプロが伝授!

硬くて痛い場合は、腰全体をレンゲで流してから（P72）行うとよい

頭
首
ひじ
腕
手首
手指
胸
背中
腰
お腹
脇
股関節お尻
太もも
ひざ
すね・ふくらはぎ
足裏
足指

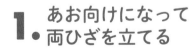

お尻をボールで押す

こんな症状にも効く! 背中の痛み（→ P66）、股関節・お尻の痛み（→ P84）

腰に痛みや張りを感じているとき、お尻も緊張して硬くなっている場合があります。逆にお尻の緊張（股関節の問題など）から腰の筋肉を引っ張っているケースもあり、お尻をゆるめるアプローチも効果的です。

どうやる?

お尻の硬くなっている部分にボール&手ぬぐい（P38）を当て、壁に寄りかかりながら圧をかける。

どのへん?

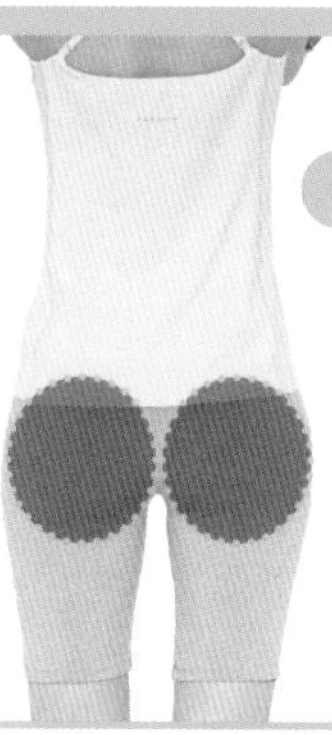

骨盤から下の部分、お尻の肉が硬くなっている部分を中心に狙う。

1. お尻の硬くなっている部分にボールを当てる

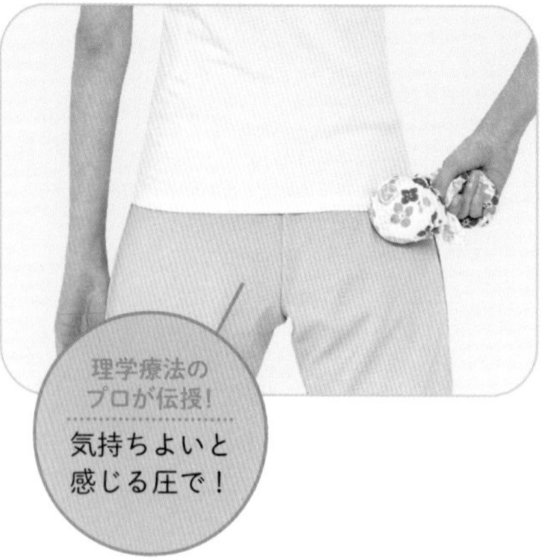

理学療法のプロが伝授!
気持ちよいと感じる圧で!

2. 壁に寄りかかってボールを押す

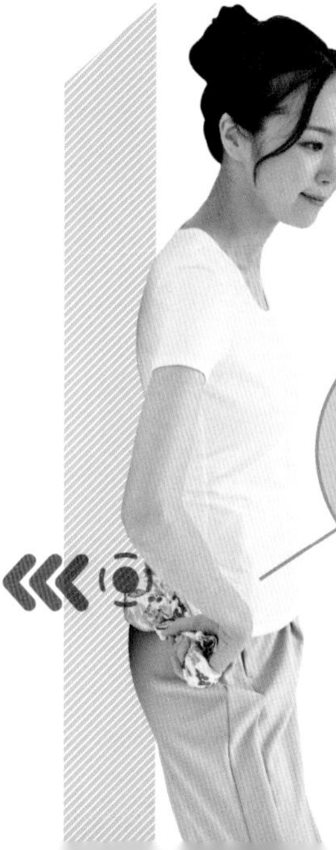

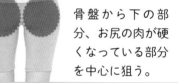

理学療法のプロが伝授!
圧を強めたいときはあお向けで行う

お尻をつまんで左右に揺らす

こんな症状にも効く! 背中の痛み（→ P66）、股関節・お尻の痛み（→ P84）

お尻の筋肉や筋膜が、癒着するなどしてガチガチに固まっている場合、癒着をはがすイメージで行う方法。最初は軽くつまんで揺らすことから始め、ほぐれてきたら強めの圧を加えるのが有効です。

どうやる?

お尻の筋肉をつまんで左右に揺らす。最初は硬くて動かすことができない場合も多い。硬すぎる場合は筋肉をつまむ程度から始める。

どのへん?

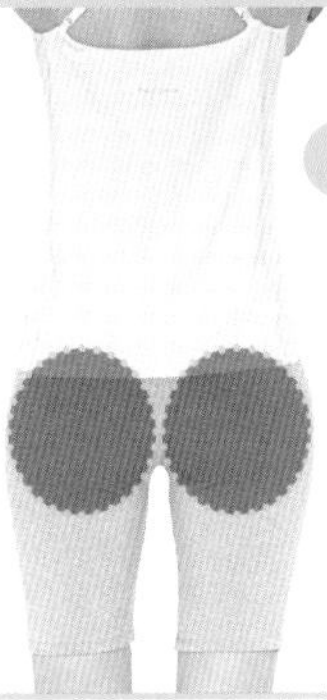

お尻の筋肉の硬くなっている部分を狙う。

1. お尻の肉をつまむ

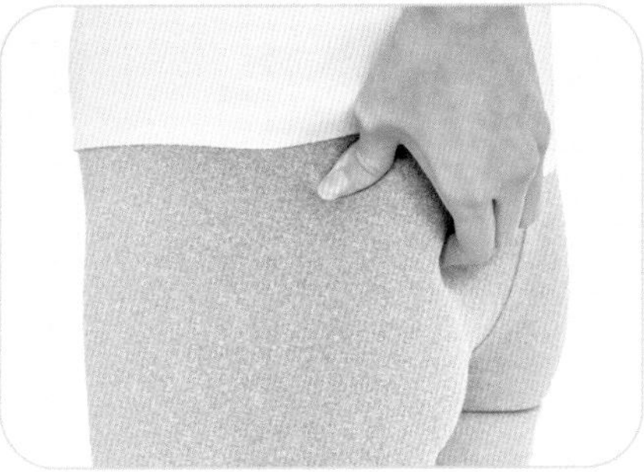

2. 左右に揺らす

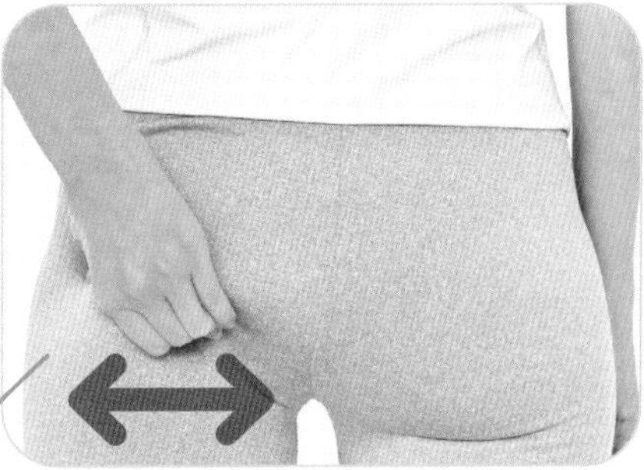

理学療法のプロが伝授!

硬い場合は、薄くつまめるようになるまで日数をかけること！

お腹をレンゲ／指で流す

こんな症状にも効く!　落ち込み（→ **P110**）、便秘（→ **P142**）

お腹は、前かがみの姿勢が長時間続くと、ずっと押しつぶされて緊張した状態に。また、胃腸の機能低下などがあると、内臓だけでなく表層の筋肉や筋膜が硬くなり、それが不良姿勢につながることもあります。

どうやる?

レンゲの際を押し当て、ターゲットの上から下に向かって全体的に流す。表層の緊張をゆるめ、内部の血流もうながす。

どのへん?

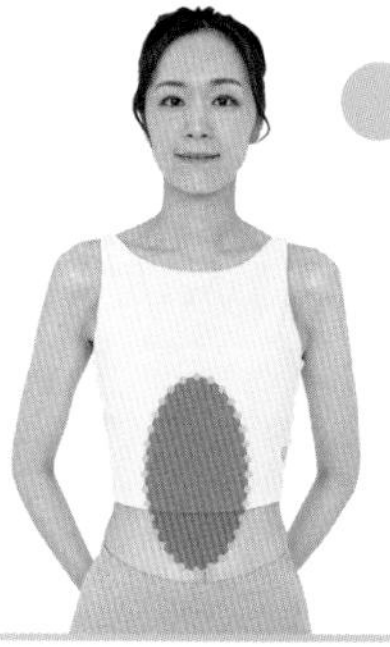

一般的に「腹筋が割れる」などといわれる部位が腹直筋。乳頭の高さからへそ上までの上部を狙う。

1. 胸（乳頭の高さ）からへそ上くらいまでをレンゲで押し流す

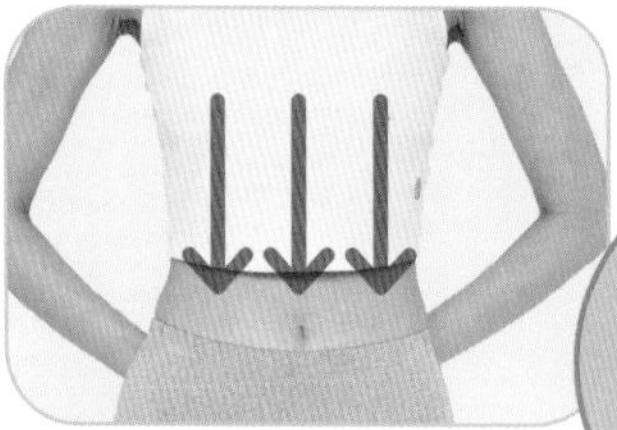

指でもできる!

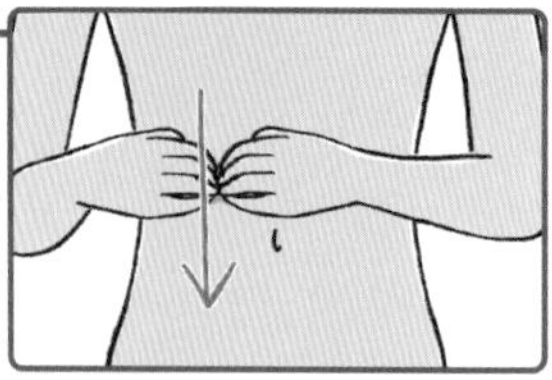

両手でつくったM字の指先（P34）で押し流す

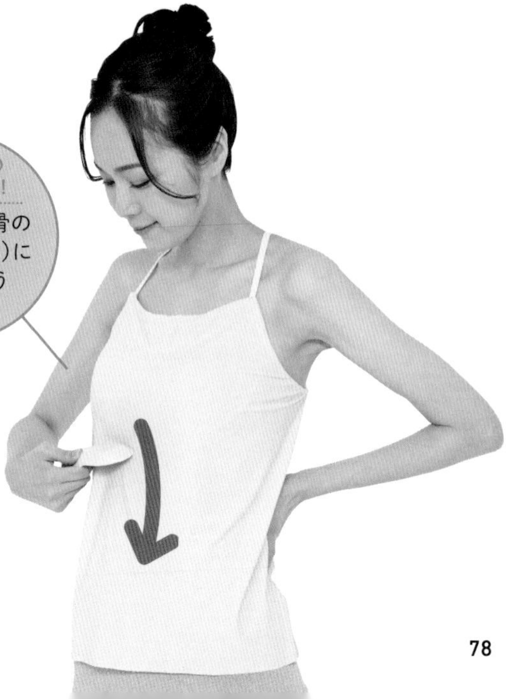

理学療法のプロが伝授!

胸の中央の骨のほぐし（P64）に続けて行うとよい

お腹を下方に押し流す
（しぼる）

こんな症状にも効く！ 息苦しさ（→ P116）、便秘（→ P142）

前かがみの姿勢などでお腹の緊張が続くと表層が硬くなり、内部にある腸の動きも低下します。胸が閉じているので呼吸も浅くなり、胸からお腹にかけてこわばりを感じるときには、お腹を下方に押し流すのも有効です。

どうやる？

両手で季肋部をはさみ込んで、へその高さあたりまで下方に押し流す。

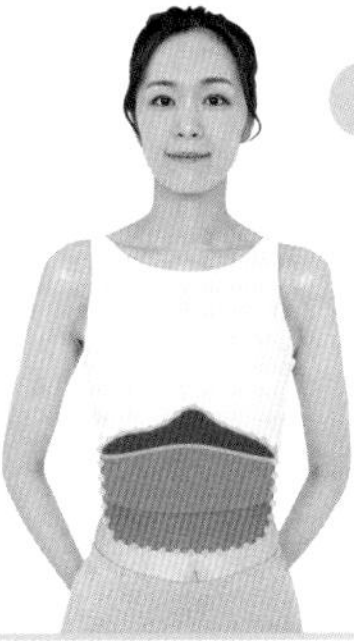

どのへん？

肋骨の下の季肋部《きろくぶ》は、胃腸の働きにはもちろん呼吸にも影響。そこからへその高さまでの範囲を狙う。

1. 肋骨の下（季肋部）を両手ではさむ

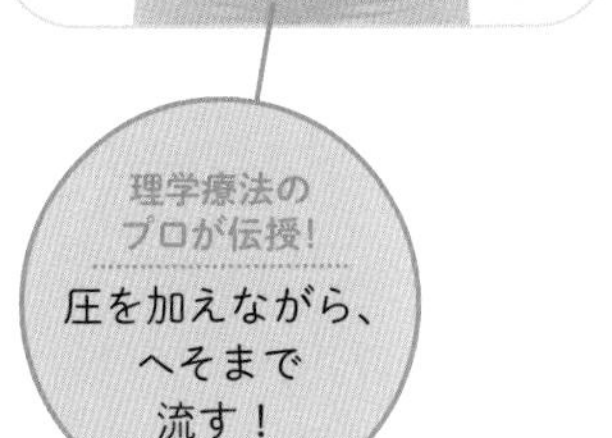

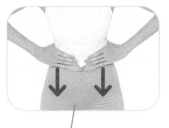

理学療法のプロが伝授！
圧を加えながら、へそまで流す！

2. 下方にしぼるようにお腹を押し流す

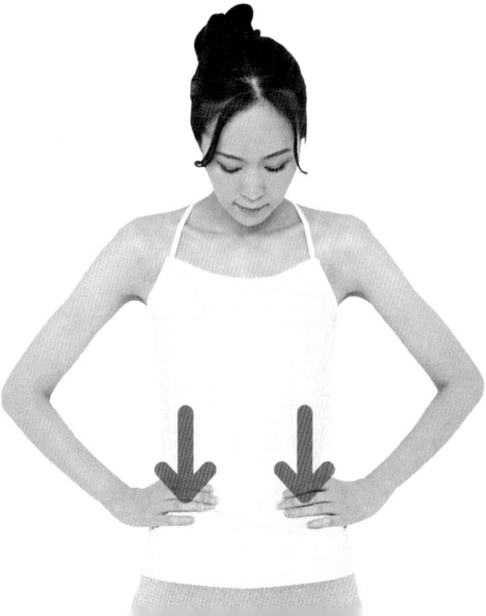

脇腹を押しながら動かす（側屈）

こんな症状にも効く! 息苦しさ（→ P116）、便秘（→ P142）

脇腹には、腹斜筋群《ふくしゃきんぐん》などカラダをひねる動きに関連する筋肉があります。この部位の緊張もやはり胃腸の働きや、呼吸運動に影響。特に便秘の症状には、ダイレクトな刺激で腸の運動をうながすことができます。

どうやる?

肋骨の下の季肋部を両手ではさみ込み、下方に押し流し（肋骨をしぼるイメージ）ながら上半身を左右交互に倒す。

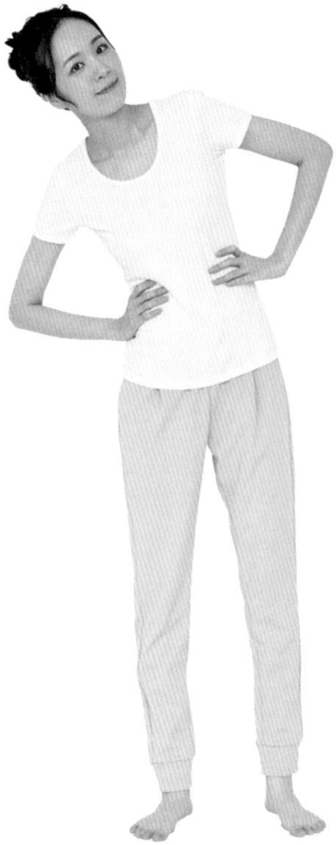

どのへん?

肋骨の下から骨盤の出っ張りまでの範囲の脇腹を狙う。

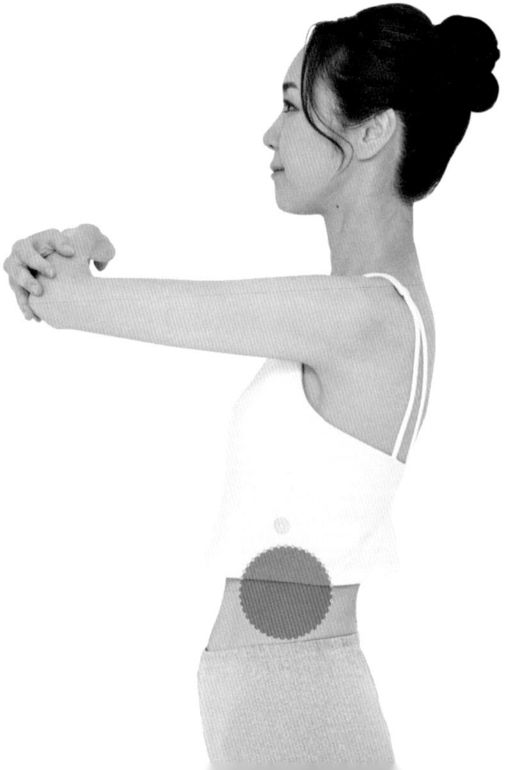

1. 両手で脇腹を下方にしぼるように押す

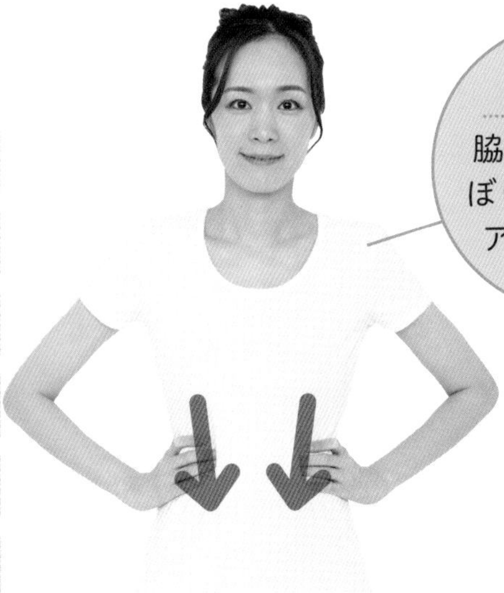

理学療法のプロが伝授!

脇腹は、肋骨しぼりをメインにアプローチ!

理学療法のプロが伝授!

息を吐きながら側屈すると、さらに肋骨がしぼられ、背中までほぐれる!

2. 脇腹を押しながら上半身を左右交互に倒す

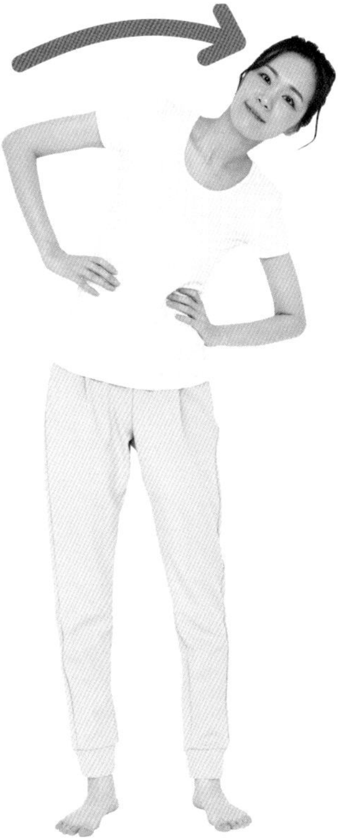

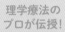

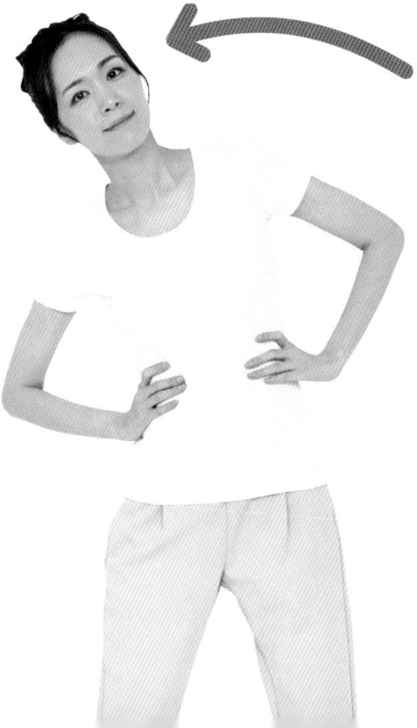

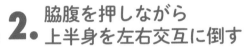

脇腹を押しながら深呼吸をする

こんな症状にも効く! 息苦しさ(→P116)、便秘(→P142)

脇腹の筋肉や筋膜は、肋骨にもつながっているため、脇腹の緊張は、息苦しさなどにも影響します。そこで、脇腹をしぼりながら胸を広げて深呼吸することでストレッチ効果を高め、肋骨まわりの筋肉をゆるめます。

どうやる?

肋骨の下の季肋部を両手ではさみ込んで固め、その状態で大きく胸を広げるイメージで深呼吸をする。

どのへん?

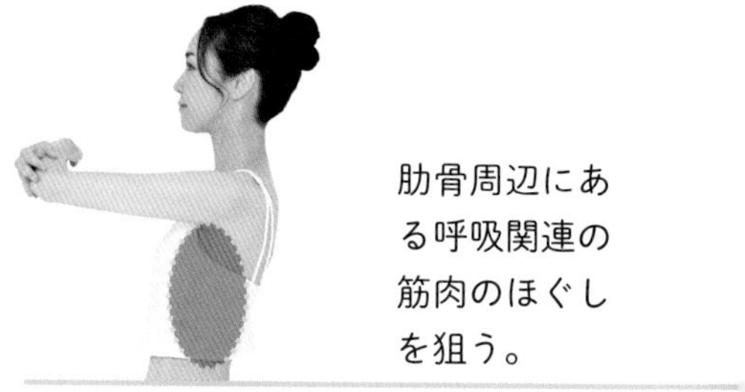

肋骨周辺にある呼吸関連の筋肉のほぐしを狙う。

1. 脇腹を押さえて肋骨を固定する

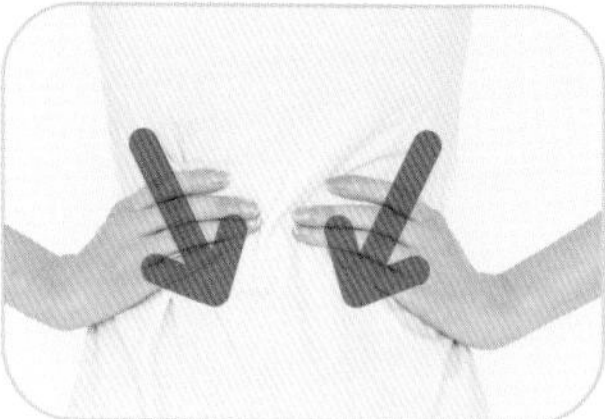

2. 胸を広げるイメージで深呼吸をする

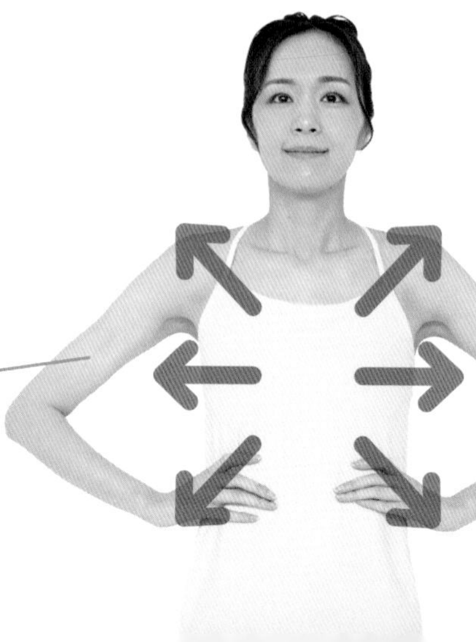

理学療法のプロが伝授!

息を吐き切った状態で肋骨を固定して深呼吸。1回行ったら手を離して解放!

脇の下をレンゲ／指で流す

こんな症状にも効く! 肩コリ（→ P8）、首コリ（→ P46）、息苦しさ（→ P116）

脇の下は、肩甲骨のポジションや、呼吸運動に影響します。そのため、この部位の緊張は、肩や首のコリ、息苦しさなどの症状につながります。肋骨の過緊張をゆるめると、肩の力が抜けてリラックスできます。

どうやる?

レンゲの際を押し当て、肋骨の方向に沿って後ろから前に流す。

どのへん?

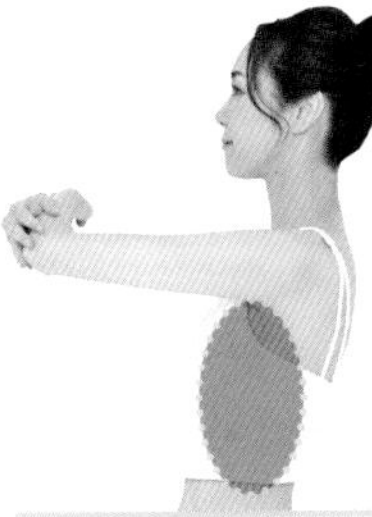

脇の下にある肋骨を全体的に狙う。肩甲骨側から肋骨の方向に沿ってアプローチする。

1. 肋骨の方向に沿って脇の下をレンゲで押し流す

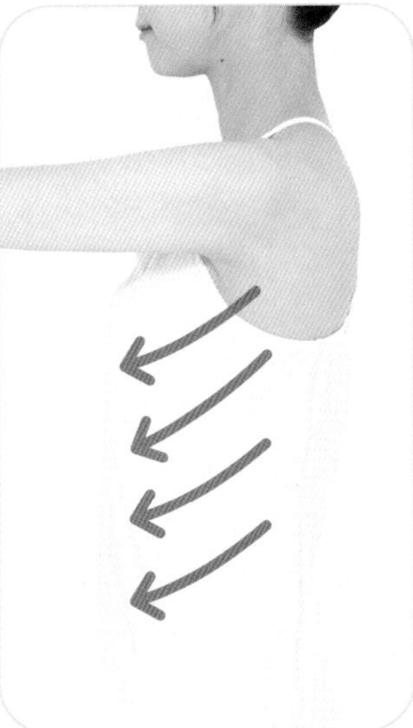

理学療法のプロが伝授!
肋骨の上はやさしく、肋骨の間は少し強めに！

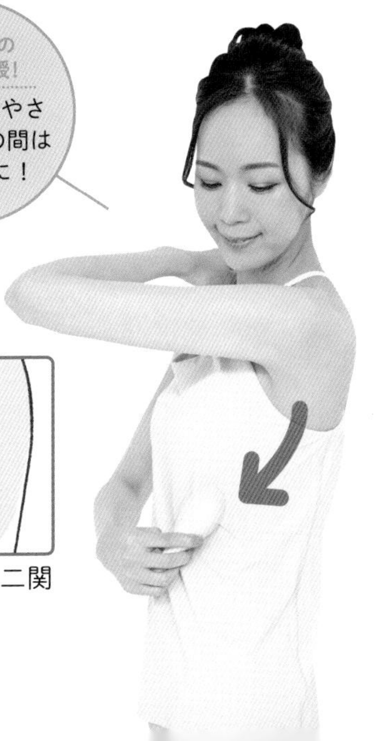

指でもできる!

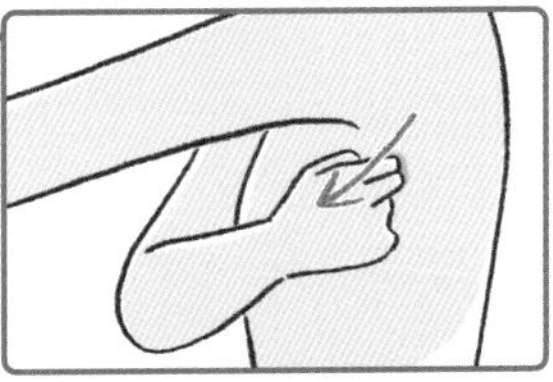

人差し指と中指の第二関節で押し流す

太もものつけ根を押しながら動かす

こんな症状にも効く! 腰痛(→ P70)、足のしびれ(→ P136)、便秘(→ P142)

太もものつけ根（鼠径部《そけいぶ》）の筋肉は、脚を前に振る動きや、骨盤のポジションにも影響します。股関節の動作や骨盤の傾きに乱れが生じると、腰やひざの負担が増し、腰痛やひざ痛につながる可能性もあります。

どのへん?

太もものつけ根の中央付近（腸腰筋《ちょうようきん》という筋肉が通る）を狙う。

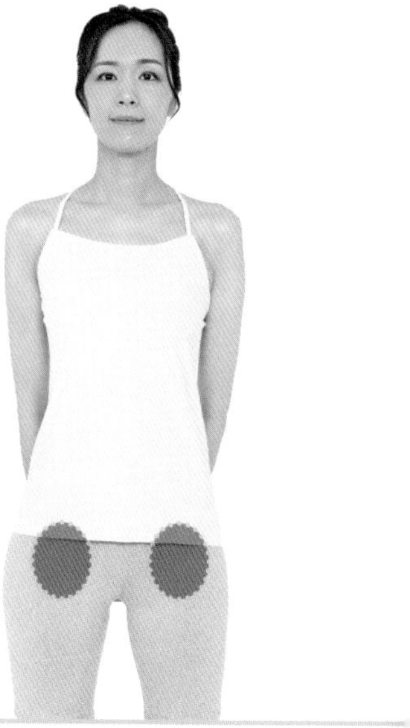

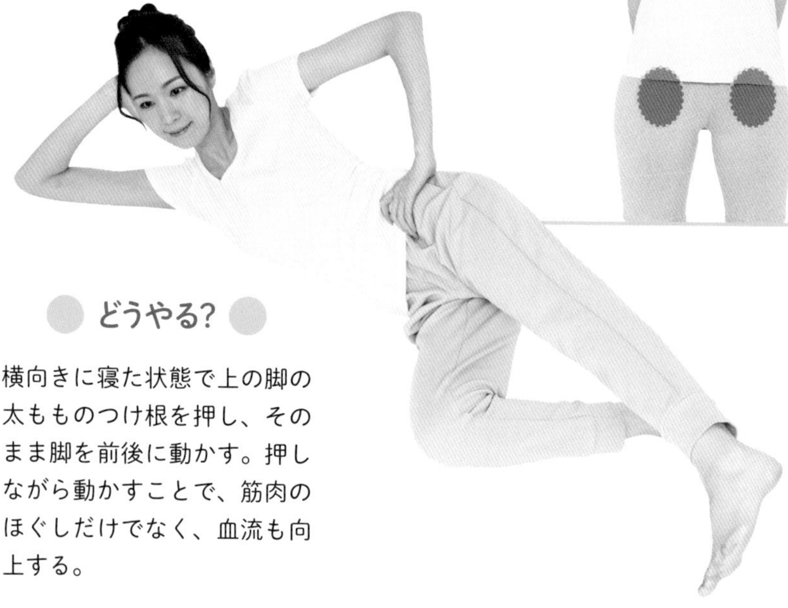

どうやる?

横向きに寝た状態で上の脚の太もものつけ根を押し、そのまま脚を前後に動かす。押しながら動かすことで、筋肉のほぐしだけでなく、血流も向上する。

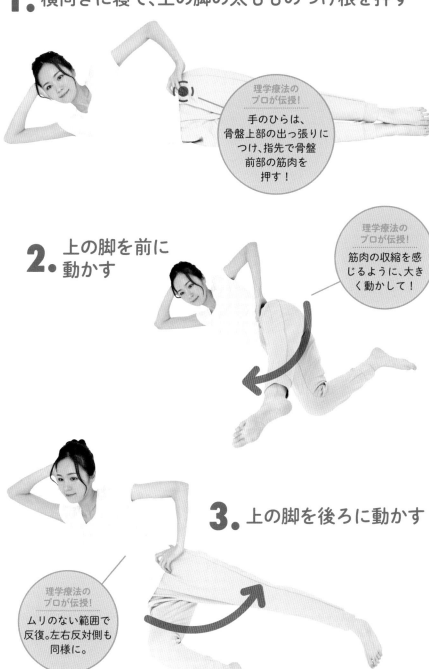

1. 横向きに寝て、上の脚の太もものつけ根を押す

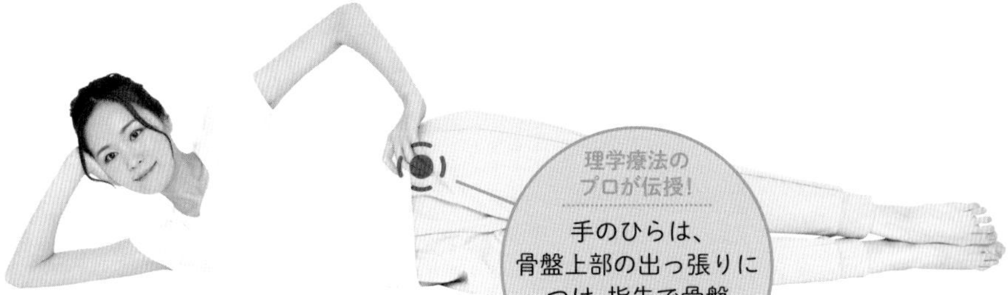

理学療法のプロが伝授！

手のひらは、骨盤上部の出っ張りにつけ、指先で骨盤前部の筋肉を押す！

2. 上の脚を前に動かす

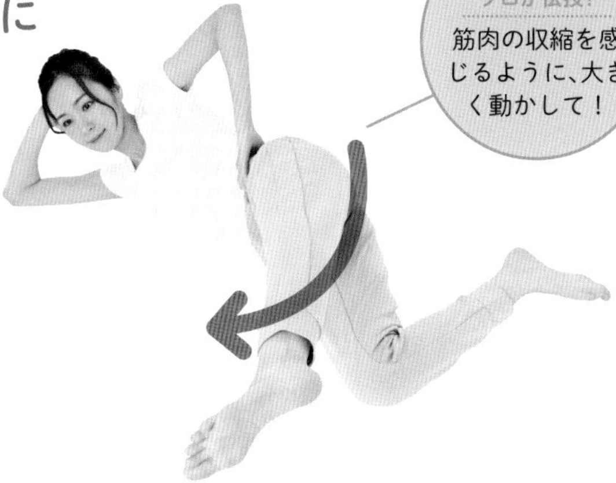

理学療法のプロが伝授！

筋肉の収縮を感じるように、大きく動かして！

3. 上の脚を後ろに動かす

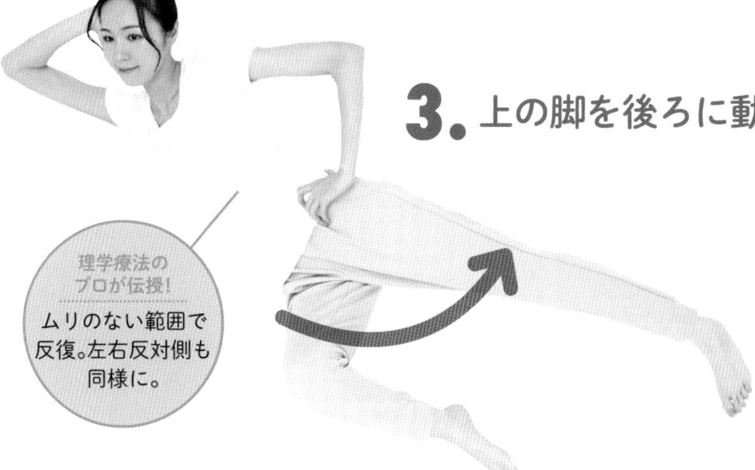

理学療法のプロが伝授！

ムリのない範囲で反復。左右反対側も同様に。

お尻をボールで押す

こんな症状にも効く! 腰痛(→ P70)、足のしびれ(→ P136)

股関節やお尻は、上半身と下半身をつなぐ重要なパーツ。腰痛やひざ痛といった物理的な症状の原因になるほか、骨盤内部の内臓機能の低下の影響で緊張することも。足のしびれや冷えなどにも影響します。

どのへん?

大臀筋《だいでんきん》 → P87

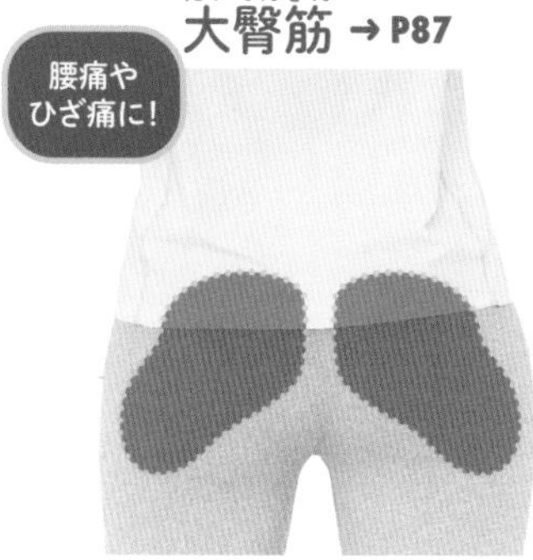

お尻の大部分を占めるのが大臀筋。歩行の推進力となる大きな筋肉。

中臀筋《ちゅうでんきん》 → P88

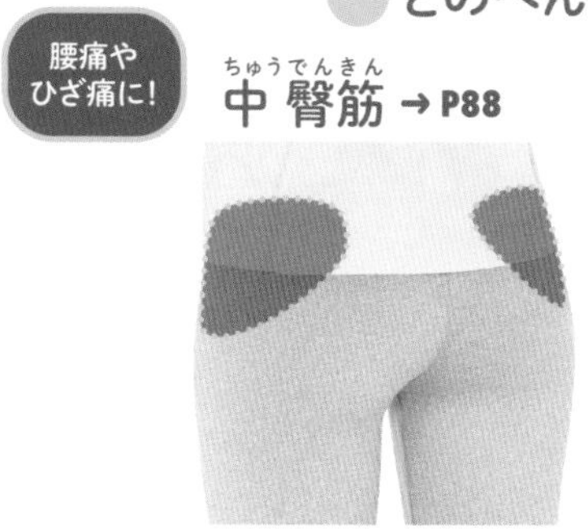

骨盤の横の出っ張りと骨盤の上の縁の間に位置する中臀筋は、二足歩行のバランスを支える重要な筋肉。

坐骨結節《ざこつけっせつ》 → P88

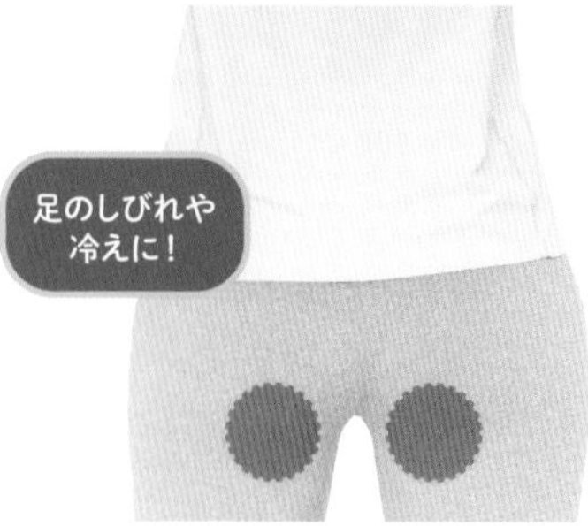

いわゆる座ったときに座面に接する部位が坐骨結節。

外旋六筋《がいせんろっきん》 → P87

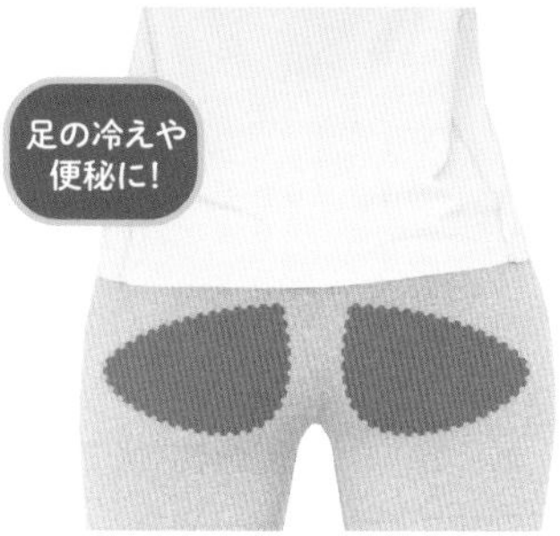

脚を外側に回転（回旋）させるときに働くのが、骨盤の底のほうにある外旋六筋。

どうやる? 大臀筋と外旋六筋を押す

大臀筋のコリや痛みを感じる部位、骨盤の底のほうにある外旋六筋にボールを押し当て、自分の体重を利用して圧をかける。

1. 大臀筋と外旋六筋にボールを当てる

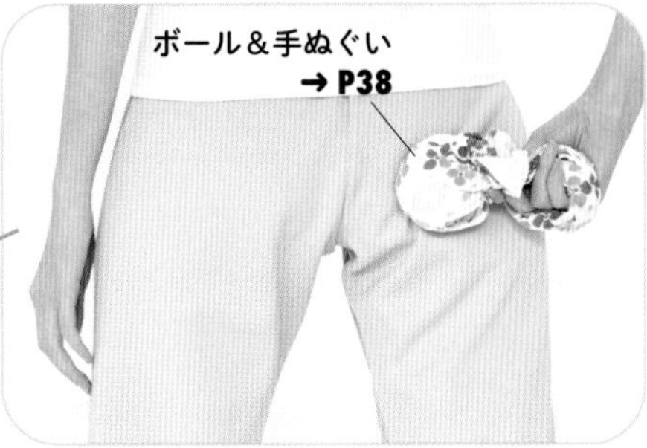

理学療法のプロが伝授!

P88の坐骨結節も含めて全体的に押すとよい

2. あお向けになって体重でボールを押す

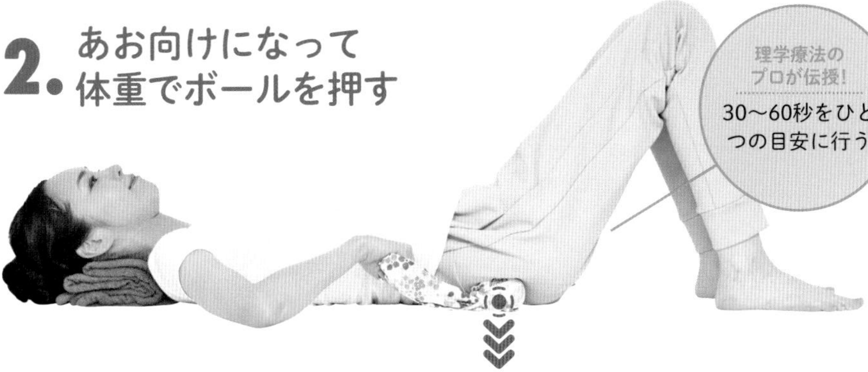

理学療法のプロが伝授!

30〜60秒をひとつの目安に行う

これも効く!

座ってやる方法

座ってお尻を浮かせながら、あお向けより弱めの圧をかけたいときに有効。

理学療法のプロが伝授!

位置や圧の強さの調整を行いやすい!

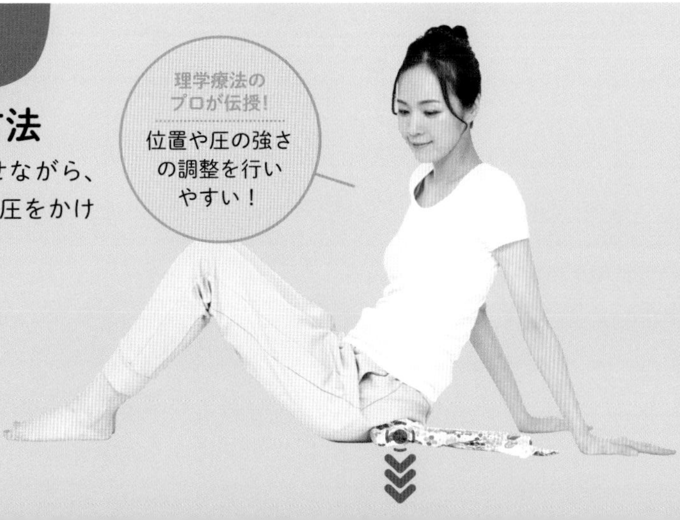

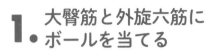

お尻をボールで押す

どうやる? 中臀筋を押す

お尻の上部、やや外側に位置する中臀筋にボールを当て、壁に寄りかかって圧をかける。

1. 中臀筋にボールを当てる

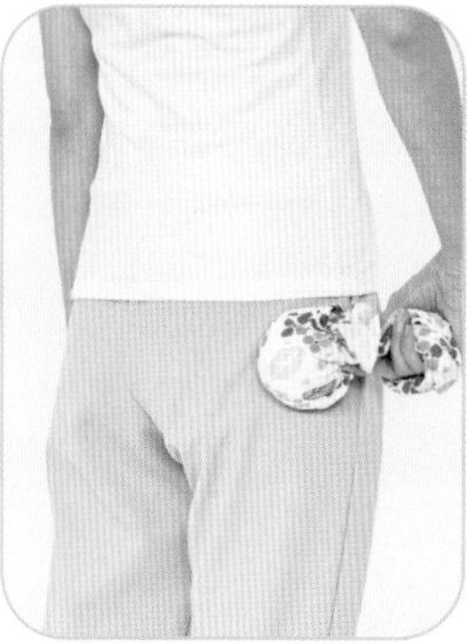

2. 壁に寄りかかってボールを押す

理学療法のプロが伝授!

押した場所以外で鈍い痛みがしたら、30〜120秒押したままに!

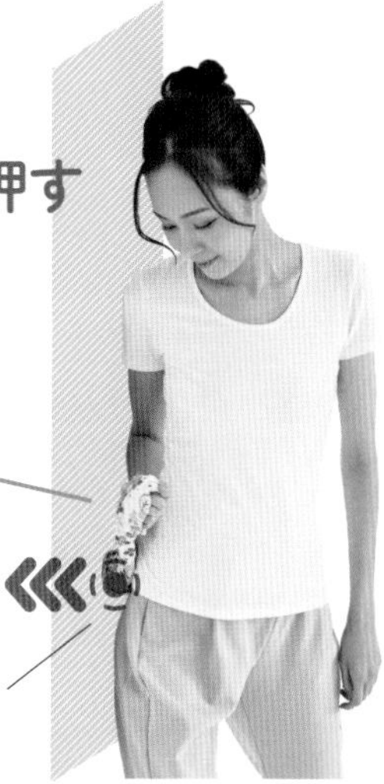

ボール＆手ぬぐい
→ P38

どうやる? 坐骨結節を押す

座ったときに座面に接する部位周辺にボールを当て、上から座って圧をかける。

1. 坐骨結節にボールを当て、上から座って押す

理学療法のプロが伝授!

坐骨結節周辺は見逃しやすいので、しっかり押す!

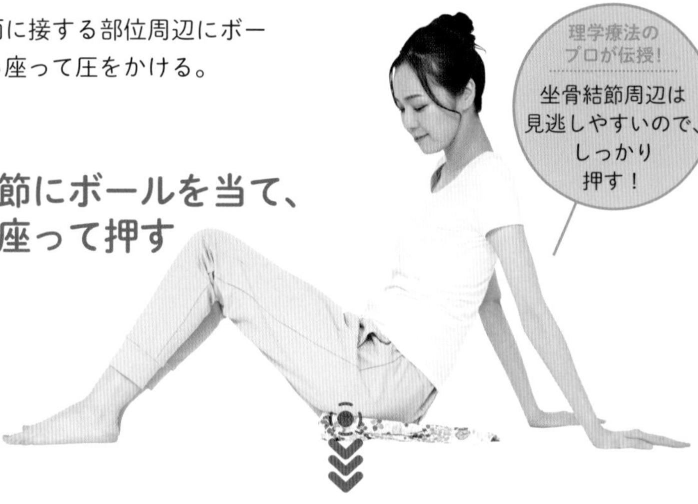

骨盤横の出っ張りをレンゲ／指で流す

こんな症状にも効く！ 腰痛（→ **P70**）、足のしびれ（→ **P136**）

骨盤の横にある「大転子」という太ももの骨の出っ張り（筋肉の付着部でもある）から骨盤前面の出っ張り（腸骨棘《ちょうこつきょく》）までのエリアは、股関節の動きや姿勢維持に重要な部位。腰痛やひざ痛などに影響します。

どうやる？

ターゲット部位にレンゲの縁を押し当て、上下双方向に流す

どのへん？

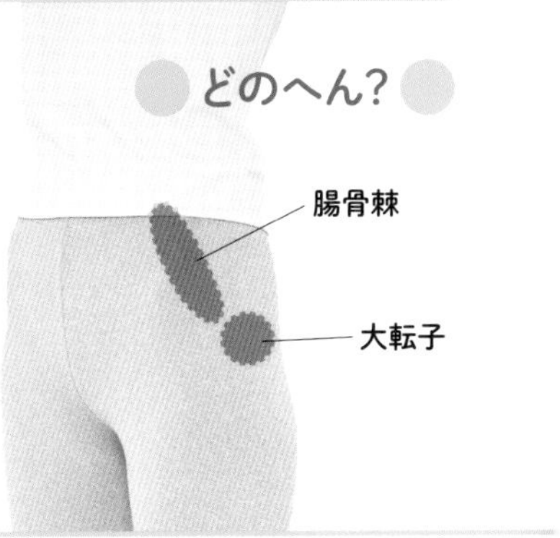

骨盤の横にある骨の出っ張り（大転子）、骨盤前面の出っ張り（腸骨棘）、その周辺を狙う。

1. 骨盤の前部の出っ張りをレンゲで押し流す

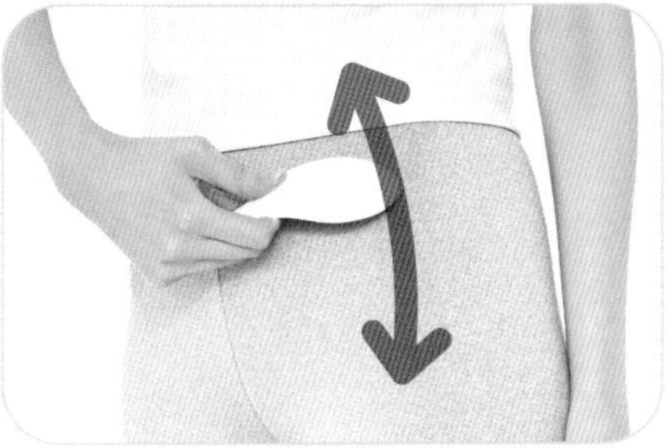

2. 骨盤横の出っ張りをレンゲで押し流す

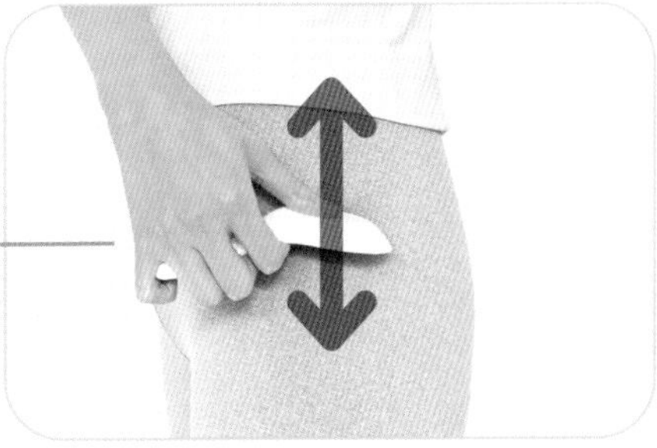

理学療法のプロが伝授！

歩行時に痛くて力が抜ける人に有効。強めに押し流す！

頭
首
ひじ
腕
手首
手指
胸
背中
腰
お腹
脇
股関節・お尻
太もも
ひざ
すね・ふくらはぎ
足裏
足指

太ももの側面をレンゲで流す

こんな症状にも効く! ひざの痛み(→ P91)

太ももの側面には、腸脛靭帯《ちょうけいじんたい》という筋膜のような組織があり、そこが緊張して突っ張ると、ひざに痛みを感じるようになります。太もも全体の緊張をゆるめるイメージで、下半身の血液やリンパ液も流します。

どうやる?

レンゲの縁を押し当て、ひざから骨盤までの範囲を全体的に流す。

どのへん?

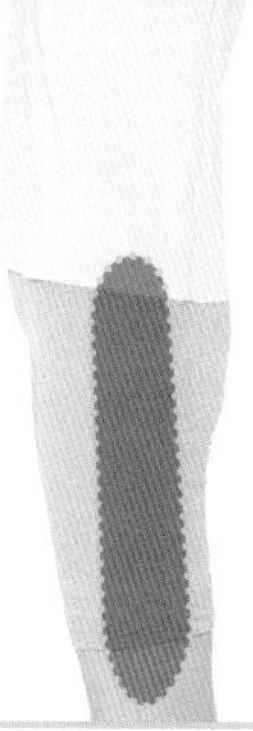

骨盤の横の出っ張りからひざまでの範囲で、太ももの側面全体を狙う。

1. 太ももの側面を全体的にレンゲで押し流す

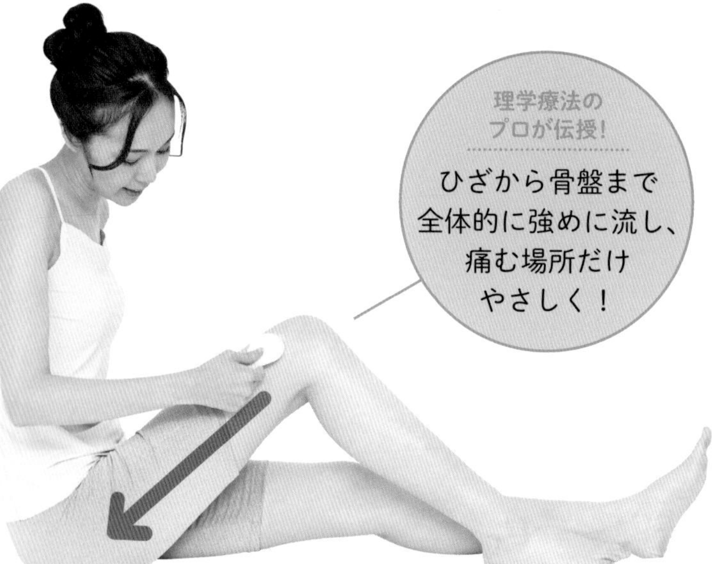

理学療法のプロが伝授!

ひざから骨盤まで全体的に強めに流し、痛む場所だけやさしく!

ひざ裏のくぼみを押す

こんな症状にも効く! 腰痛（→ **P70**）、足のむくみ・冷え（→ **P134**）

ひざの裏側は、ふくらはぎの筋肉や重要な血管などがあり、下半身の体液循環にとって重要な部位。この部位の緊張は、足のむくみや冷え、股関節、ひざ、足首の連動などに影響し、腰痛などにもつながります。

どうやる?

ひざ裏のくぼみに両手の親指や３本の指を入れて押す。

どのへん?

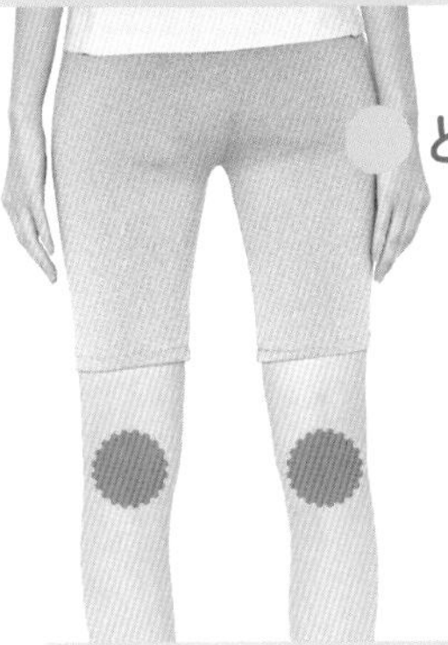

ひざの裏側のくぼみ全体を狙う。

1. ひざ裏のくぼみを両手の指先で押す

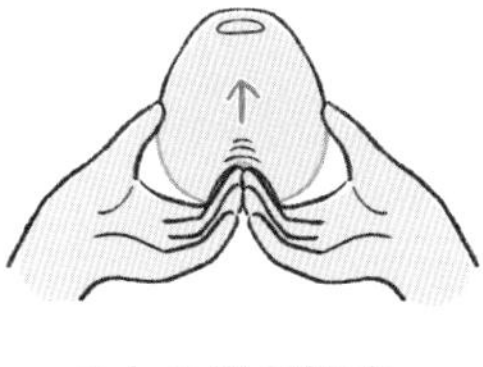

3本の指で押す

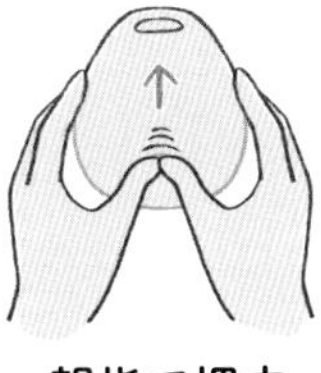

親指で押す

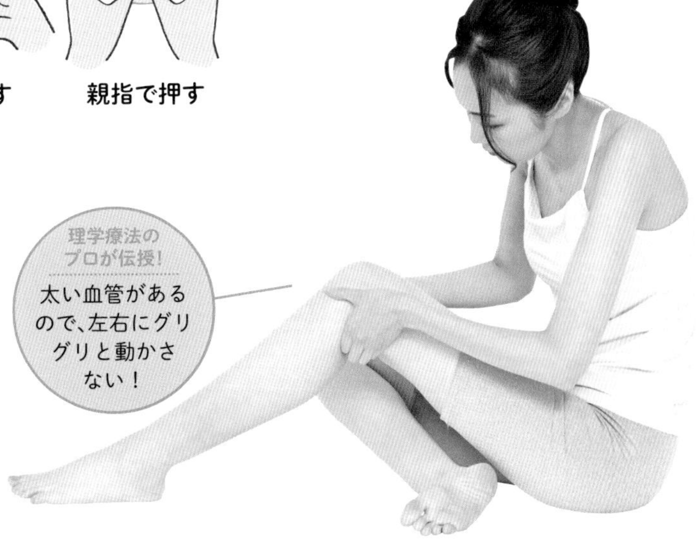

理学療法のプロが伝授!
太い血管があるので、左右にグリグリと動かさない！

ひざの皿の下をレンゲ／親指で流す

こんな症状にも効く! すねの痛み(→ P94)

ひざの前や下方の痛みに関しては、ひざ下のくぼみにある「膝蓋《しつがい》下《か》脂肪体」という組織が深く関係しています。ここには痛みを感じるセンサーが多く、この部位の緊張をゆるめると、ひざ痛の軽減につながります。

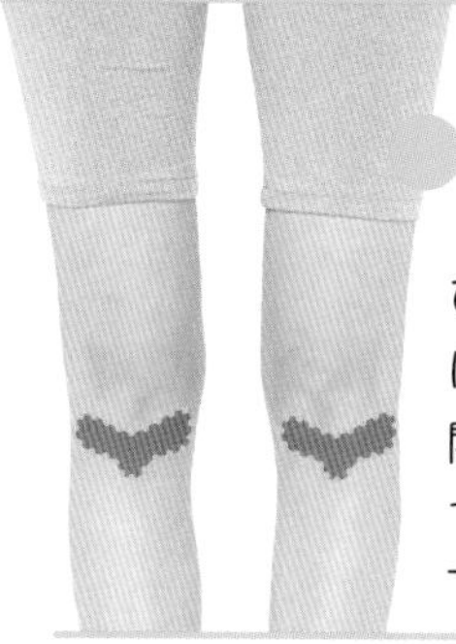

どうやる?

ひざの皿の下のくぼみにレンゲの縁を押し当て、内側と外側それぞれの方向に流す。

どのへん?

ひざの皿の下のくぼみの奥に、ひざ関節の緩衝材として位置する「膝蓋下脂肪体」を狙う。

1. ひざの皿の下のくぼみから外側に向かってレンゲで押し流す

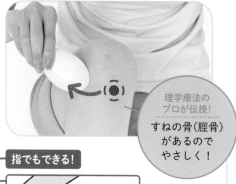

理学療法のプロが伝授!

すねの骨(脛骨)があるのでやさしく!

指でもできる!

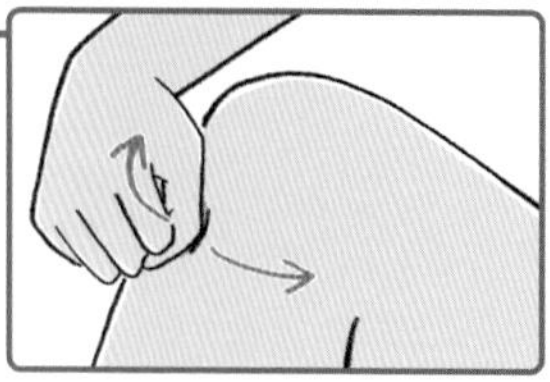

親指の第一関節で押し流す

2. ひざの皿の下のくぼみから内側に向かってレンゲで押し流す

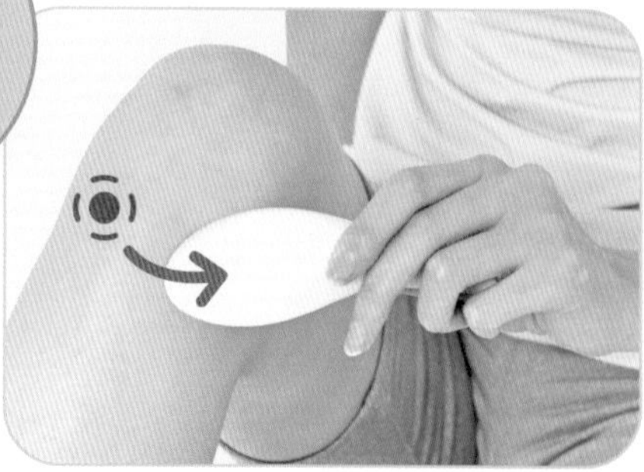

ひざの皿の下のくぼみを押す

こんな症状にも効く! すねの痛み(→ P94)

ひざ下のくぼみにある「膝蓋下脂肪体」という組織に、もう少し強めの圧を加えたいときは、親指で押すのが効果的。ひざ下のくぼみの表層は腱が覆っているため、中心部は強めに圧をかけるのがコツです。

どうやる?

ひざの皿の下のくぼみに両手の親指を合わせながら押し入れる。

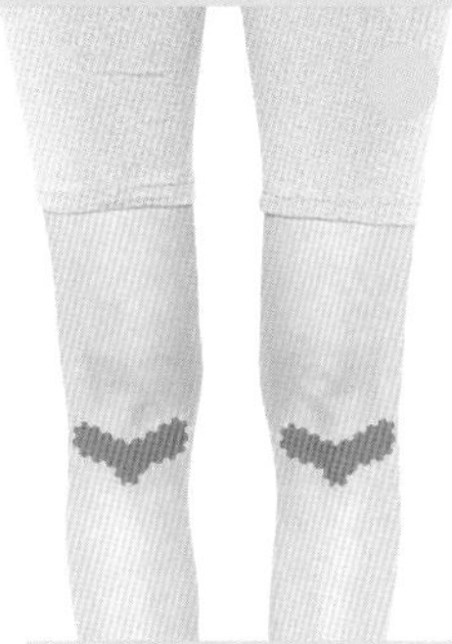

どのへん?

ひざの皿の下のくぼみの奥に、ひざ関節の緩衝材として位置する「膝蓋下脂肪体」を狙う。

1. 両手の親指でひざの皿の下のくぼみを押す

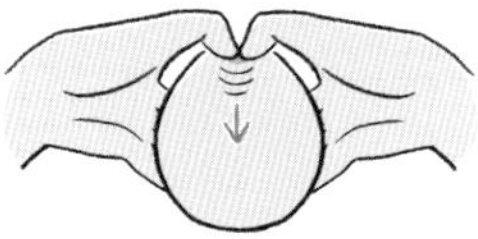

親指で押す

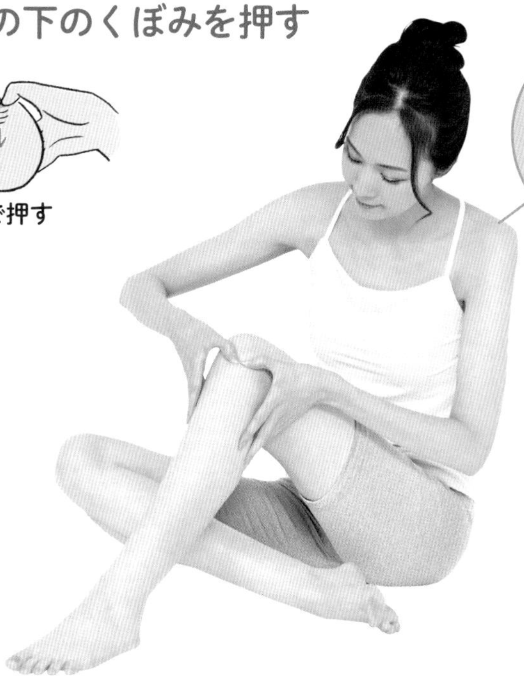

理学療法のプロが伝授!
中心は強めに、横側はやさしく押す

頭
首
ひじ
腕
手首
手指
胸
背中
腰
お腹
脇
お尻・股関節
太もも
ひざ
すね・ふくらはぎ
足裏
足指

すねを押しながら足首を動かす

こんな症状にも効く! 下痢（→ P144）、胃もたれ・食欲不振（→ P147）

すねの筋肉は、つま先を引き上げる動きに関連するため、歩く際に痛む場合があります。また、すねの筋肉周辺には胃の経絡（P32）が通っており、胃もたれや食欲不振などの症状にも効果が期待できます。

どうやる?

両手の親指ですねの筋肉を押しながら、足首を上下に動かす。押す位置をずらして、全体的に圧を加える。

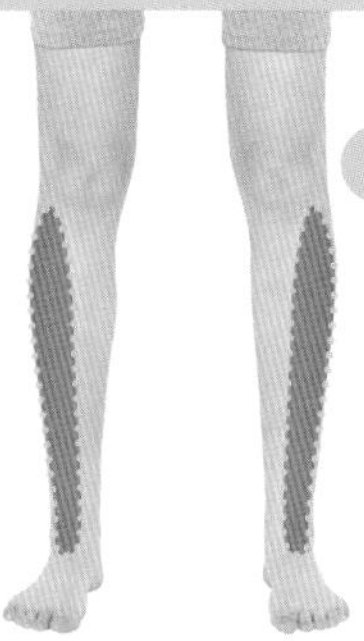

どのへん?

ひざ下のすねの骨の際に沿う足首までの筋肉を狙う。

1. すねの筋肉を親指で押す

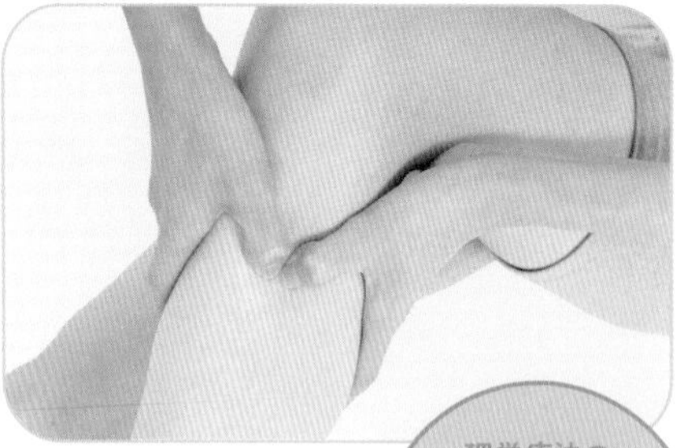

2. 足首を上下に動かす

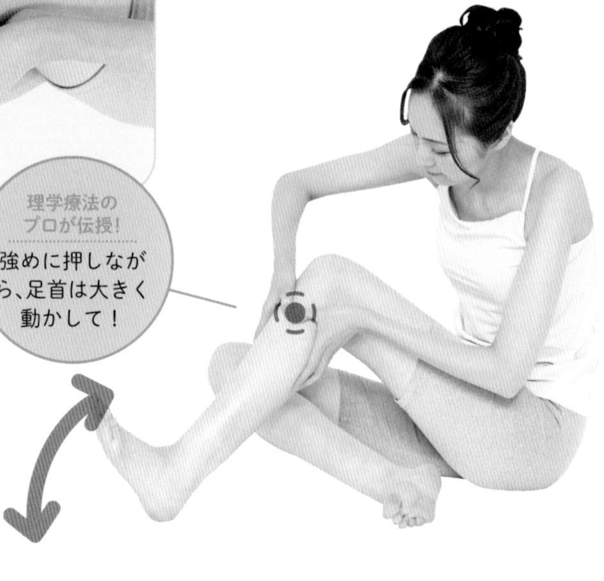

理学療法のプロが伝授!

強めに押しながら、足首は大きく動かして！

ふくらはぎをつまんで足首を動かす

こんな症状にも効く! 足裏の痛み(→ P96)、足のむくみ・冷え(→ P138)

ふくらはぎは、歩くときに地面を蹴る動きなどに関係する部位です。また、筋肉が伸縮することで下半身の血流をうながす役割も果たしています。この部位が硬くなると、足先の冷えやむくみ、足裏の痛みなどにつながります。

どうやる?

両手でふくらはぎをつまんで圧をかけながら、足首をタテに動かす。押しながら動かすことで、血流の促進も期待できる。

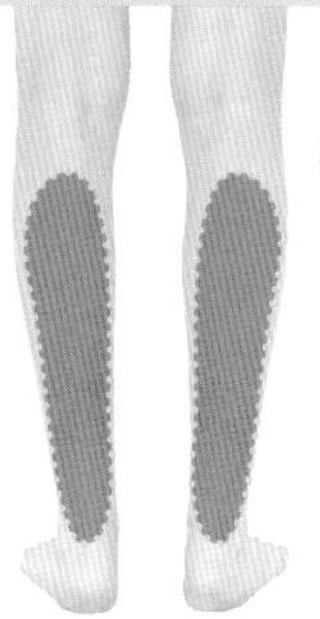

どのへん?

ひざ裏の下からアキレス腱の範囲のふくらはぎ全体を狙う。

1. ふくらはぎを両手でつまんで足首を動かす

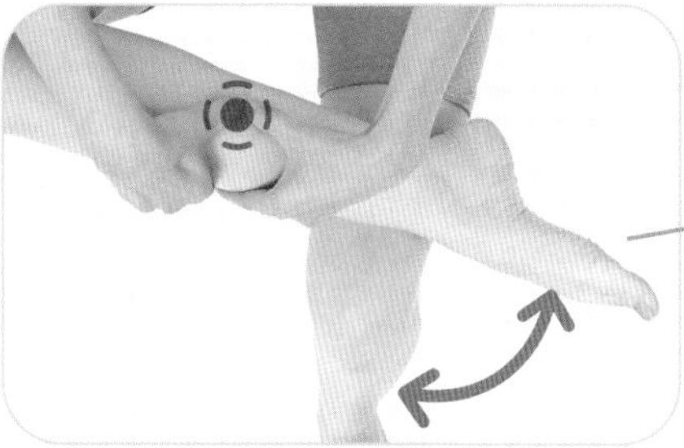

理学療法のプロが伝授!

痛くない程度の強さで押す!

これも効く!

アキレス腱をつまんで足首を動かす

アキレス腱をつまんで動かすと、腱の刺激によってふくらはぎの筋肉がゆるむ。

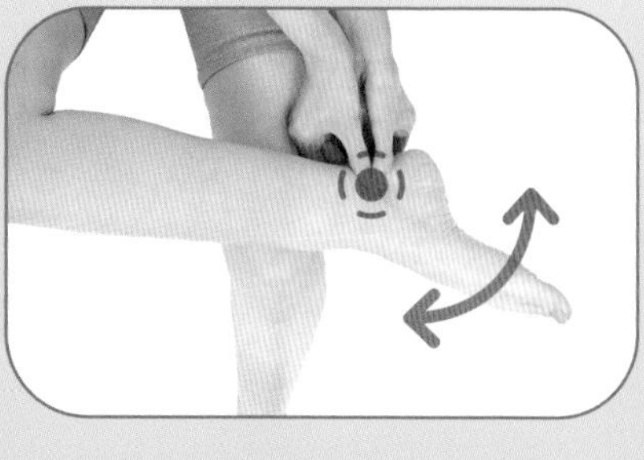

足裏をレンゲ／親指で流す

こんな症状にも効く! すね・ふくらはぎの痛み(→P94)、足のむくみ・冷え(→P138)

足裏には、ふくらはぎからつながる筋肉があり、足底のアーチをつくって着地の衝撃をやわらげる機能があります。この部位が硬くなると、姿勢や動作の全体バランスが悪くなり、疲れやすくなる場合もあります。

どのへん?

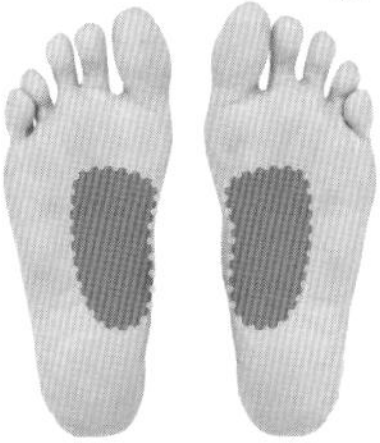

足裏の土踏まずの部分＝足底のアーチ部分を全体的に狙う。

どうやる?

痛みを感じる部分にレンゲの縁を押し当てて、全体的に流す。

1. 足裏の痛いところをレンゲで押し流す

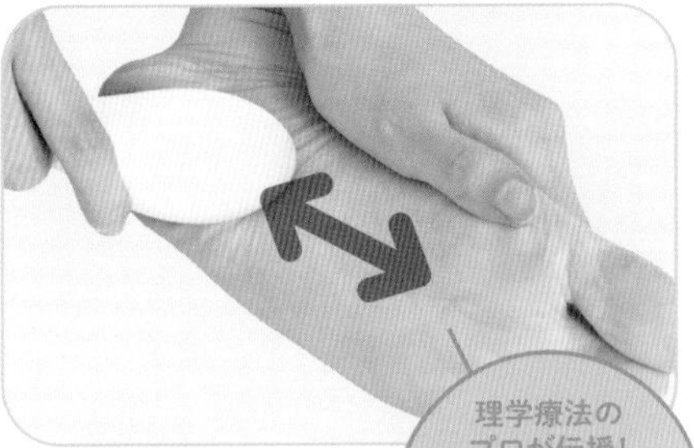

理学療法のプロが伝授!
最初はやさしく、徐々に強く押していく!

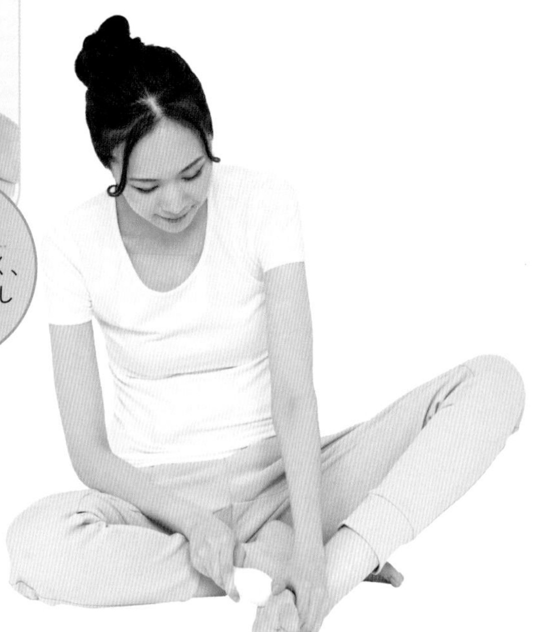

指でもできる!

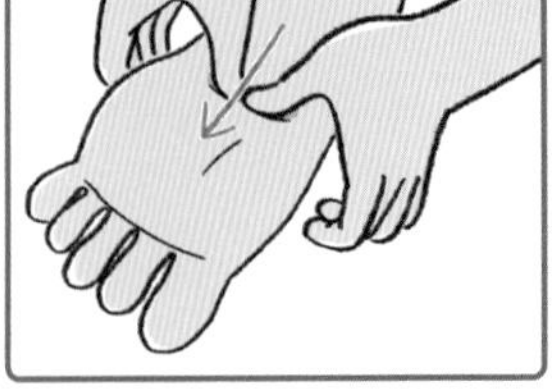

両手の親指で押し流す

足裏を押しながら足の指を動かす

こんな症状にも効く! すね・ふくらはぎの痛み(→P94)、足のむくみ・冷え(→P138)

足裏の筋肉は足の指を曲げる動きに関連します。土踏まずを押しながら、足の指を曲げ伸ばすことで、緊張をゆるめることができます。また、足裏の血流をうながし、足のむくみや冷えなどを軽減できます。

どのへん?

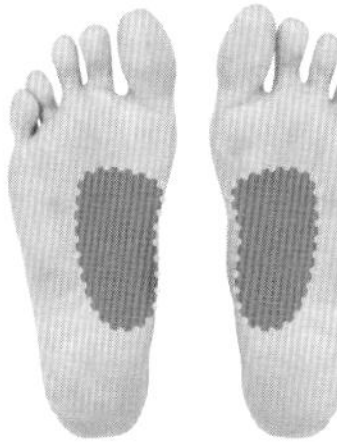

足裏の土踏まずの部分＝足底のアーチ部分を全体的に狙う。

どうやる?

足裏の痛いところを押しながら、足の指を上下に曲げ伸ばす。足の指先までの血流が促進される。

1. 足裏の痛いところを指先で押す

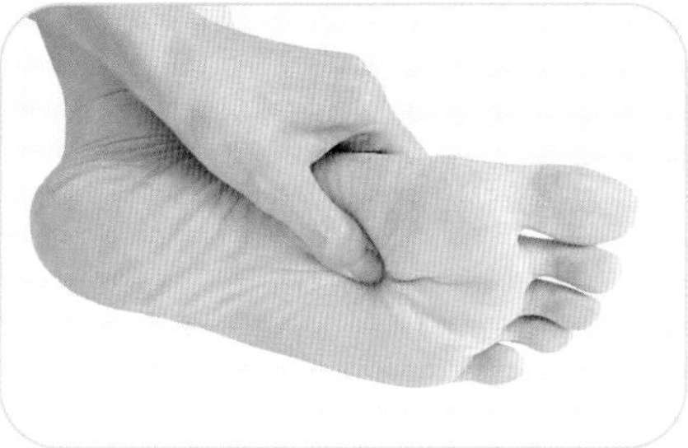

2. 足裏を押しながら足の指を上下に動かす

理学療法のプロが伝授!

しっかり押して、ムリのない範囲で動かす!

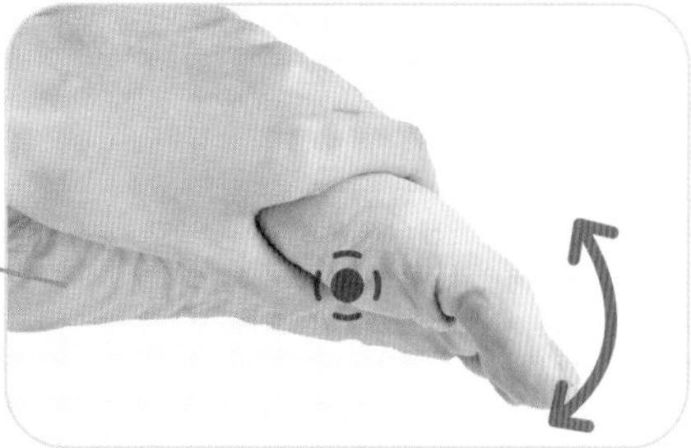

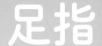

足の指をつまんでまわす

こんな症状にも効く! 足のむくみ・冷え(→P138)

現代人は、裸足で過ごすことが少なくなったため、足の指の動きが低下して緊張してしまうことがあります。この部位をゆるめると、立ち姿勢や歩行動作のバランスが改善され、足先の血流もよくなります。

どうやる?

足の指を1本ずつつまんで、引っ張ったり、まわしたりする。

どのへん?

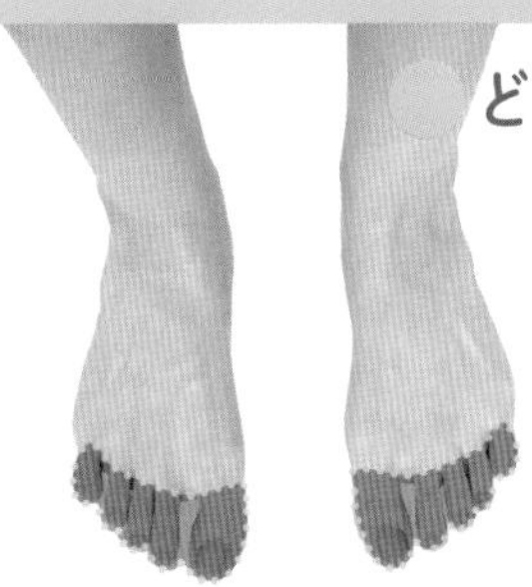

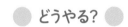

足の指全体を狙う。

1. 足の指を1本ずつつまんで引っ張る

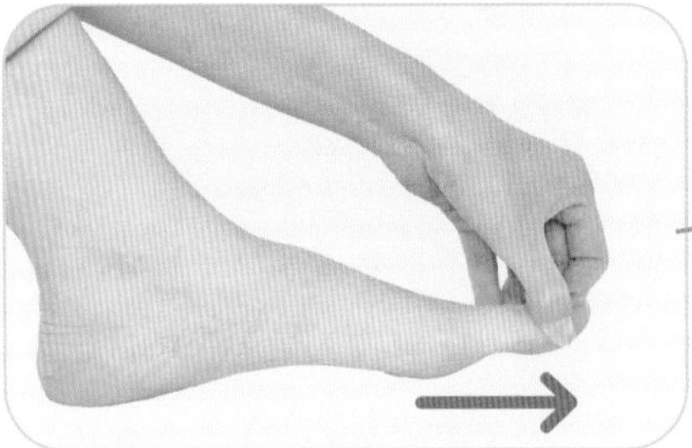

理学療法のプロが伝授!
足の指を全体的に引っ張る!

2. 足の指を引っ張りながらまわす

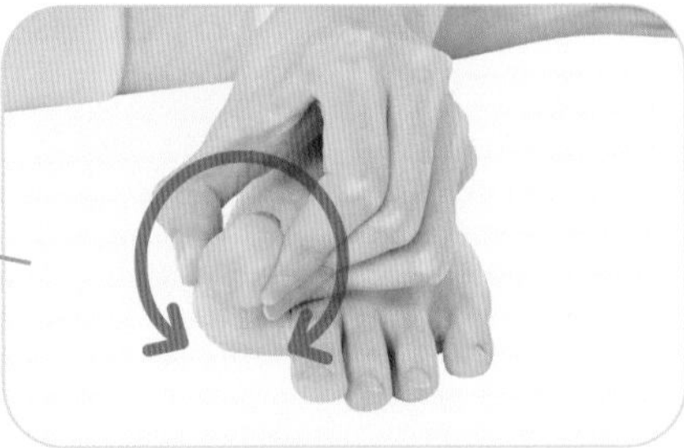

理学療法のプロが伝授!
できるだけ大きくまわす

足の指をつかんでまわす

こんな症状にも効く! 足のむくみ・冷え(→P138)

足の指の緊張をさらにゆるめるためのアプローチです。手と足の指をガッチリ組み、その状態で大きくまわします。足の指を開く機会は少ないですが、しっかり動かして、可動域を広げましょう。

どのへん?

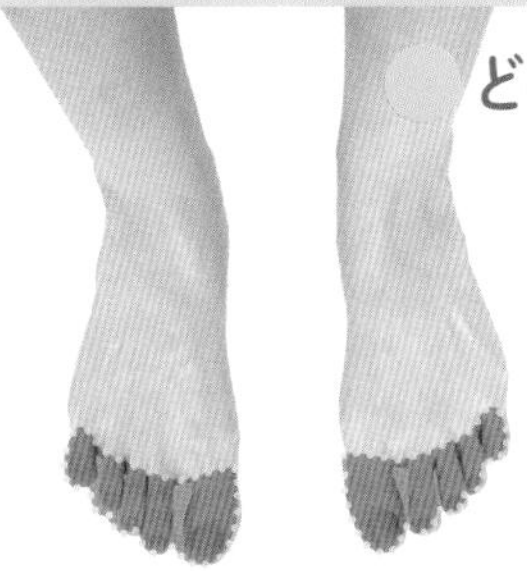

足の指全体を狙う。

どうやる?

手と足の指をガッチリ組み合わせ、そのまま足の指全体をまわす。

1. 足の指と手の指を組み合わせてつかむ

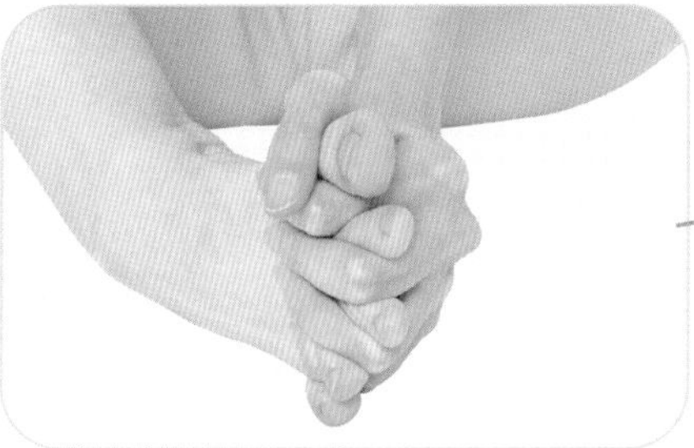

理学療法のプロが伝授!
足の指の根元を広げるイメージで!

2. 足の指全体をまわす

理学療法のプロが伝授!
足首もまわすくらい、大きく動かすのがコツ!

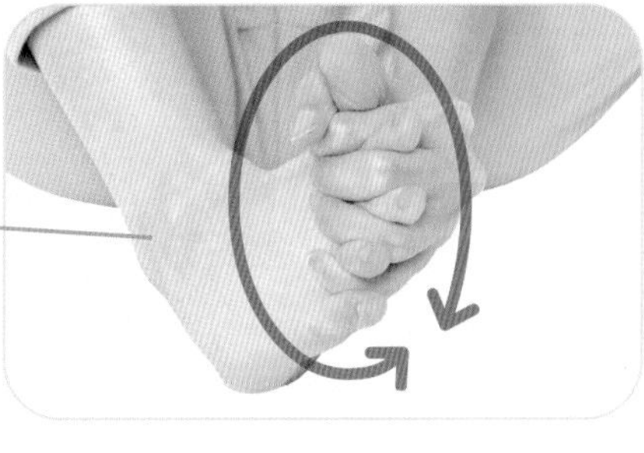

足の爪の角を押す

こんな症状にも効く! イライラ(→ **P106**)、足のむくみ・冷え(→ **P138**)、胃もたれ(→ **P147**)

足の指の爪の角に刺激を入れると、足先の血流がよくなります。また、各指の爪の角には、主に消化器系や泌尿器系の症状に効果のあるツボがあり、胃腸の機能低下などに効果が期待できます。

どうやる?

足の指を１本ずつつまんで、親指で圧をかける。１本ずつすべての指を押していく。

どのへん?

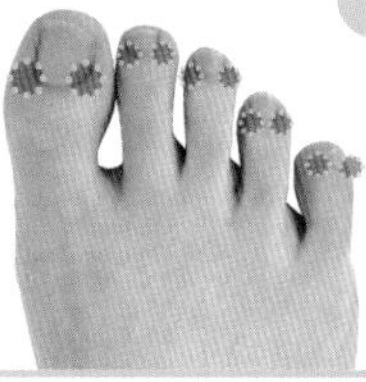

足のすべての指の１本ずつ、爪の下の角を狙う。

1. 足の爪の角を指先で押す

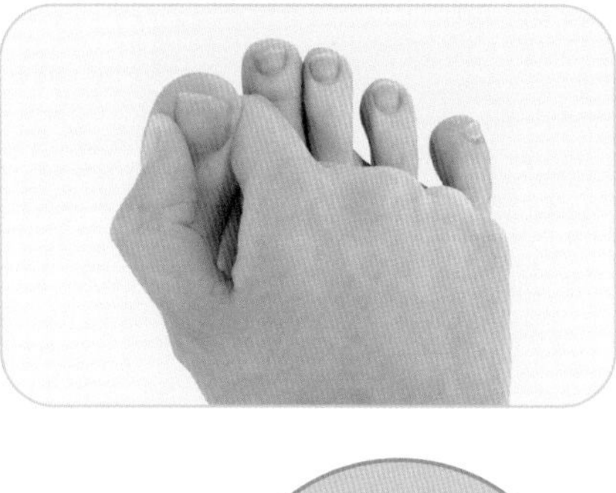

理学療法のプロが伝授!

すべての指の爪の角をまんべんなく押す!

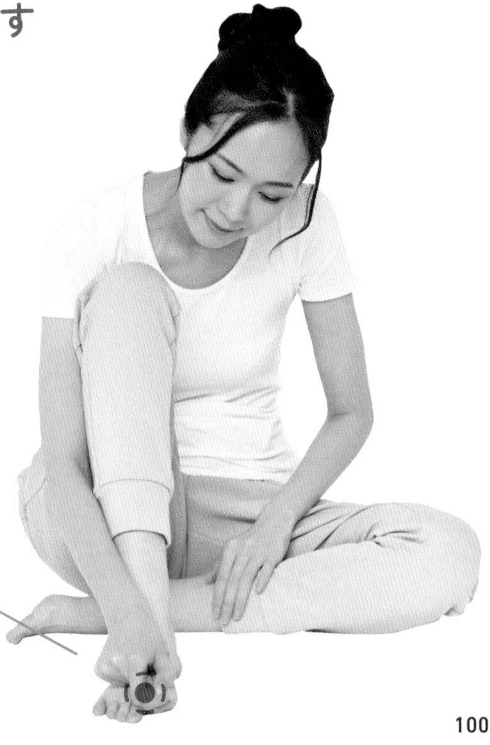

第3章

なんとなくの不調の「もまないセルフケア」

症状別もまないセルフケア 01

心とカラダの不調をケアする「もまないセルフケア」

なんとなくの不調にも効果的にアプローチ！

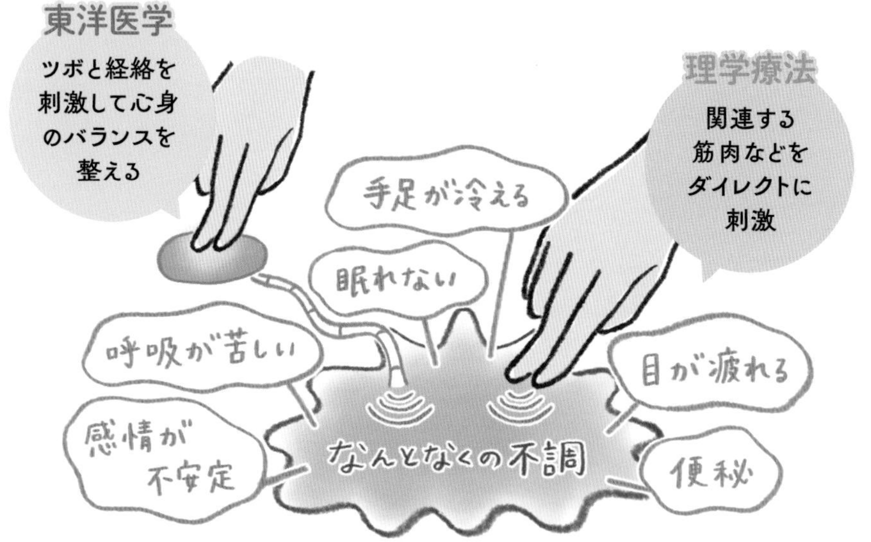
東洋医学
ツボと経絡を刺激して心身のバランスを整える
理学療法
関連する筋肉などをダイレクトに刺激
手足が冷える
眠れない
呼吸が苦しい
目が疲れる
感情が不安定
便秘
なんとなくの不調

なんとなくの不調に最適なセルフケアを！

不調はあるけれど、病院で検査をしても異常が見られない症状のことを「**不定愁訴**《ふていしゅうそ》」といいます。便秘や不眠のような「なんとなくの不調」の場合も、基本的には**関連する筋肉や筋膜にアプローチ**します。それに加えて、**経絡やツボの反応を活用した東洋医学的アプローチ**で、心身のバランスを整えていきます。

本章では、さまざまな不調を6つのカテゴリーに分類しました。最適なセルフケアを解説します。

ココロとカラダのさまざまな不調を6つのカテゴリーに分けて解説！

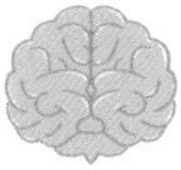

メンタル・感情の問題

感情の乱れなどの問題を五臓と絡めて解説。

イライラ【肝】 →P106
過度な興奮【心】 →P108
落ち込み【脾】 →P110
憂い・悲しみ【肺】 →P112
不安・恐怖感【腎】 →P114

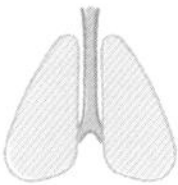

呼吸に関わる症状

のどや鼻、肺といった呼吸器系の症状を解説。

息苦しさ →P116
のどのつまり感 →P118
咳 →P120
鼻の症状 →P122

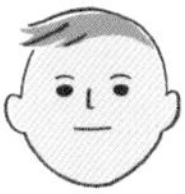

目や耳、顔の症状

目や耳など顔に関連する症状を解説。

めまい・耳鳴り →P124
疲れ目・かすみ目 →P128
顔のむくみ →P130

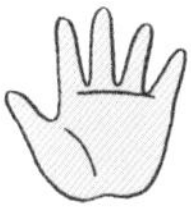

手足の症状

手足の冷えやむくみなどの症状を解説。

手のしびれ →P132
手のむくみ・冷え →P134
足のしびれ →P136
足のむくみ・冷え →P138

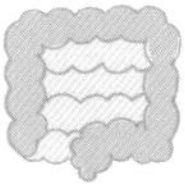

胃腸や泌尿器の症状

消化器系や泌尿器系の症状を解説。

頻尿・残尿 →P140
便秘 →P142
お腹の不調 →P144
胃もたれ・食欲不振 →P147
吐き気 →P150

他

その他の症状

生殖器系など5つの分類以外の症状を解説。

生理不順・生理痛 →P152
多汗 →P154
不眠 →P156

感情と内臓(五臓)は
リンクする!

感情は五臓に宿っているという考え方

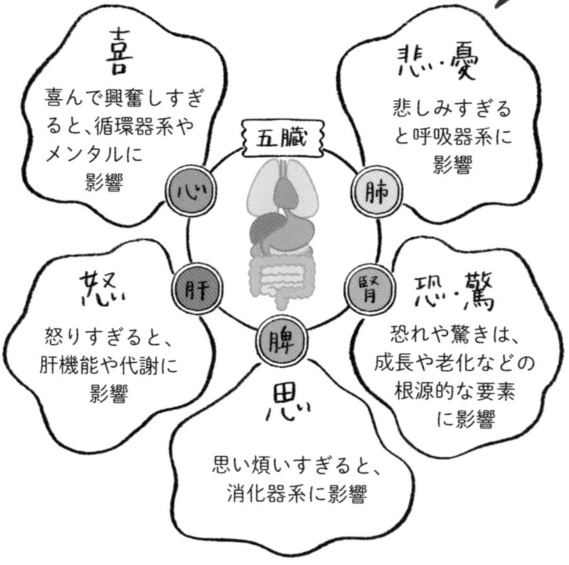
五臓
心
肺
肝
腎
脾
喜
喜んで興奮しすぎると、循環器系やメンタルに影響
悲・憂
悲しみすぎると呼吸器系に影響
怒
怒りすぎると、肝機能や代謝に影響
恐・驚
恐れや驚きは、成長や老化などの根源的な要素に影響
思
思い煩いすぎると、消化器系に影響

心とカラダの乱れは互いに影響し合う

心の問題や不定愁訴をケアする場合、東洋医学の「五臓《ごぞう》」と「五《ご》志七情《ししちじょう》」の相関関係を活用したアプローチも有効とされています。

五臓とは「肝《かん》・心《しん》・脾《ひ》・肺《はい》・腎《じん》」という5つの臓器に象徴される内臓の生理機能のこと。また、五志七情とは主に「怒・喜・思・悲・恐・憂・驚」という7つの感情の変化を表します。東洋医学では、上の図のように内臓機能と心の状態、感情はリンクしており、「心身一如《しんしんいちにょ》」として心身は互いに影響し合うものと考えられています。本書では、この考え方を心身の不調のケアに活用します。

ココロとカラダのバランスを整える「ツボと経絡」でアプローチ！

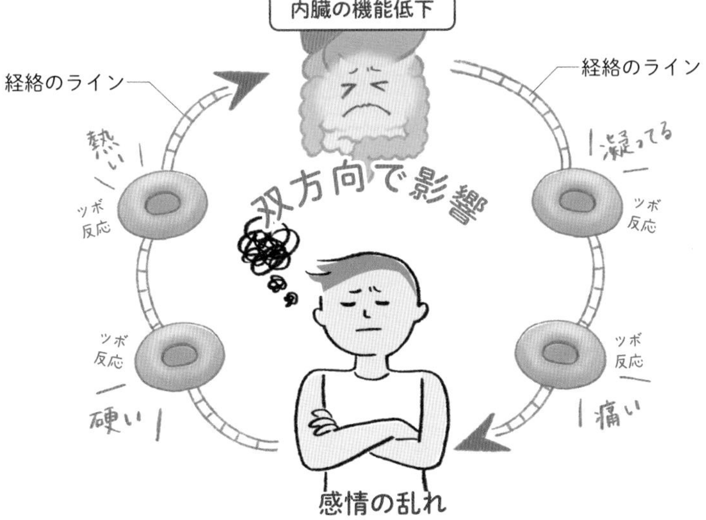
内臓の機能低下
経絡のライン
経絡のライン
熱い
凝ってる
双方向で影響
ツボ反応
ツボ反応
ツボ反応
ツボ反応
硬い
痛い
感情の乱れ

内臓の機能低下と感情の乱れは、互いにリンクしており、いずれかに乱れが生じると、それらに対応する経絡やツボにコリや痛み、硬くなる、熱を持つなどの反応が表れます。

ツボと一緒に関連する組織を刺激

「ツボと経絡」、
関連する
「筋肉や筋膜」の
2つを同時に
刺激して改善！
ツボ

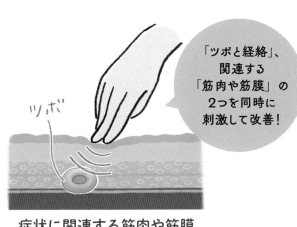

症状に関連する筋肉や筋膜

経絡とツボの位置は理学療法的に重要なポイントと重なります。「ツボ」に加えて、それぞれの不調に関連する「筋肉や筋膜」も一緒に刺激することで、相乗的な効果を狙います。

肝兪《かんゆ》のツボをボールで押す

こんな症状にも効く! 胃もたれ・食欲不振(→ P147)、不眠(→ P156)

イライラなどの怒りの感情は肝《かん》との関連が深いとされているため、背中にある「肝兪」というツボにアプローチします。また、消化器系の機能改善や不眠の症状緩和にも有効とされています。

どうやる?

肝兪のツボを中心としたエリアにボール＆手ぬぐいを当て、壁やイスの背もたれに寄りかかって圧をかける。

どのへん?

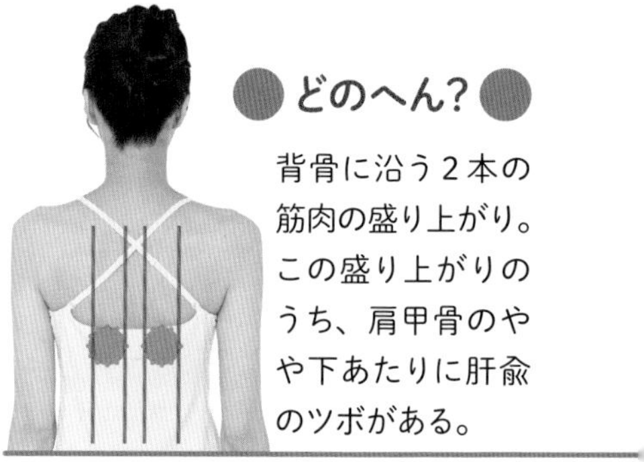

背骨に沿う２本の筋肉の盛り上がり。この盛り上がりのうち、肩甲骨のやや下あたりに肝兪のツボがある。

1. 肝兪のツボにボールを当てる

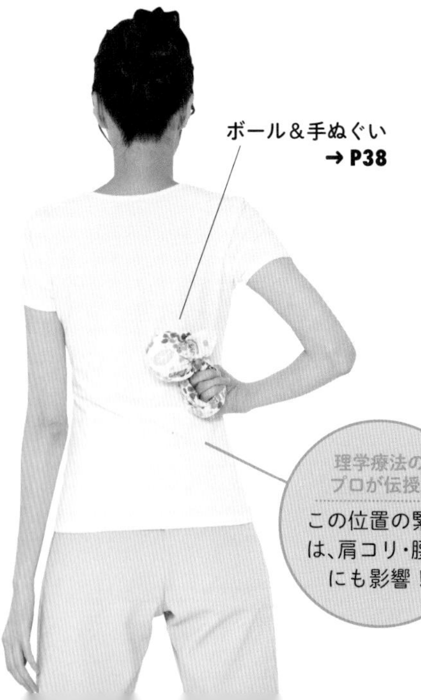

理学療法のプロが伝授!
この位置の緊張は、肩コリ・腰痛にも影響!

2. 壁やイスの背もたれに寄りかかってボールを押す

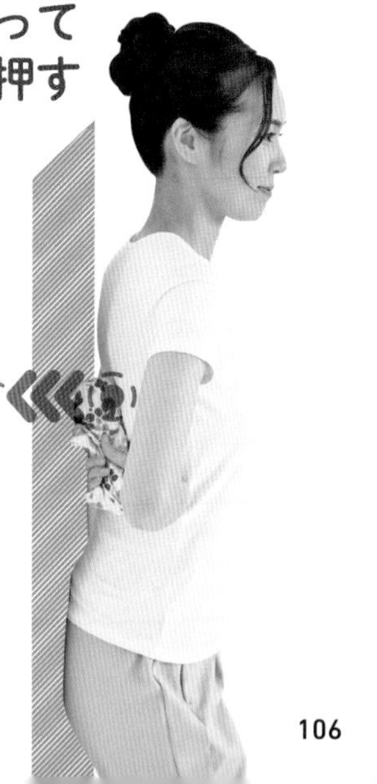

東洋医学のプロが伝授!
張りが出やすいので、加減しながらじっくり押す

イライラ【肝】

太衝《たいしょう》のツボをレンゲ／指で押す

こんな症状にも効く! 胃もたれ・食欲不振(→P147)

足の甲にある「太衝」も肝の経絡であり、イライラを鎮める効果があるとされます。足に刺激を入れることで、カーッとなった意識を下に向ける作用も。肝臓や胃の機能改善にも効果があるとされています。

どのへん?

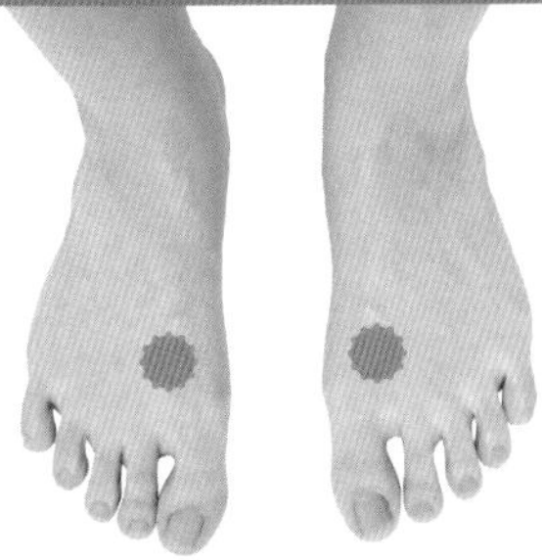

足の甲にある親指の骨と人差し指の骨をたどり、これらの骨がぶつかる場所が太衝のツボ。

どうやる?

太衝のツボをレンゲの柄の先で押す。

1. 太衝のツボを レンゲの柄の先で押す

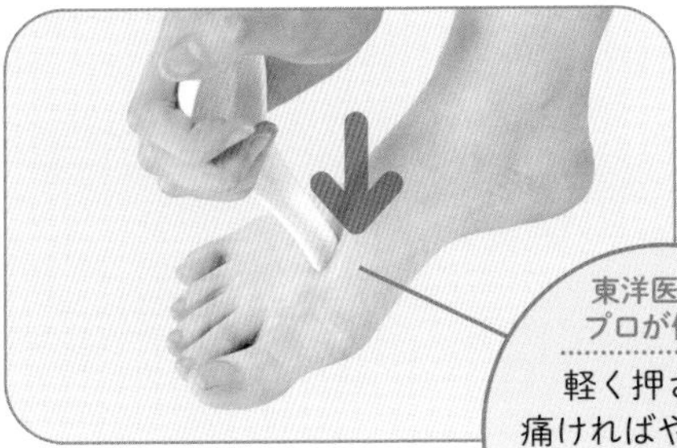

東洋医学のプロが伝授!
軽く押さえて痛ければやさしく、そうでなければ少し深くまで圧を!

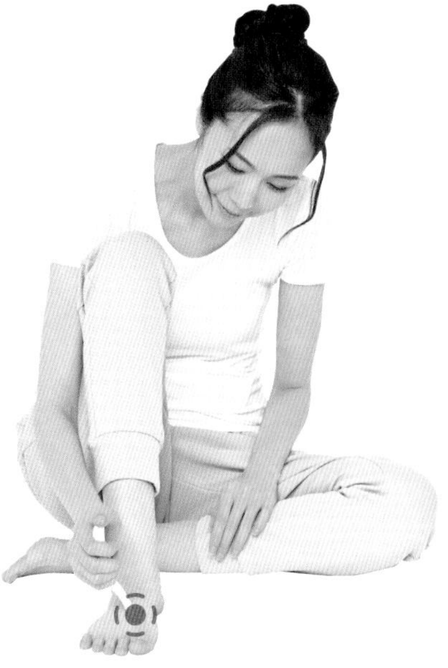

指でもできる!

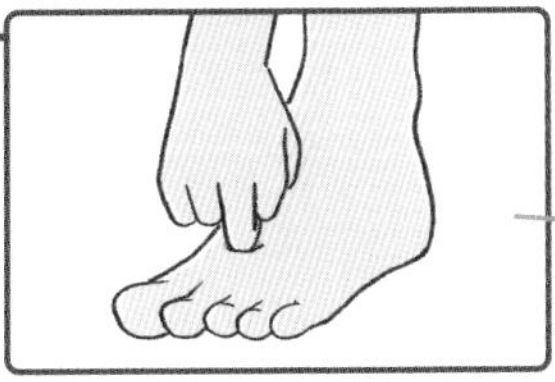

中指の第二関節で押す

理学療法のプロが伝授!
中指の第二関節に圧を集中させる!

心《しん》兪《ゆ》のツボをボールで押す

こんな症状にも効く！ 肩コリ（→ P8）、首コリ（→ P46）、動悸や息切れ

喜びすぎや過剰な興奮に関連するのが「心《しん》」です。心と密接な関連がある「心兪」は、背骨に沿う筋肉の２本の盛り上がりのうち、肩甲骨の中間の高さにあります。肩甲骨の間にあるので、肩や首のコリにも影響します。

どうやる？

心兪のツボにボール＆手ぬぐいを押し当て、壁やイスの背もたれに寄りかかって圧をかける。

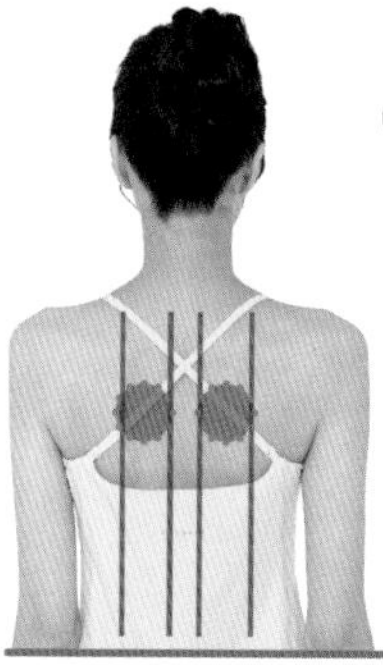

どのへん？

背骨沿いにある２本の筋肉の山。このうち肩甲骨の中間の高さにある「心兪」のツボを中心としたエリアを狙う。

1. 心兪のツボにボールを当てる

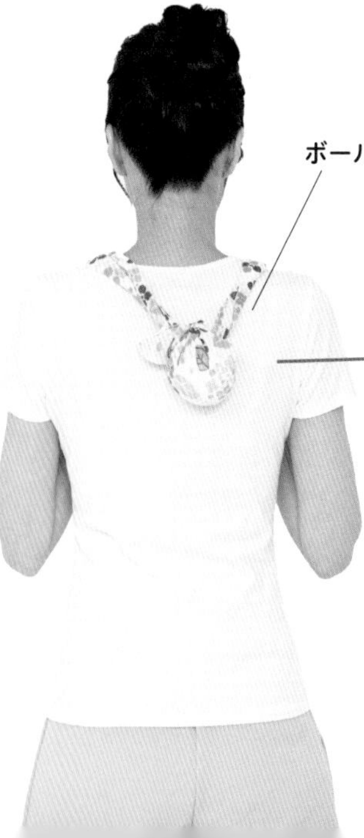

ボール＆手ぬぐい → P38

東洋医学のプロが伝授！

上から背骨を押さないように、慎重に位置確認を！

2. 壁やイスの背もたれに寄りかかってボールを押す

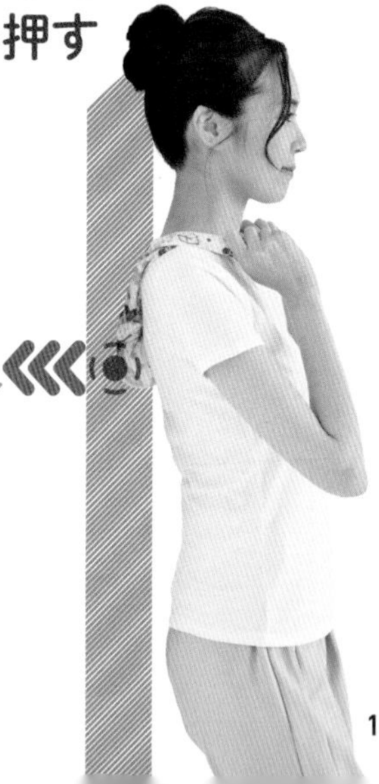

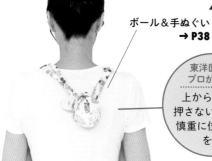

理学療法のプロが伝授！

肩甲骨の位置バランスにも大きく影響！

過剰な興奮【心】

神門《しんもん》のツボをレンゲ／親指で流す

こんな症状にも効く! のどのつまり感(→**P118**)、不眠(→**P156**)

手首の小指側のくぼみにあるのが「神門」のツボ。心の経絡である神門は、心臓や血管などの機能に影響し、自律神経を整えて動悸や過剰な興奮を抑えるとされています。リラックス効果で不眠の改善にも有効。

どうやる?

レンゲの柄の先で神門のツボを押す。

どのへん?

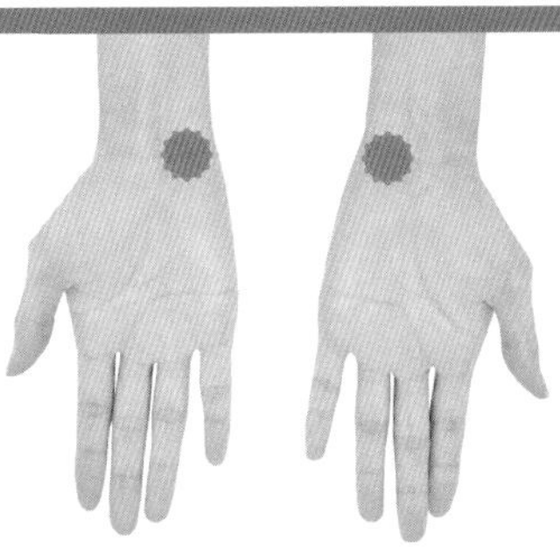

手首のシワを小指側にたどり、くぼみがある場所が神門のツボ。

1. 神門のツボをレンゲの柄の先で押す

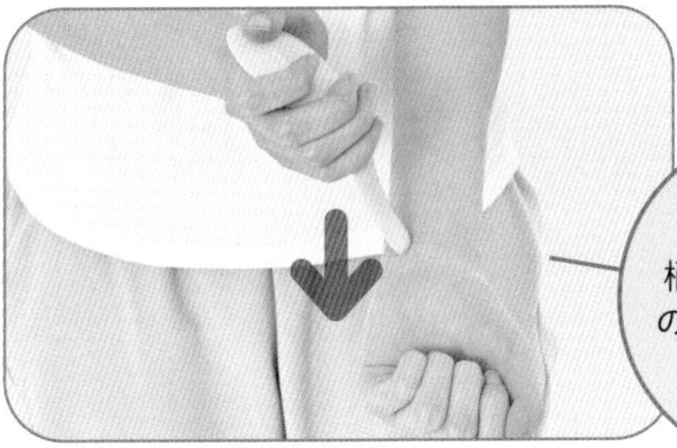

東洋医学のプロが伝授!
柄の先をやや手のひら側に向け、しっかり圧をかける!

指でもできる!

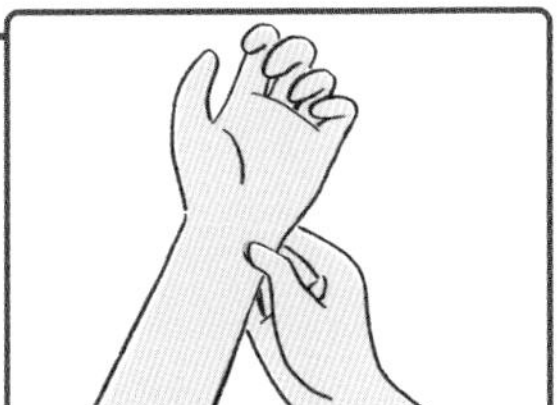

親指で押す

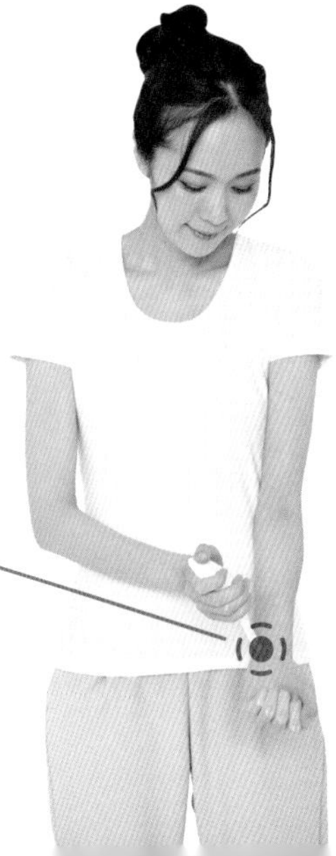

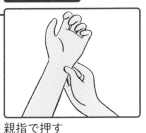

東洋医学のプロが伝授!
強いストレスを感じたときに、心を鎮める効果が!

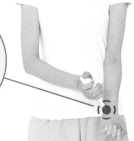

脾《ひ》兪《ゆ》のツボをボールで押す

こんな症状にも効く! 腰痛(→ P70)、胃もたれ・食欲不振(→ P147)

落ち込みの感情にリンクするのは「脾《ひ》」といわれ、背中にある脾と密接に関連する「脾兪」にアプローチします。また、脾の経絡は下痢などの消化器系の不調にも有効であり、構造的に腰痛にも影響します。

どうやる?

脾兪のツボにボール＆手ぬぐいを押し当て、壁やイスの背もたれに寄りかかって圧をかける。

どのへん?

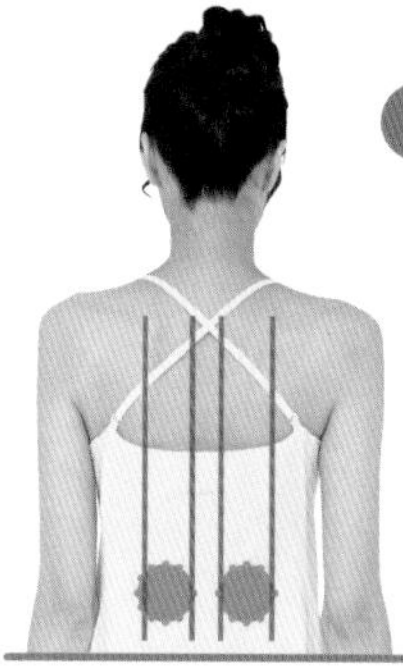

背骨沿いにある2本の筋肉の山。両ひじの先端を結んだ高さより少し上にある「脾兪」を中心としたエリアを狙う。

1. 脾兪のツボにボールを当てる

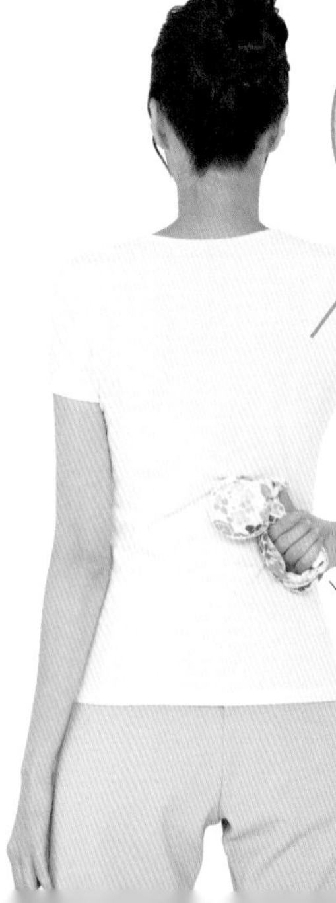

理学療法のプロが伝授!
位置的に腰痛などにも影響!

ボール＆手ぬぐい
→ P38

2. 壁やイスの背もたれに寄りかかってボールを押す

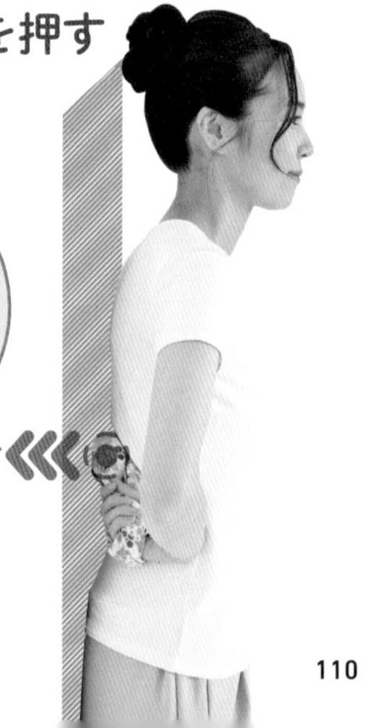

東洋医学のプロが伝授!
左右で押したときに感じる感覚が異なることが多い。気持ちのいい範囲で!

落ち込み【脾】

中脘《ちゅうかん》のツボを押す

こんな症状にも効く！ 便秘（→ P142）、胃もたれ・食欲不振（→ P147）

へその上にある「中脘」のツボも、落ち込みの感情と関連します。また、消化器系の機能改善に効果があるとされるツボですが、皮膚や筋肉を介して胃腸をダイレクトに刺激できるエリアであるといえます。

どうやる？

中脘のツボのあるエリアを、両手でつくったＭ字の先で押す。

どのへん？

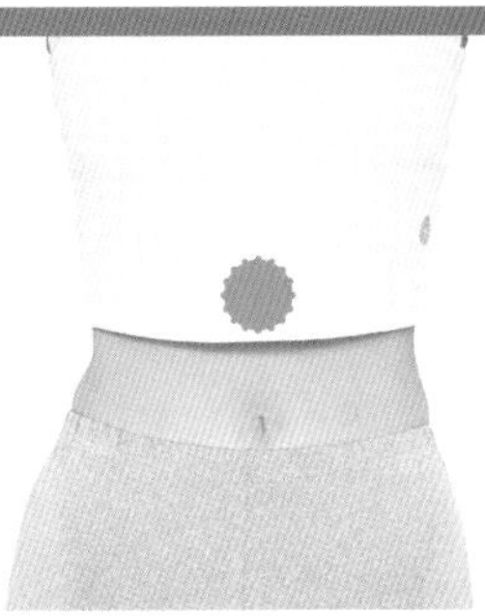

へそとみぞおちをつなぐラインの中間にある「中脘」のツボを中心としたエリアを狙う。

1. 両手の指でM字をつくり、M字の先で中脘のツボを押す

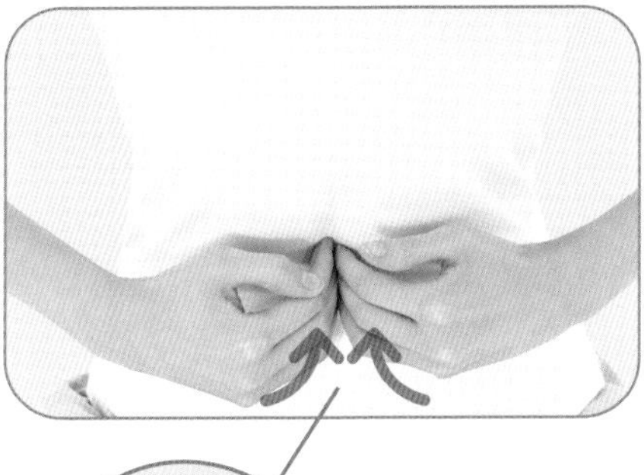

東洋医学のプロが伝授！
急に押すのはNG。ゆっくりやさしい圧を心がけて！

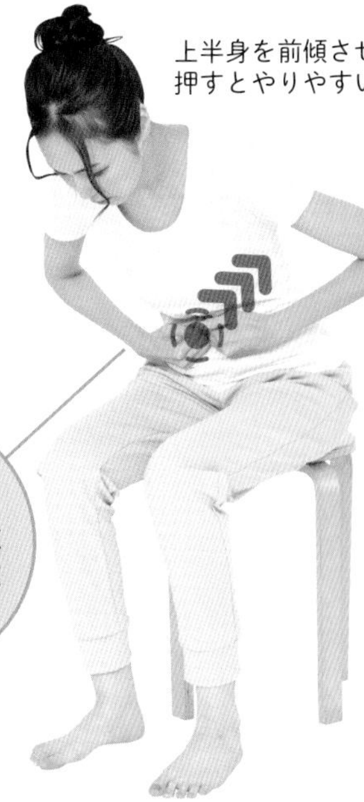

上半身を前傾させながら押すとやりやすい。

理学療法のプロが伝授！
腸への直接刺激で胃腸の機能改善にも効果！

肺《はい》兪《ゆ》のツボをボールで押す

こんな症状にも効く! 肩コリ（→ P8）、首コリ（→ P46）、息苦しさ（→ P116）

悲しい感情にリンクするのが「肺」です。背中にある肺に関連するツボである「肺兪」は、呼吸器系や皮膚の不調にも効果があります。また、肩甲骨上部のエリアであるため、緊張すると肩や首のコリにも影響します。

どうやる?

肺兪のツボにボール＆手ぬぐいを押し当て、壁やイスの背もたれに寄りかかって圧をかける。

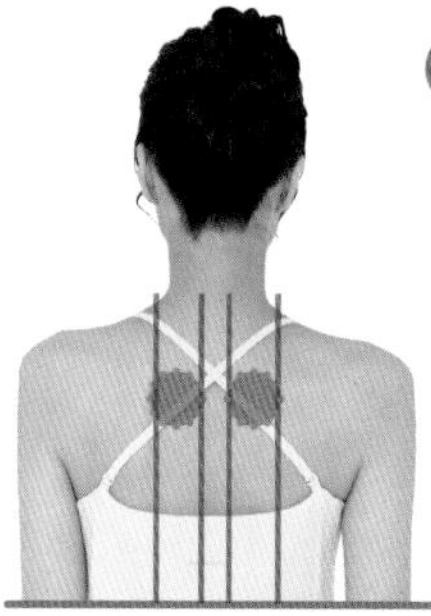

どのへん?

背骨沿いにある2本の筋肉の山。このうち肩甲骨の真ん中のやや上にある「肺兪」を中心としたエリアを狙う。

1. 肺兪のツボにボールを当てる

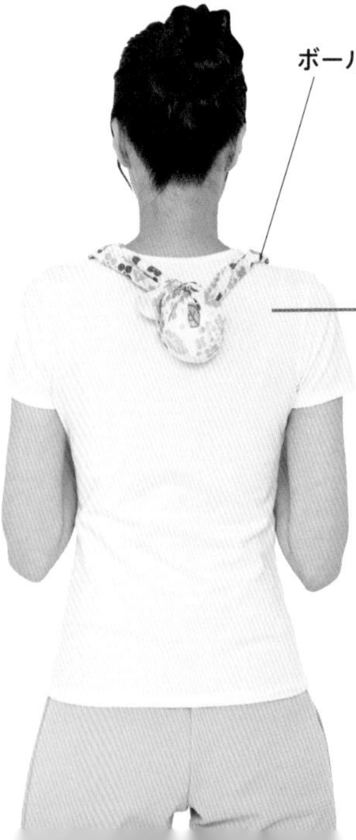

ボール＆手ぬぐい
→ P38

東洋医学のプロが伝授!
背骨を押さないように、徐々に圧をかける

2. 壁やイスの背もたれに寄りかかってボールを押す

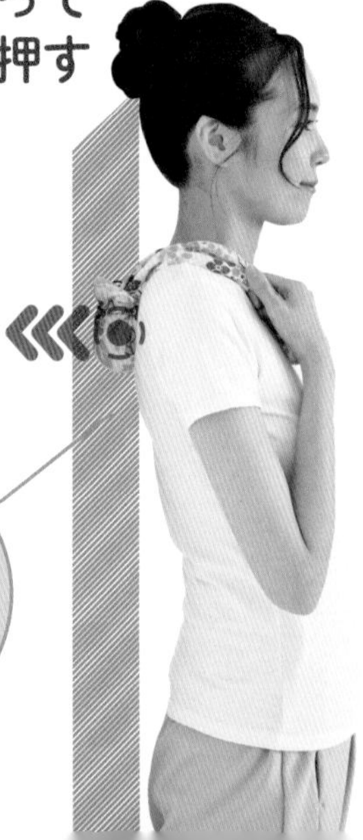

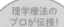

理学療法のプロが伝授!
ここが緊張すると肩が上がって肩コリになりやすい!

憂い・悲しみ
【肺】

中《ちゅう》府《ふ》のツボをレンゲ／親指で流す

こんな症状にも効く! 肩コリ(→ P8)、首コリ(→ P46)、息苦しさ(→ P116)

悲しいことがあると、鎖骨下の「中府」のツボが硬くなることがあります。呼吸器系に効果のあるツボですが、鎖骨下は呼吸に関連する筋肉が集まる部位でもあります。胸が閉じて肩コリなどにつながることも。

どうやる?

レンゲの縁を鎖骨下に押し当て、エリア全体を外側から内側に向かって流す。

どのへん?

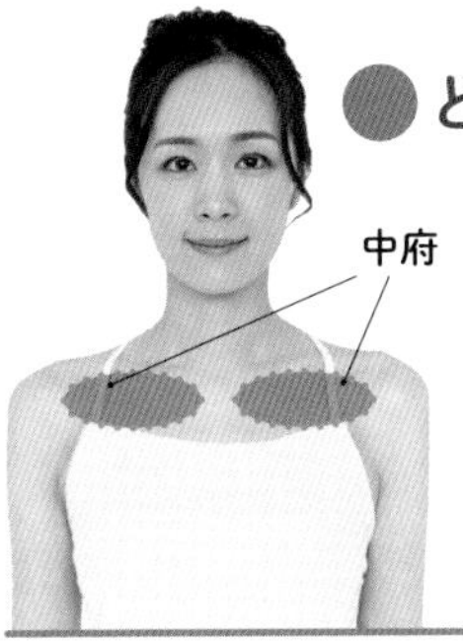

鎖骨下のくぼみに「中府」のツボがあるが、それを含む鎖骨下エリア全体を狙う。

1. 中府のツボを含む鎖骨下のくぼみをレンゲで押し流す

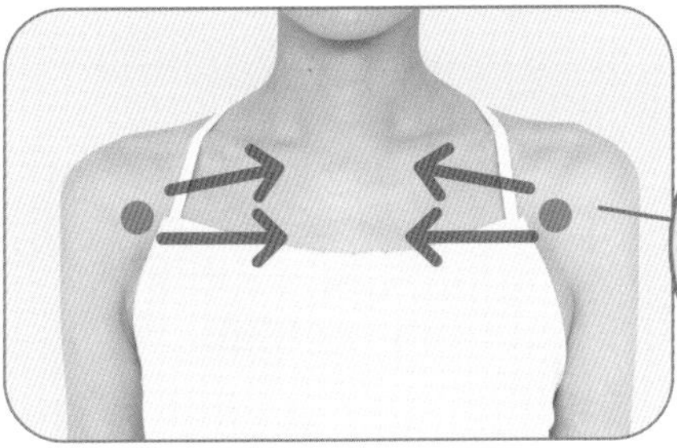

東洋医学のプロが伝授!
硬くなっていたらストレスがたまっている可能性が！

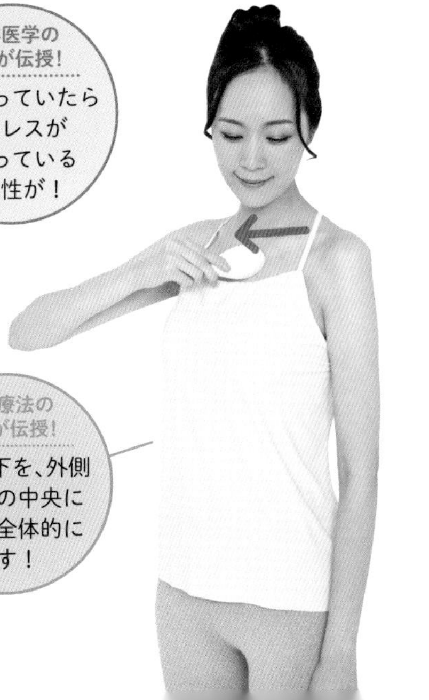

理学療法のプロが伝授!
鎖骨の下を、外側から胸の中央にかけて全体的に流す！

指でもできる!

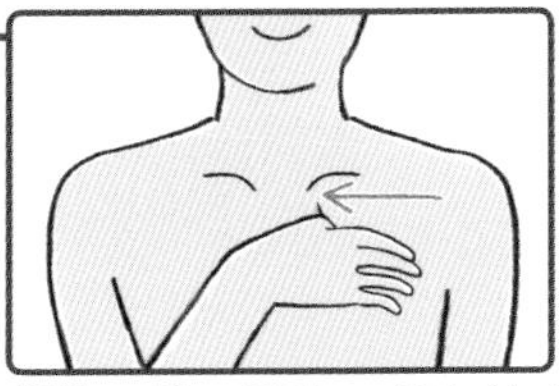

親指の第二関節で押し流す

不安・恐怖感
【腎】

腎《じん》兪《ゆ》のツボをボールで押す

こんな症状にも効く！ 腰痛（→ P70）、頻尿（→ P140）、便秘（→ P142）、下痢（→ P144）、生理不順・生理痛（→ P152）

不安や恐怖と関連するのは「腎」といわれ、腰にある「腎兪」のツボにアプローチします。泌尿器系や生殖器系の症状に効果があるとされますが、腰痛との関係が深いツボとしても有名です。

どうやる？

腎兪のツボにボール＆手ぬぐいを押し当て、壁やイスの背もたれに寄りかかって圧をかける。

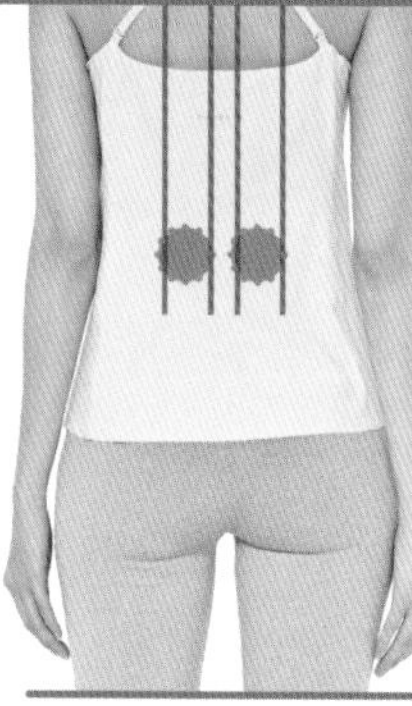

どのへん？

背骨沿いにある２本の筋肉の山。このうち、へその真裏のやや上の高さにあるのが「腎兪」のツボ。

1. 腎兪のツボにボールを当てる

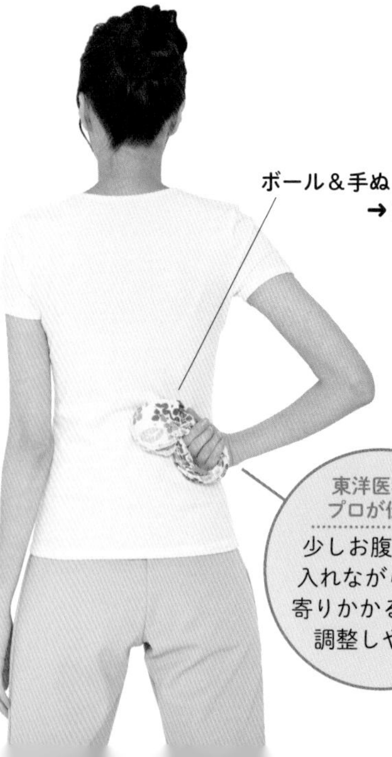

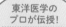

ボール＆手ぬぐい
→ P38

東洋医学のプロが伝授！
少しお腹に力を入れながら、壁に寄りかかると圧を調整しやすい

2. 壁やイスの背もたれに寄りかかってボールを押す

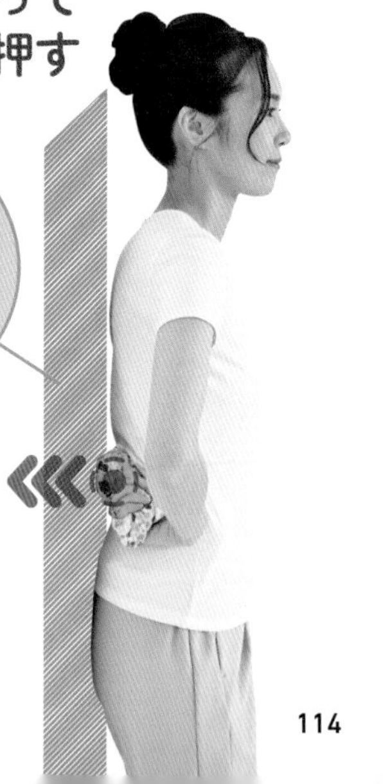

理学療法のプロが伝授！
位置的に腰痛との関連も深い！

太谿《たいけい》のツボを レンゲ／親指で流す

こんな症状にも効く! ふくらはぎの痛み(→ P94)、足のむくみ・冷え(→ P138)

「太谿」はアキレス腱にある腎に関連するツボ。恐怖で緊張した意識を落ち着かせる効果があります。水分の代謝に関わるツボでもあり、足のむくみや冷えの症状の改善にもおすすめです。

どうやる?

アキレス腱の内側にレンゲの縁を押し当て、エリア全体を下から上に流す。

どのへん?

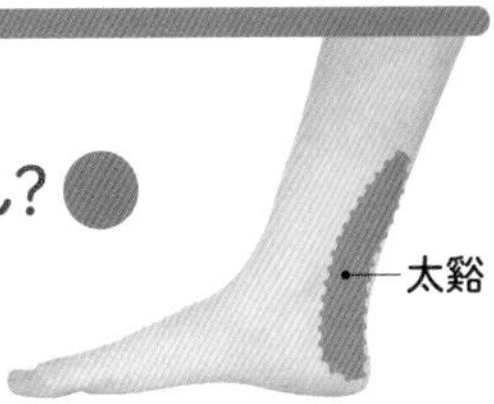

内くるぶしとアキレス腱の間にあるくぼみに「太谿」のツボがあり、そこを含むアキレス腱の内側エリアを狙う。

1. 太谿のツボを含むアキレス腱の内側をレンゲで流す

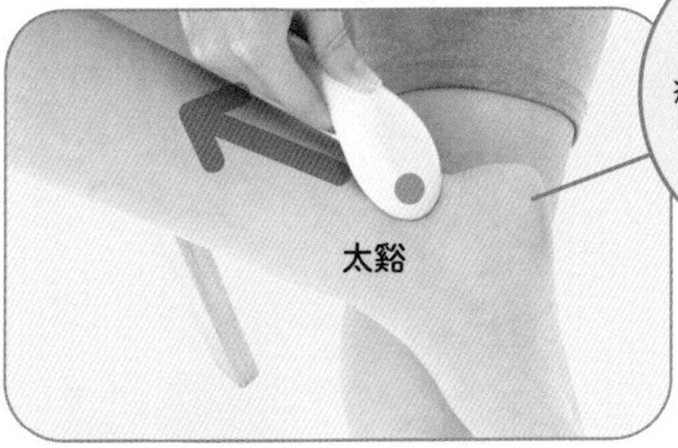

東洋医学のプロが伝授!
痛くない範囲で、やや強めに圧をかける

指でもできる!

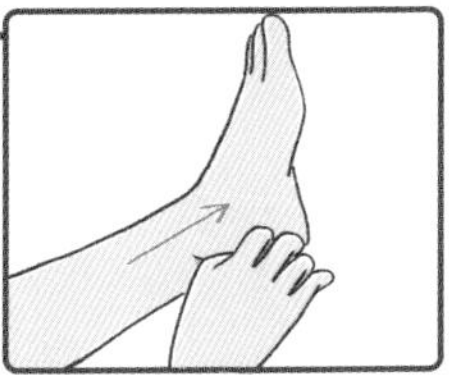

親指の第二関節で押し流す

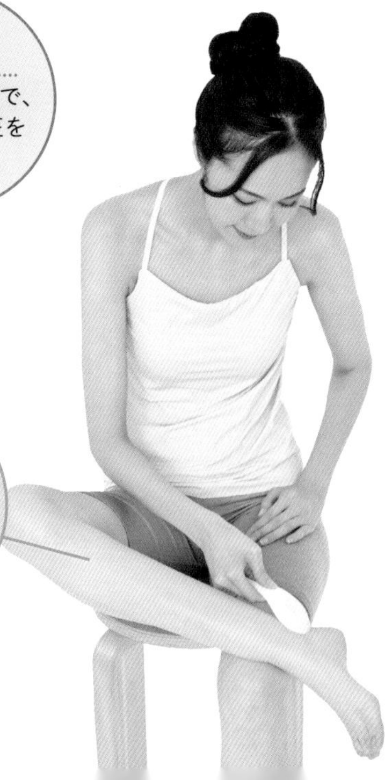

理学療法のプロが伝授!
アキレス腱・ふくらはぎの痛みなどにも有効

肋骨の下側を押す

こんな症状にも効く! 胸の痛み(→ P62)、お腹の痛み(→ P78)、胃もたれ・食欲不振(→ P147)

肋骨の下には、奥に横隔膜という呼吸運動を支える器官があります。その周辺をダイレクトに刺激することで、呼吸運動を活性化します。また、このエリアには胃や肝臓もあり、消化機能の改善にも効果が期待できます。

どうやる?

両手でつくったM字の先を肋骨下の奥に向けて押し、位置を左右にずらしながらエリア全体をゆるめる。

どのへん?

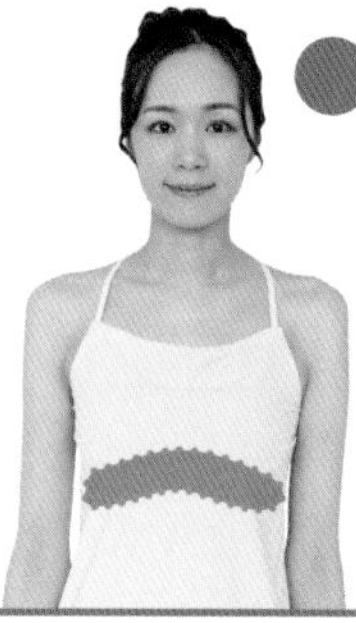

肋骨の下にある季肋部。そこから斜め上の奥に横隔膜があるイメージで狙う。

1. 両手の指先を肋骨の下までもぐらせるように押す

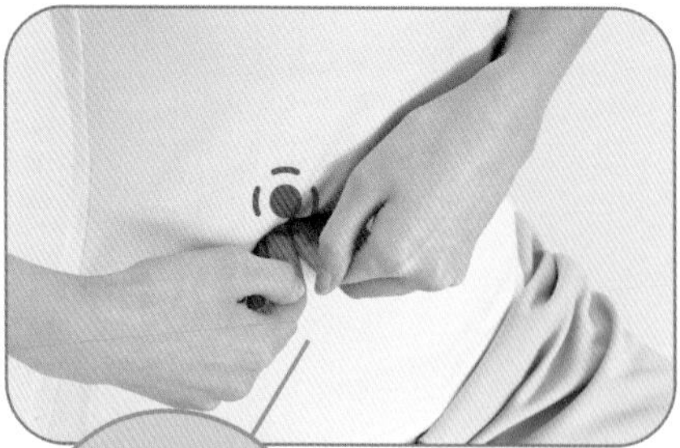

理学療法のプロが伝授!
胃の不調改善にも効果的!

2. 左右に位置をずらしながら全体的に押す

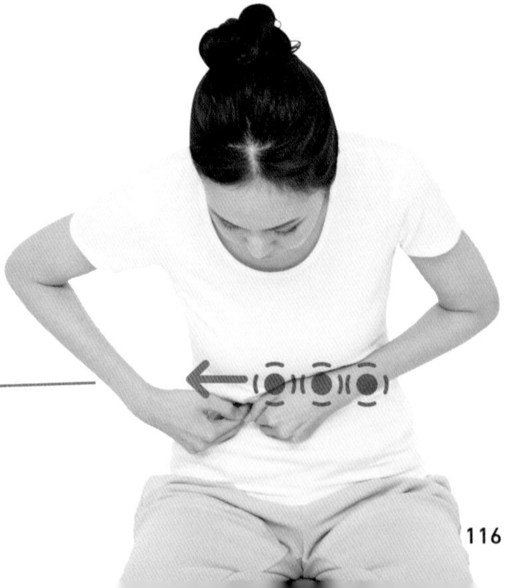

東洋医学のプロが伝授!
上体を倒しながら押すと、M字の先が奥まで入りやすい!

息苦しさ

脇をつまんで腕を動かす

こんな症状にも効く! 肩コリ(→ P8)、胸の痛み(→ P62)、手のしびれ(→ P132)

息苦しさの原因のひとつに、猫背などで胸が閉じてしまうことがあります。胸の筋肉が集まる脇の下の前部をつまみながら、腕を大きくまわすと、胸の緊張がほぐれて血液やリンパ液の流れもアップ。肩コリの改善にも有効です。

どうやる?

脇の下の前側のすじを指全体でつまみ、大きく腕(肩)をまわす。

どのへん?

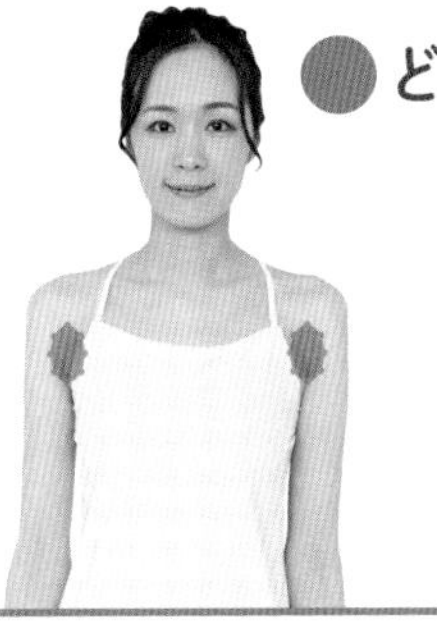

脇の下の前側にある筋肉のすじ(胸の筋肉が集まる部位)を狙う。

1. 脇をつまむ

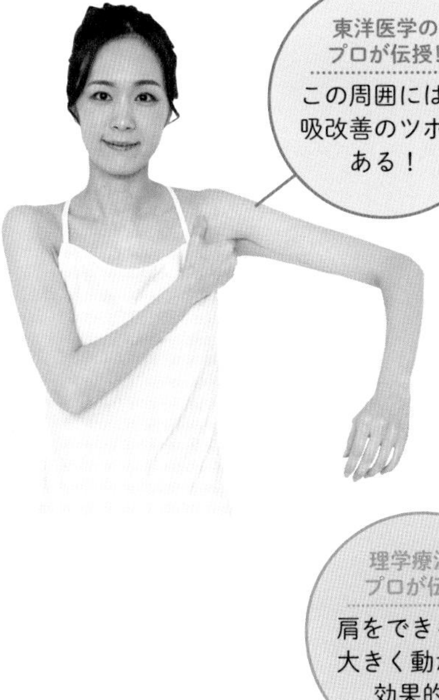

東洋医学のプロが伝授!

この周囲には呼吸改善のツボもある!

2. 腕をまわす

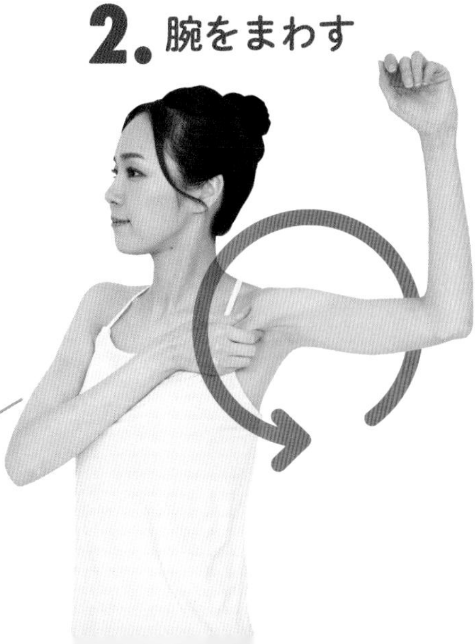

理学療法のプロが伝授!

肩をできるだけ大きく動かすと効果的!

鎖骨のくぼみを押しながら腕を上げる

こんな症状にも効く! 肩コリ(→ P8)、首コリ(→ P46)、息苦しさ(→ P116)

首の骨から鎖骨のくぼみにかけ、斜角筋群という筋肉があり、そこが緊張すると、のどのつまりを感じたり、息苦しさを感じたりすることも。筋肉の構造的に肩や首のコリにも影響します。

どうやる?

鎖骨のくぼみに３本の指で圧をかけ、押した側の腕を上に上げる。

どのへん?

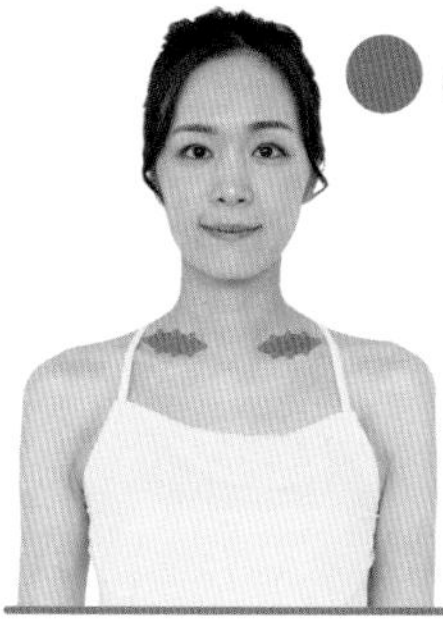

首のサイドから鎖骨のくぼみにかけて斜角筋群は位置するが、狙うのは鎖骨のくぼみ。

1. 鎖骨のくぼみを３本の指先で押す

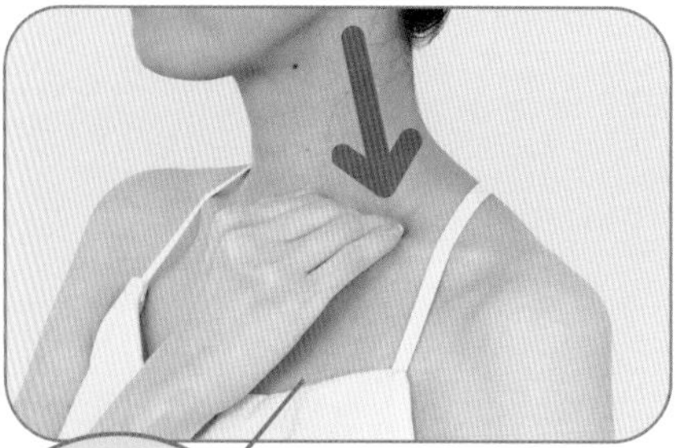

東洋医学のプロが伝授!

首まわりの血流が改善される!

2. 腕を上げてゆっくりと大きくまわす

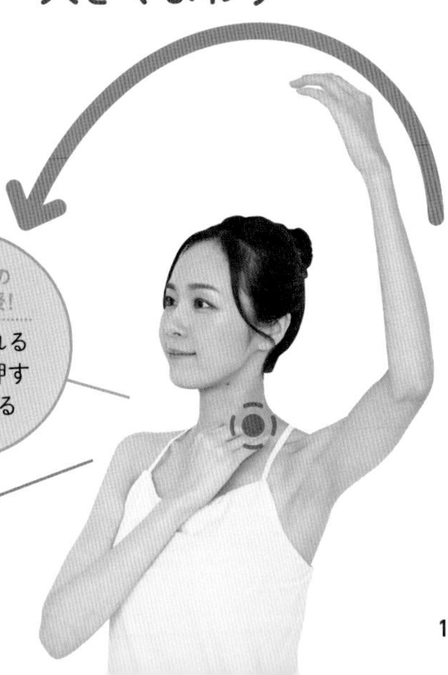

理学療法のプロが伝授!

手がしびれるようなら押すだけにする

東洋医学のプロが伝授!

片側3～5回を目安に!

のどのつまり感

のど（皮膚）をつまんで揺らす

こんな症状にも効く! 息苦しさ（→P116）、顔のむくみ（→P130）

のどの周辺は重要な血管や神経、甲状腺などがあり、直接強めに刺激するのはNG。しかし、表面の皮膚をつまんで揺らす程度でも緊張をほぐすことは可能です。血液やリンパの流れにも効果が期待できます。

どうやる?

のどの表面の皮膚をつまんで揺らし、位置をずらしながら全体的にほぐす。

どのへん?

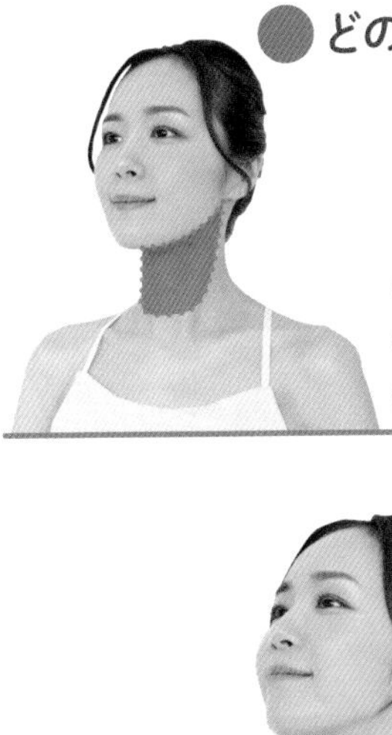

のどの周辺の皮膚を全体的に狙う。

1. のどの皮膚をつまんで揺らす

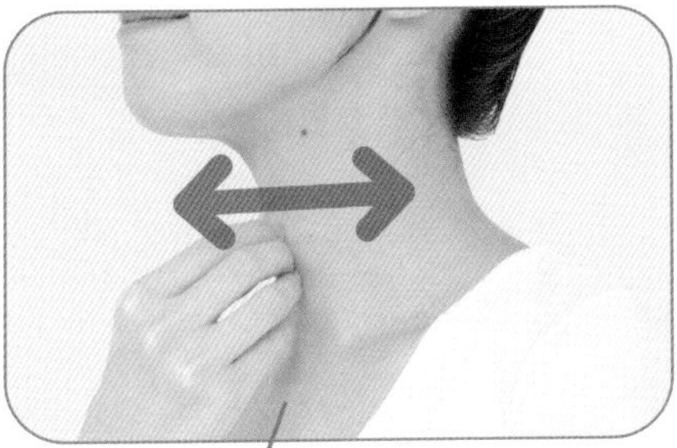

東洋医学のプロが伝授!
緊張していると皮膚も硬くなっている

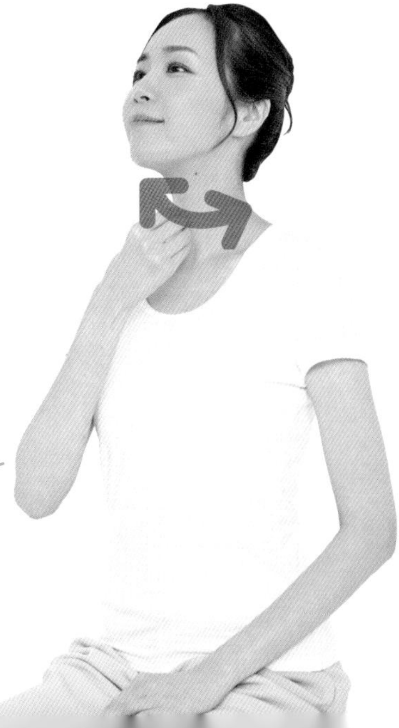

理学療法のプロが伝授!
日数をかけて皮膚を薄くつまめるようにする

ひじから先の外側をレンゲ／拳で流す

こんな症状にも効く! 腕の痛み(→ P52)、息苦しさ(→ P116)、手のむくみ・冷え(→ P134)

ひじから先の前腕にある呼吸改善のツボ「尺沢《しゃくたく》」と「孔最《こうさい》」は、咳の症状に効果があるとされています。これらのツボがある前腕外側のエリアを全体的に流すことで、肺の経絡を広く集中的に刺激することができます。

どうやる?

ひじから先の外側にレンゲの縁を押し当て、前腕の内側と外側の際のラインに沿って全体を双方向に流す。

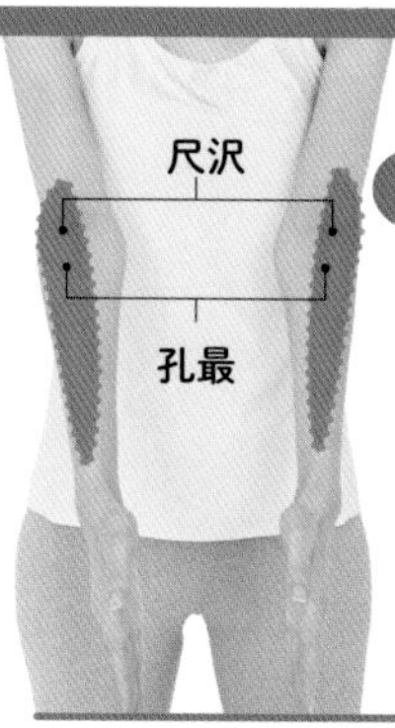

どのへん?

ひじから先の前腕部のやや外側、「尺沢」と「孔最」のツボがあるエリア全体を狙う。

1. 尺沢と孔最のツボを含むひじから先の外側をレンゲで流す

拳でもできる!

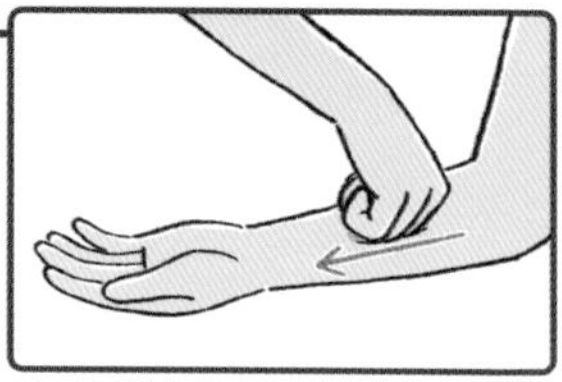

拳の第二関節で押し流す

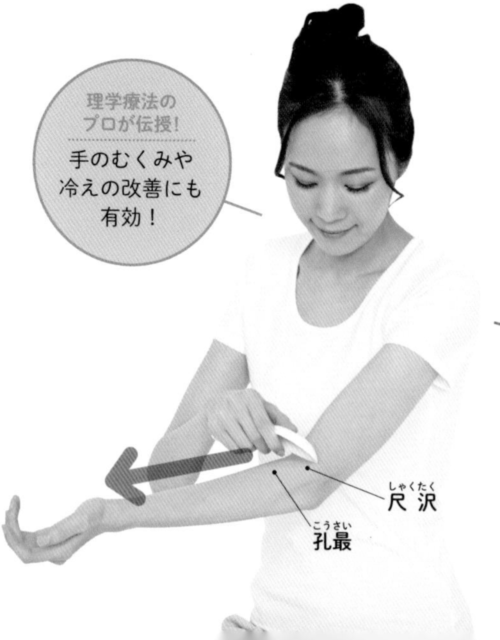

理学療法のプロが伝授!
手のむくみや冷えの改善にも有効！

東洋医学のプロが伝授!
咳が止まらないときは、この周辺にコリや緊張が出やすい！

鎖骨のつなぎ目をつまむ

こんな症状にも効く！ 首コリ（→ P46）、息苦しさ（→ P116）、顔のむくみ（→ P130）

咳の症状が続くと、首の筋肉が緊張して硬くなってきます。耳の下から鎖骨のつなぎ目にかけて胸鎖乳突筋という筋肉があり、そこをゆるめることで、首まわり全体の緊張をほぐしていきます。

どうやる？

鎖骨のつなぎ目にある筋肉のすじを、
３本の指でつまむ。

どのへん？

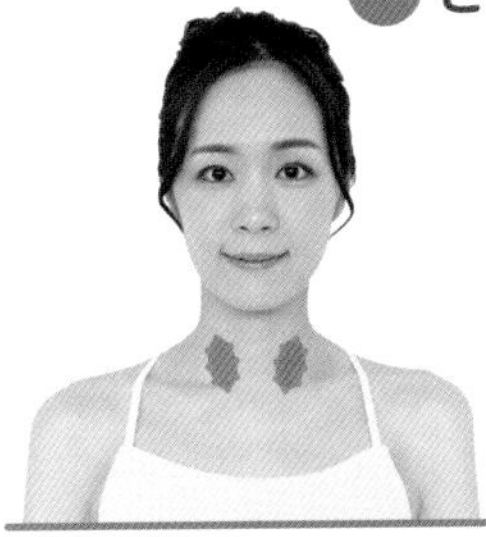

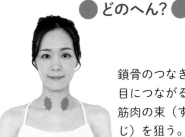

鎖骨のつなぎ目につながる筋肉の束（すじ）を狙う。

1. 鎖骨のつなぎ目の上にある筋肉をつまむ

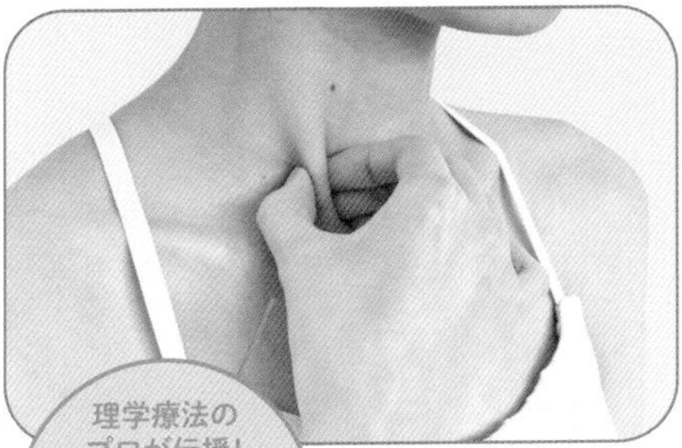

理学療法のプロが伝授！
薄くしかつまめなくても OK！

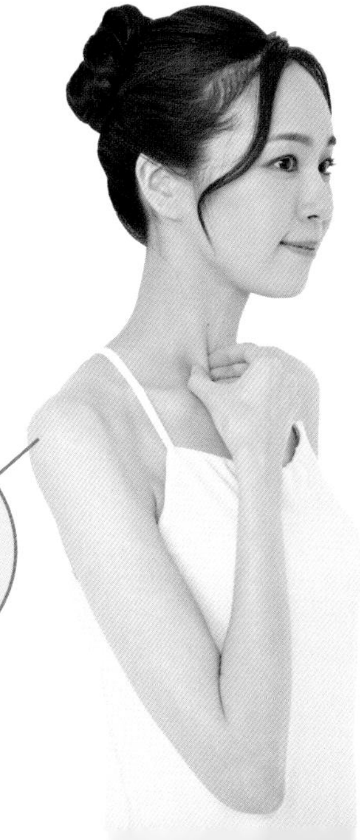

東洋医学のプロが伝授！
肺兪のケア（P112）もおすすめ！

風池《ふうち》・天柱《てんちゅう》のツボを押す

こんな症状にも効く！ 首コリ(→ P46)、背中の痛み(→ P66)、疲れ目・かすみ目(→ P128)

後頭部にある「風池」「天柱」は、風邪の初期症状や目や鼻の不調に効果のあるツボとされています。また、後頭部には首や肩の筋肉がついているので、首コリや肩コリの改善にも効果が期待できます。

どうやる？

風池や天柱のツボに両手の親指を当て、脇をしめることで得られるテコの力を利用して圧をかける。

どのへん？

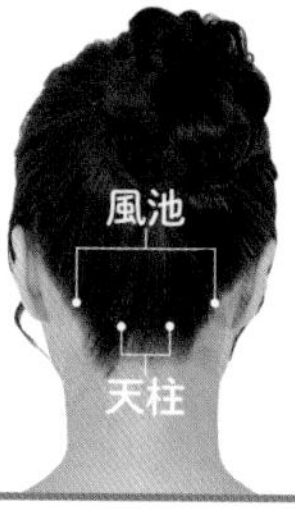

後頭部の下縁の外側に風池、その内側の親指１本分下にあるのが天柱。これらを含む、後頭部下部エリアを狙う。

1. 風池や天柱のツボに両手の親指を当てる

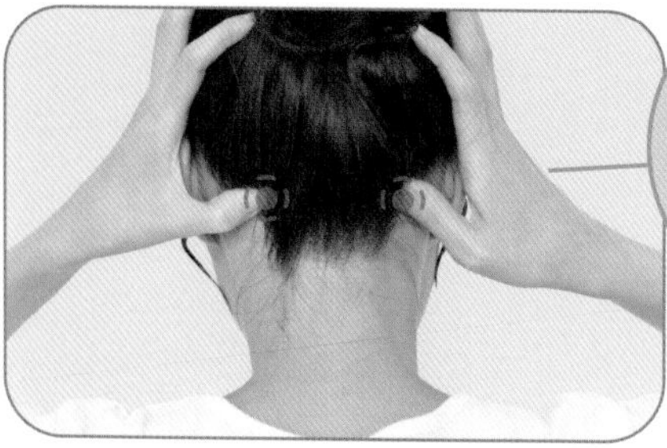

理学療法のプロが伝授！
親指を当てたまま
あごを引くと
首がほぐれる

2. 脇をしめてテコの力を利用して押す

東洋医学のプロが伝授！
頭の反対側の
目に向ける
イメージで骨の
際を押す

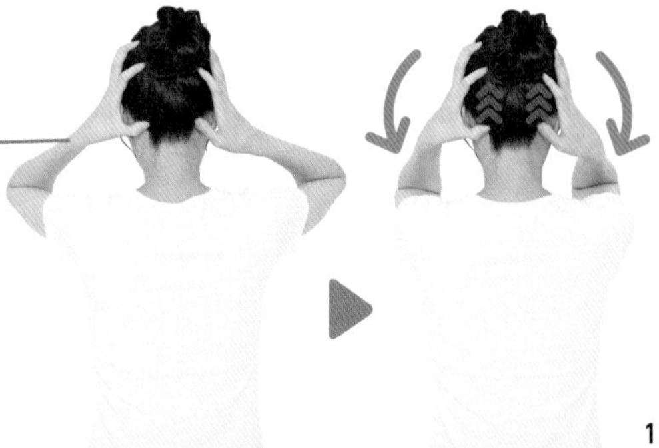

鼻の際をレンゲ／指で流す

こんな症状にも効く! 顔のむくみ（→ P130）

鼻づまりの症状が続くと、鼻の際にある筋肉が緊張し、周囲のツボにもこわばりなどの反応が表れることがあります。この部位を流すと、こわばった筋肉のほぐしや、血流やリンパ液の流れの改善にも効果的です。

どうやる?

レンゲの柄の先を鼻の際に押し当て、目の間から鼻の際に沿って頬骨をたどり、外側に向かって流す。

どのへん?

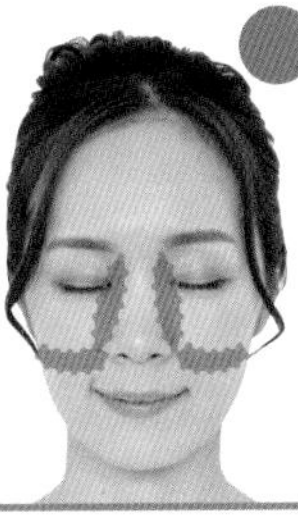

鼻のつけ根の際をたどり、頬骨に沿って顔の外側までを狙う。

1. 鼻の際をレンゲの柄の先で押し流す

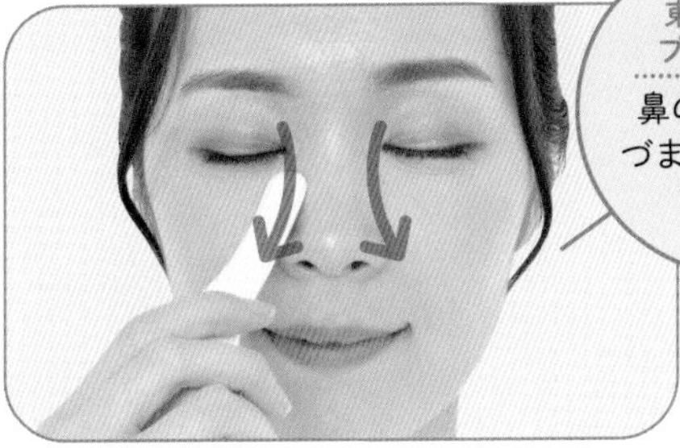

東洋医学のプロが伝授!

鼻の際には鼻づまりのツボもある！

指でもできる!

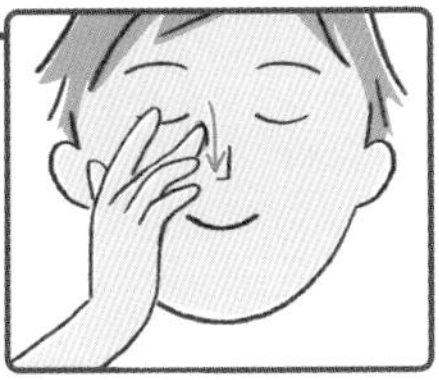

中指の腹で押し流す

2. レンゲの柄の先で頬骨のラインに沿って押し流す

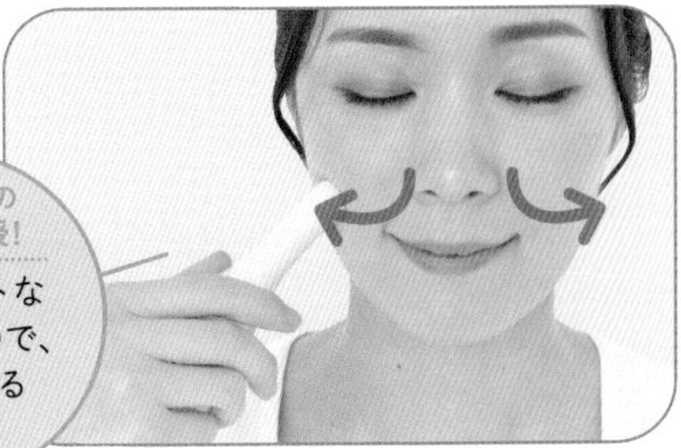

理学療法のプロが伝授!

デリケートなところなので、軽くなでる程度で！

めまい・耳鳴り

首の後ろをレンゲ／指で流す

こんな症状にも効く！ 肩コリ(→ P8)、頭痛(→ P42)、首コリ(→ P46)、手のしびれ(→ P132)

めまいの症状として多く見られるのは、首の骨周辺の過緊張による「頸性《けいせい》めまい」です。首まわりの体液循環の低下、自律神経の乱れなどが影響するとされ、主に首のコリや痛みを併発する場合が多いようです。

どうやる？

首後ろの骨の際にレンゲの縁を押し当て、骨の際に沿って上から下に流す。

どのへん？

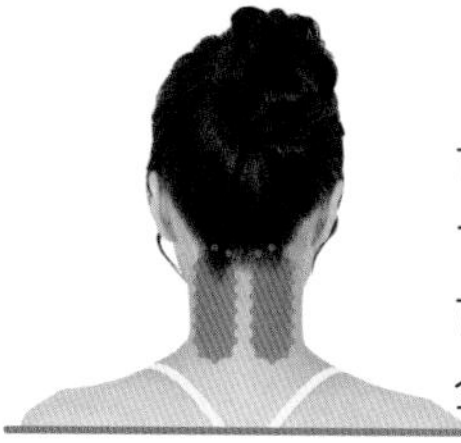

首のコリに影響する後頭部から首後ろの部分を全体的に狙う。

1. 首の後ろの骨の際に沿ってレンゲで押し流す

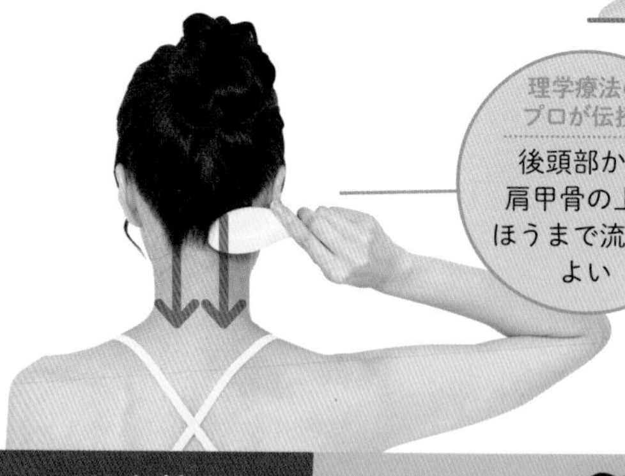

理学療法のプロが伝授！

後頭部から肩甲骨の上のほうまで流すとよい

これも効く！

首の後ろの際を片側ずつ３本の指で押し流す

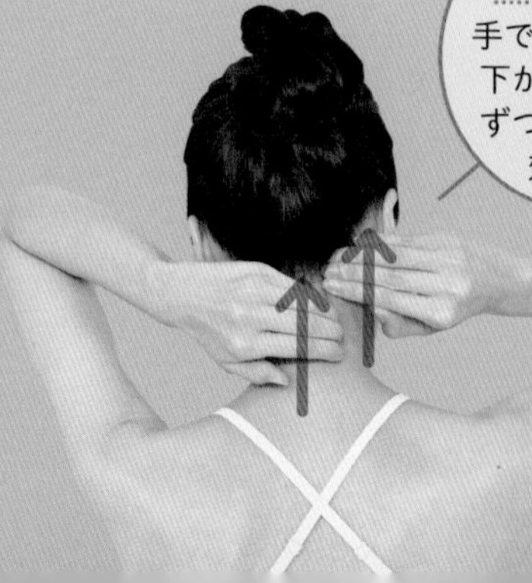

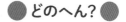

東洋医学のプロが伝授！

手でやる場合は、下から上に片側ずつ押し流すと効果的！

めまい・耳鳴り

首横をボールで押しながら頭を倒す

こんな症状にも効く! 息苦しさ(→P116)、のどのつまり感(→P118)

「頸性めまい」の場合は、耳の下から鎖骨のつなぎ目に位置する胸鎖乳突筋という筋肉も硬くなりがち。ボールで圧をかけながら首を動かすことで、首まわりの筋肉の過緊張や体液循環の低下を改善します。

どうやる?

首横の筋肉のすじにボールを押し当て、押し当てた側の反対側に首を曲げる。

どのへん?

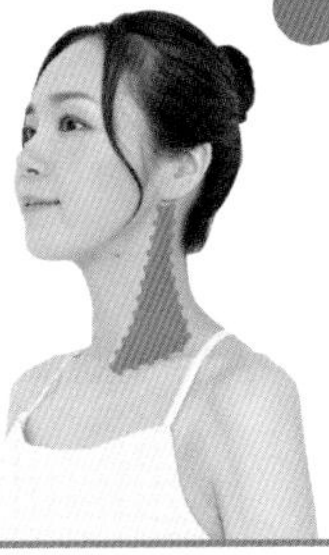

耳の下から鎖骨のつなぎ目を通る筋肉のすじが胸鎖乳突筋。首横を狙うとよい。

1. 首横にボールを当てる

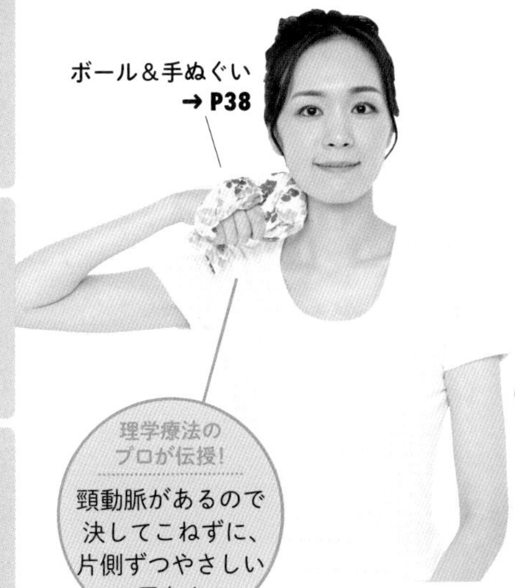
ボール＆手ぬぐい
→ P38

理学療法のプロが伝授!
頸動脈があるので決してこねずに、片側ずつやさしい圧を！

2. 頭をボールと反対側に倒す

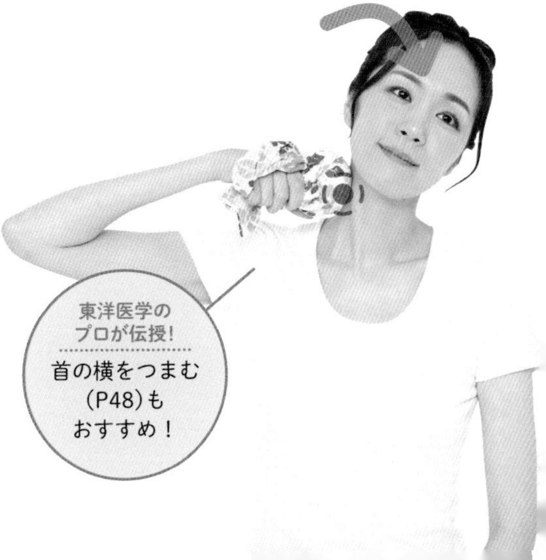

東洋医学のプロが伝授!
首の横をつまむ(P48)もおすすめ！

頬骨の下をレンゲ／拳で流す

こんな症状にも効く! 頭痛(→ P42)、顔のむくみ(→ P130)

耳鳴りの原因はさまざまですが、噛み合わせやストレスによって起こるケースが多く見られます。そのため、あご周辺の筋肉の緊張をゆるめると同時に、「下関《げかん》」という耳鳴り改善のツボを刺激します。

どうやる?

頬骨の下にレンゲの縁を押し当て、エリア全体を上から下に流す。

1. 下関のツボを含む頬骨の下をレンゲで押し流す

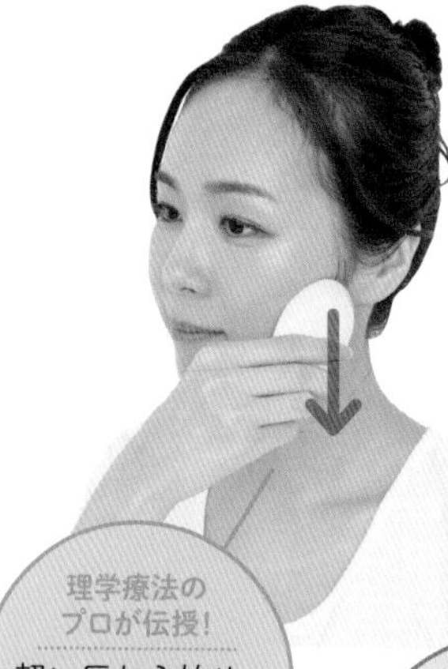

理学療法のプロが伝授!
軽い圧から始め、痛みが出ない範囲で押し流す

どのへん?

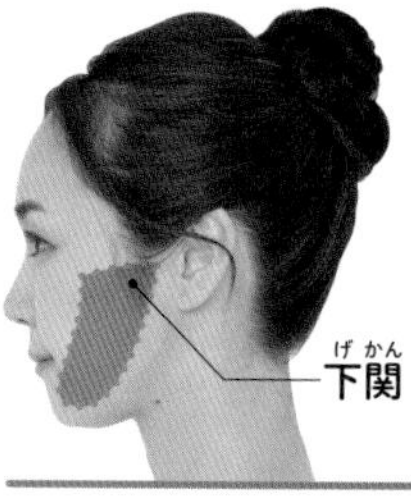

上下のあごを連結する部位に「下関」のツボがあり、そこを含む頬骨の下全体を狙う。

拳でもできる!

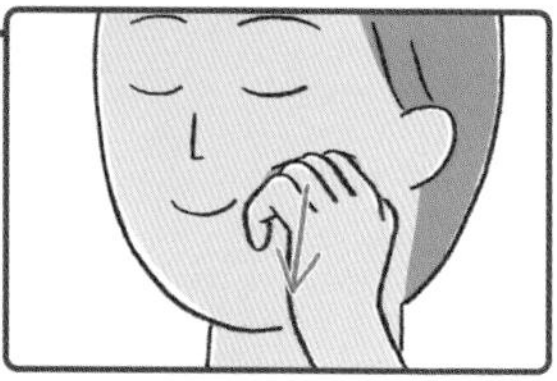

拳の第二関節で押し流す

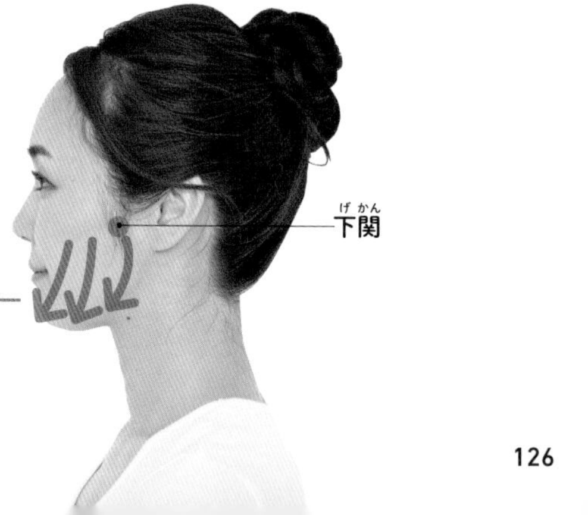

東洋医学のプロが伝授!
側頭部を押し流す(P44)もおすすめ!

舌を出しながらあごを出す

こんな症状にも効く! のどのつまり感(→ **P118**)、顔のむくみ(→ **P130**)

耳鳴りの軽減には、外側のあごの筋肉の緊張だけでなく、耳管に近い舌などの口の内部の緊張もゆるめることが効果的です。舌やあご（咀嚼《そしゃく》に関わる筋肉）を大きく動かすことで、口まわりの緊張をほぐしていきます。

どうやる?

口を大きく開けて舌を出し、舌を上に突き上げながら下あごを前に出す。

どのへん?

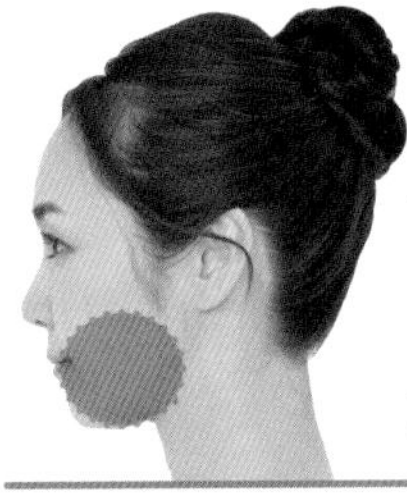

舌（舌筋群《ぜつきんぐん》）やあごを前後にスライドさせる筋肉（外《がい》側翼突筋《そくよくとつきん》）を狙う。

1. 口を開いて舌を出す

東洋医学のプロが伝授!

風池のツボ(P122)のほぐしもおすすめ！

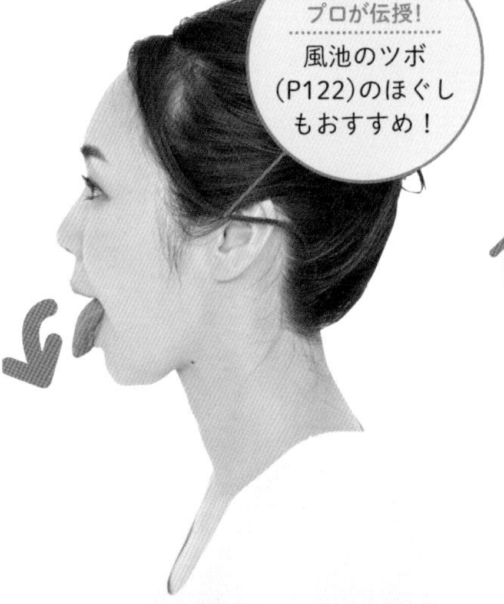

2. 舌を上に突き上げながら下あごを前に出す

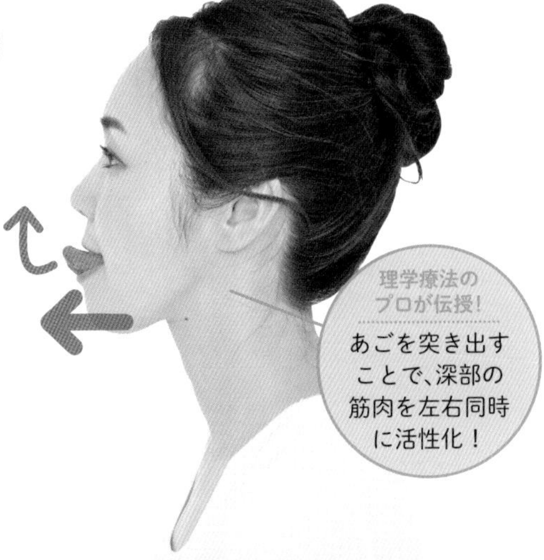

理学療法のプロが伝授!

あごを突き出すことで、深部の筋肉を左右同時に活性化！

こめかみを押す

こんな症状にも効く！ 頭痛（→ P42）

目を酷使した場合、周囲の筋肉は過緊張の状態になりがち。こめかみの部分には、「太陽」という眼精疲労に効果のあるツボがありますが、筋肉や血流といった観点からもほぐすべきポイントといえます。

どうやる？

３本の指（人差し指〜薬指）先でこめかみを押す。両側同時にアプローチする。

どのへん？

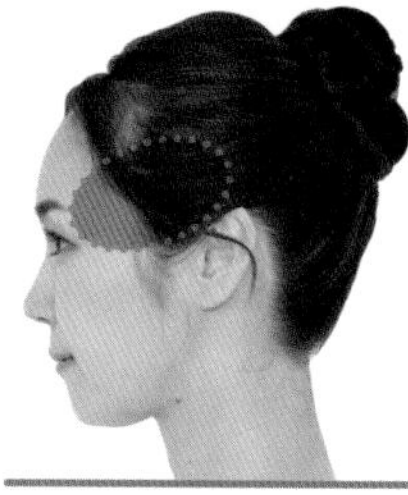

眼精疲労に効果のある「太陽」のツボを含むこめかみの部分を広範囲で狙う。

1. ３本の指先でこめかみを押す

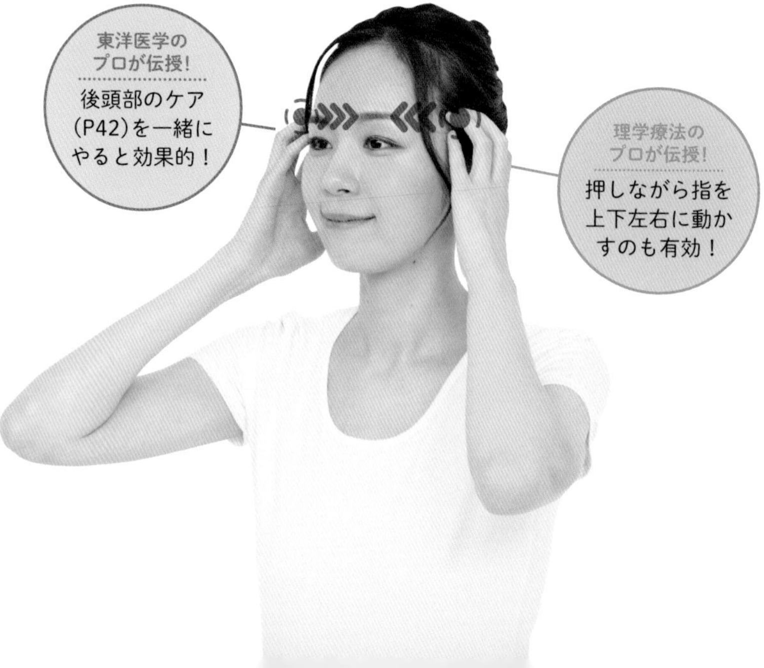
東洋医学のプロが伝授！
後頭部のケア（P42）を一緒にやると効果的！
理学療法のプロが伝授！
押しながら指を上下左右に動かすのも有効！

疲れ目・かすみ目

眉頭《まゆがしら》の下を押す

こんな症状にも効く！ 頭痛（→ P42）、鼻の症状（→ P122）

眉頭の下のくぼみは、ちょうど頭蓋の縫合（つなぎ目）がある部位。目を酷使すると、このあたりが緊張で硬くなることも。目のまわりの筋肉にはツボも多く、眉頭や目頭を押さえるのは理に適ったケアといえます。

どうやる？

両手の親指の先（爪）を眉頭の下のくぼみに当てて押す。

どのへん？

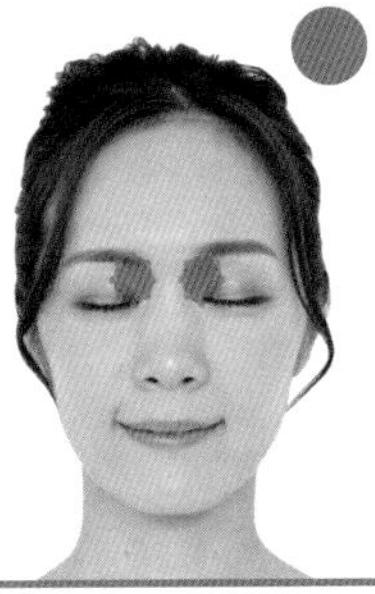

眉頭の下に骨のくぼみがあり、そこを中心とした眉頭の下全体を狙う。

1. 眉頭の下のくぼみを指先（爪）で押す

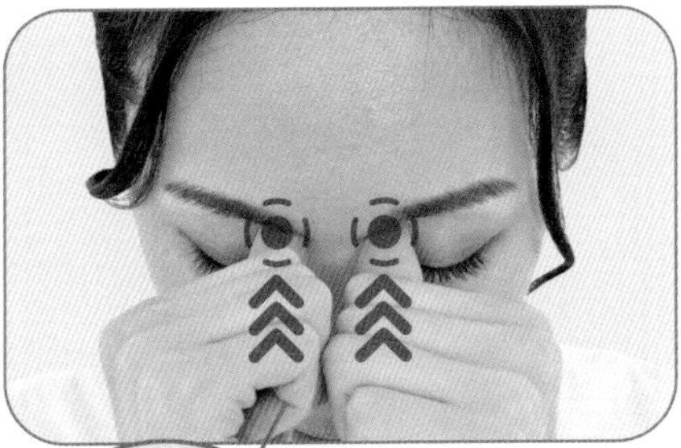

東洋医学のプロが伝授！
骨と骨のつなぎ目を指先で感じるようにやさしくじっくりと！

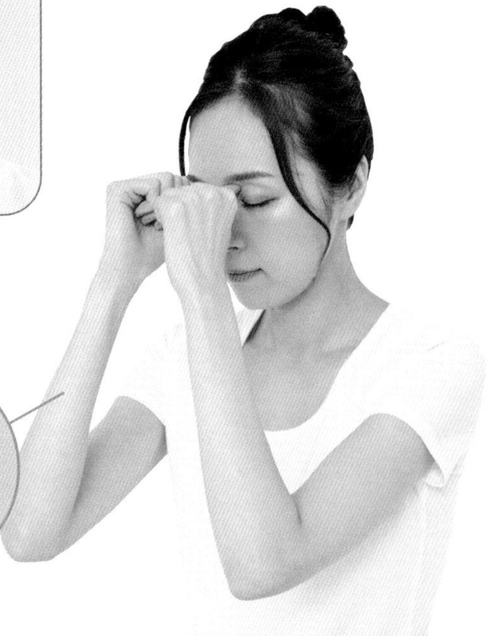

理学療法のプロが伝授！
こめかみと一緒にやると目がスッキリする

顔のむくみ

耳の下から鎖骨のつなぎ目のラインをレンゲ／指で流す

こんな症状にも効く! 首コリ（→ P46）、咳（→ P120）、めまい・耳鳴り（→ P124）

耳の下から鎖骨のつなぎ目に位置する胸鎖乳突筋が緊張すると、頸部の血流に影響が。また、この筋肉のまわりにはリンパ管も集まっており、頭部からの体液循環が滞ることで顔のむくみにつながります。

どうやる?

耳の下にレンゲの縁を押し当て、鎖骨のつなぎ目に向かって流す。

どのへん?

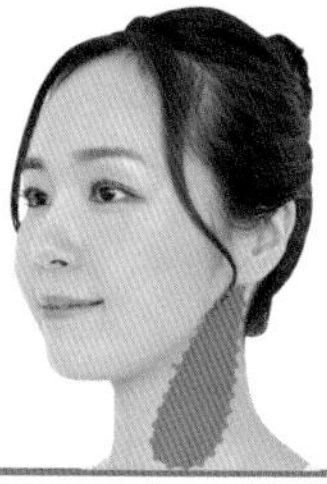

耳の下から鎖骨のつなぎ目にかけて位置する筋肉のすじ（胸鎖乳突筋）を狙う。

1. 耳の下にレンゲを当てる

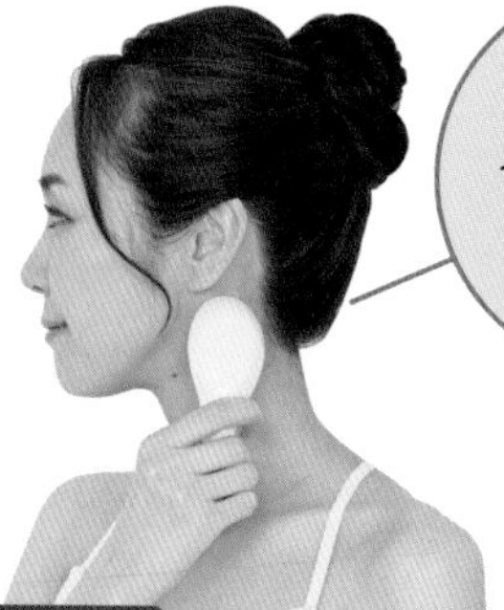

東洋医学のプロが伝授!
やさしい圧で、鎖骨までしっかり流す

指でもできる!

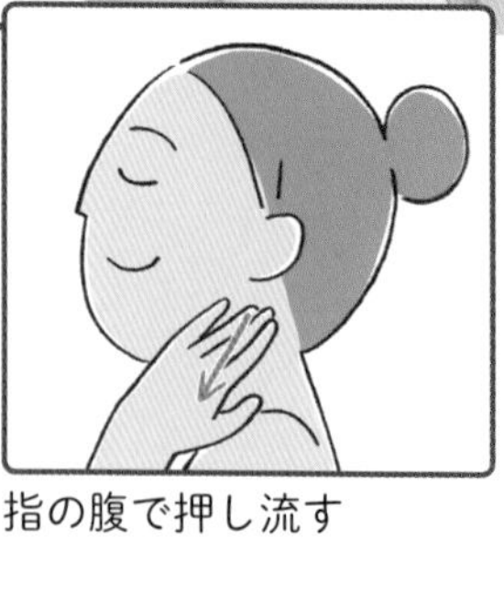

指の腹で押し流す

2. 鎖骨のつなぎ目に向かって斜め下にレンゲで押し流す

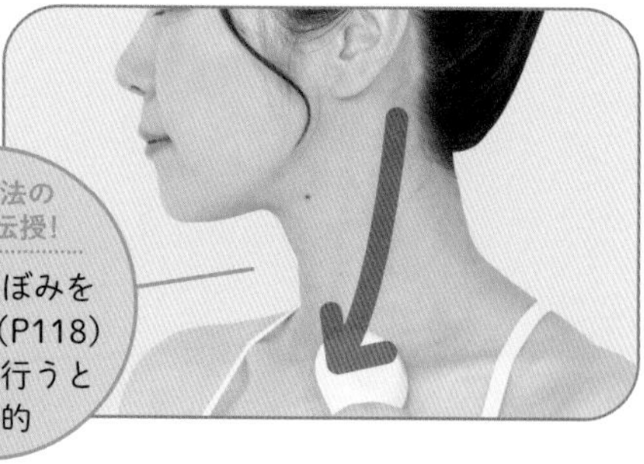

理学療法のプロが伝授!
鎖骨のくぼみを押すケア（P118）を一緒に行うと効果的

顔のむくみ

首の横をつまんで首を左右に動かす

こんな症状にも効く! 首コリ(→ P46)、咳(→ P120)、めまい・耳鳴り(→ P124)

胸鎖乳突筋の伸び縮みがうまくできていないと、リンパ液の流れも停滞（リンパの流れは筋肉の伸縮が動力）して顔のむくみにつながります。ここをつまみながら首を動かすことで、体液の流れを活性化させます。

どうやる?

首横の筋肉のすじ（胸鎖乳突筋）をつまみながら、首を左右に動かして血液やリンパ液の流れをうながす。

どのへん?

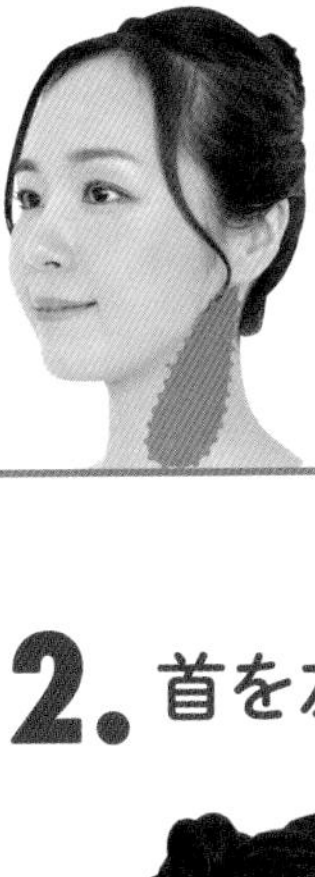

耳の下から鎖骨のつなぎ目にかけて位置する筋肉のすじ（胸鎖乳突筋）を狙う。

1. 首の横の筋肉（胸鎖乳突筋）をつまむ

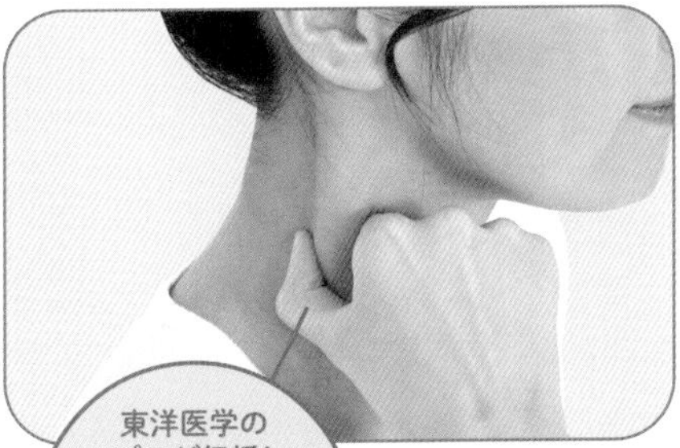

東洋医学のプロが伝授!
奥に重要な血管があるのでやさしくつまむ

2. 首を左右にひねる

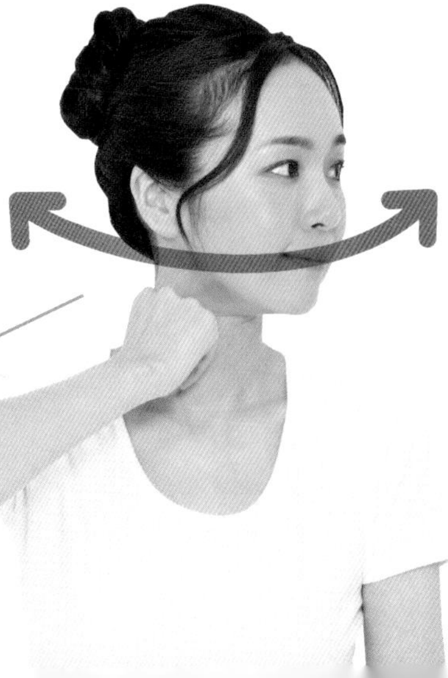

理学療法のプロが伝授!
首は、まわせる範囲でムリなく動かす！

脇をつまんで動かす

こんな症状にも効く！ 肩コリ（→ **P8**）、手のむくみ・冷え（→ **P134**）

脇の下には、動脈に沿う形で手のしびれに影響する神経が通っています。胴体と腕の連結部である脇の下が緊張すると、腕の血流が低下したり、神経が圧迫されたりし、しびれにつながります。

どうやる？

脇の下の筋肉の束を親指と人差し指を中心につまんで、つまんだ肉を胸の方向に動かす。

どのへん？

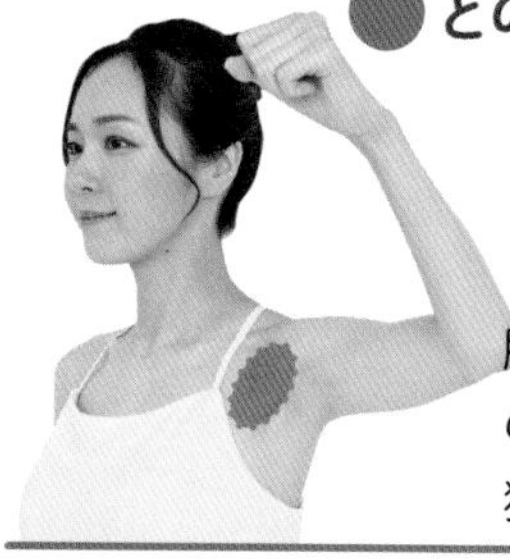

脇の下の前側の筋肉の束を狙う。

1. 脇をつまむ

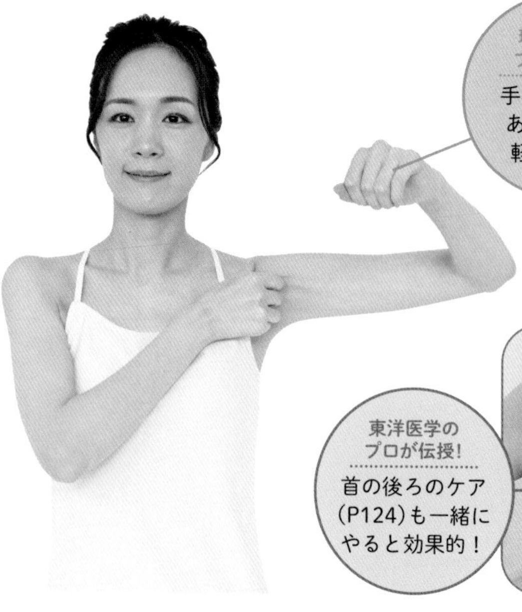

理学療法のプロが伝授！

手にしびれがあるときは、軽くつまむ

2. つまんだ脇を胸の方向に動かす

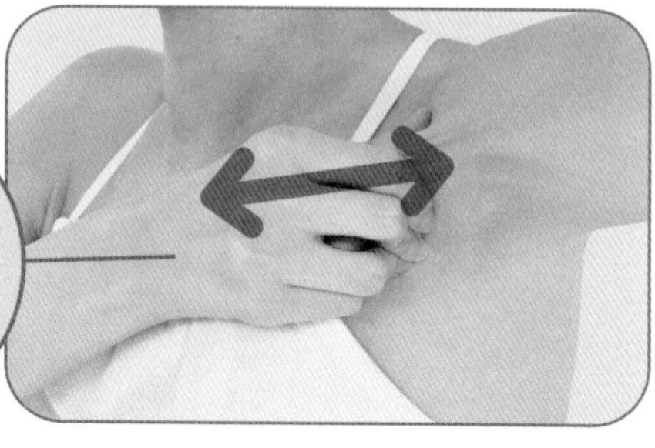

東洋医学のプロが伝授！

首の後ろのケア（P124）も一緒にやると効果的！

手のしびれ

肩甲骨をボールで押しながら腕を動かす

こんな症状にも効く！ 肩コリ（→ P8）、手のむくみ・冷え（→ P134）

肩甲骨の位置や動きが悪くなると、腕の血流が低下するケースもあります。その影響で手のむくみが生じ、むくみを原因としてしびれを感じることも。肩甲骨を押しながら動かし、緊張をゆるめて血流をうながします。

どうやる？

肩甲骨にボール＆手ぬぐいを当て、壁に寄りかかりながら圧をかける。その状態でひじを曲げて腕を横に上げ、ひじから先を上下にまわす。

どのへん？

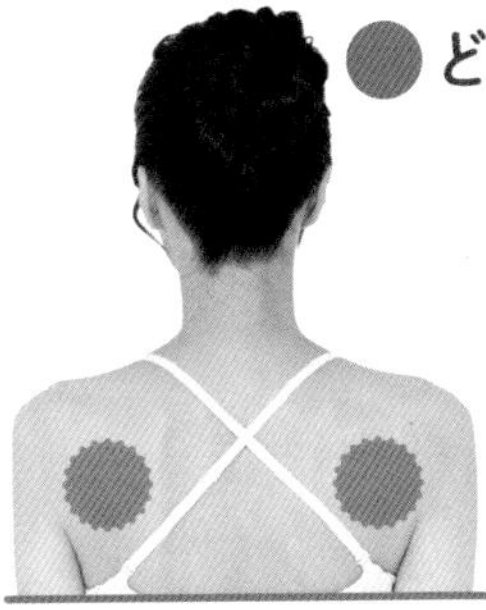

肩甲骨の真ん中を目安に狙う。

1. 肩甲骨にボールを当て、壁などに寄りかかってボールを押す

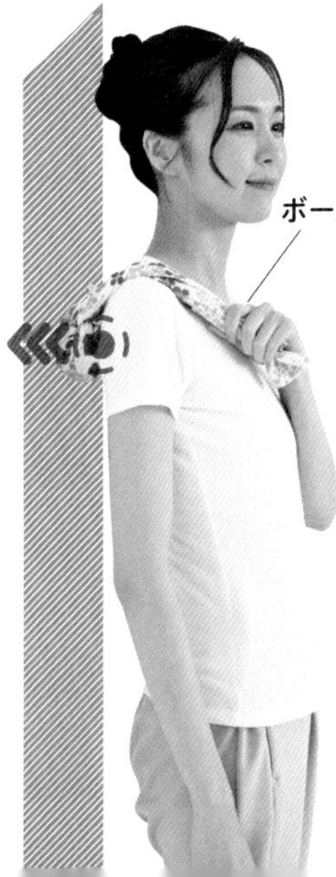
ボール＆手ぬぐい
→ P38

2. ボール側の腕を外側に上げてひじを軸に上下にまわす

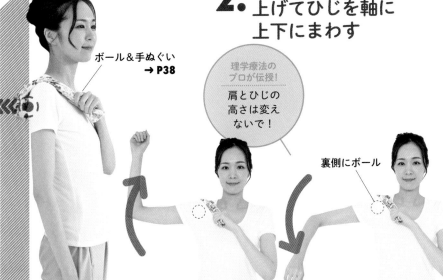

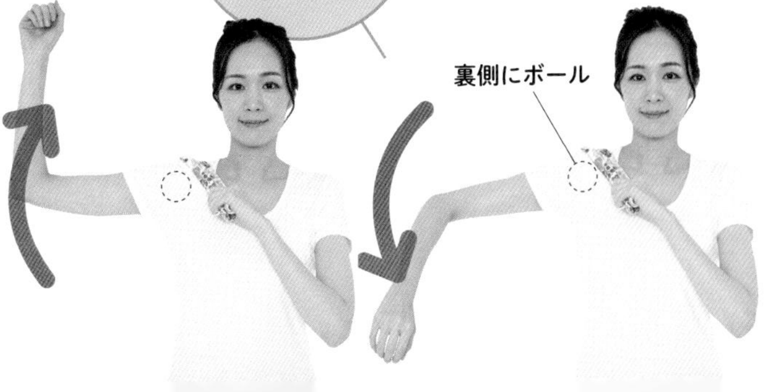
理学療法のプロが伝授！
肩とひじの高さは変えないで！
裏側にボール

二の腕をつまんで ひじを曲げ伸ばす

こんな症状にも効く! ひじの痛み(→ P50)、手のしびれ(→ P132)

手のむくみや冷えの症状は、主に血流の低下が原因。二の腕の力こぶと裏側の筋肉の間に神経や大きな血管が通っており、そこに圧をかけながら腕を動かすことで、筋肉のポンプ作用が働いて血流が促進されます。

どうやる?

二の腕をつまみながら、ひじから先を曲げ伸ばす。

どのへん?

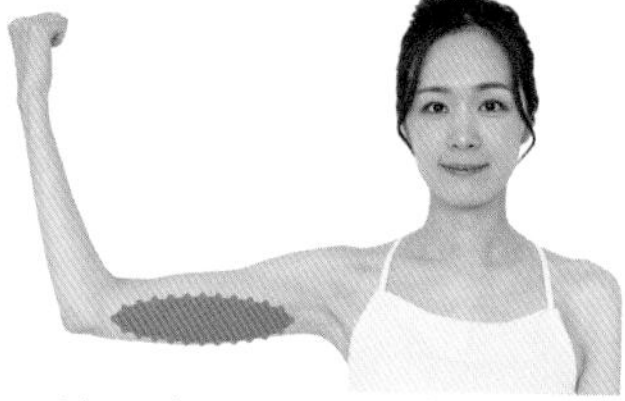

二の腕の力こぶと、裏側の筋肉の境目（腕の中間あたり）を、ひじから脇の下まで全体的に狙う。

1. 二の腕の中央をつまむ

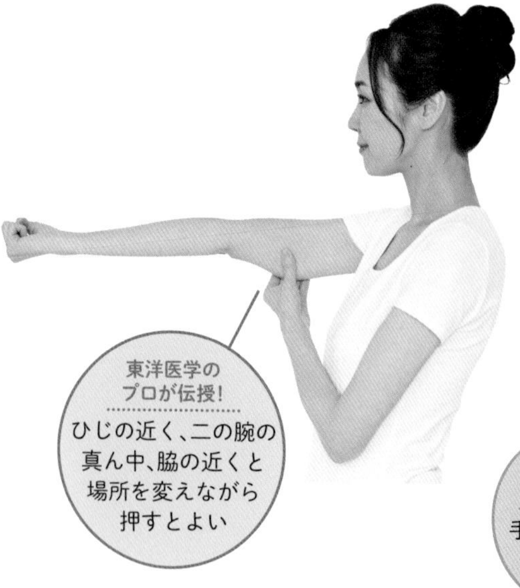
東洋医学のプロが伝授!
ひじの近く、二の腕の真ん中、脇の近くと場所を変えながら押すとよい

2. ひじを曲げ伸ばす

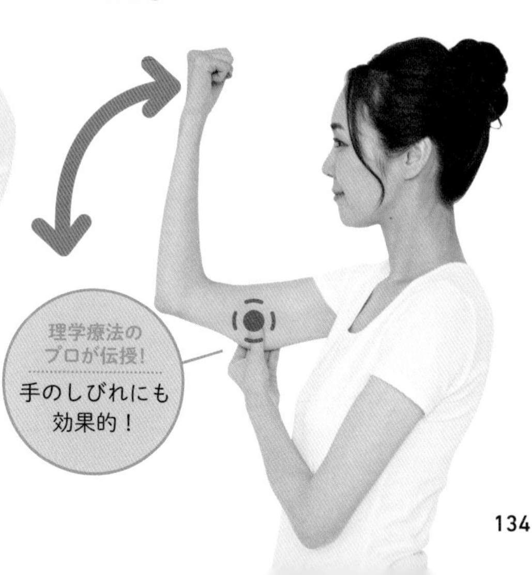
理学療法のプロが伝授!
手のしびれにも効果的！

手のむくみ・冷え

ひじから先のリンパをレンゲで流す

こんな症状にも効く！ 頭痛（→ P42）、鼻の症状（→ P122）

手のむくみや冷えの症状を改善するには、二の腕（上腕）側の緊張をゆるめることに加え、ひじから先の前腕部を刺激することも有効です。ひじから先全体のリンパ液や血液を押し流すイメージでゆるめます。

どうやる？

レンゲの縁を押し当て、ひじから先を全体的に流す。

どのへん？

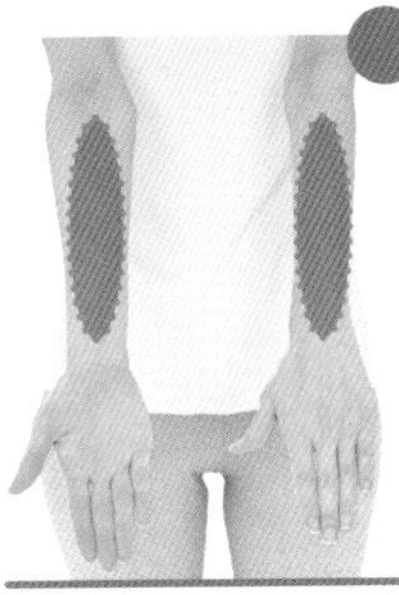

ひじから手首まで、ひじから先全体（表面も裏面も）を狙う。

1. ひじから先の内側をレンゲで押し流す

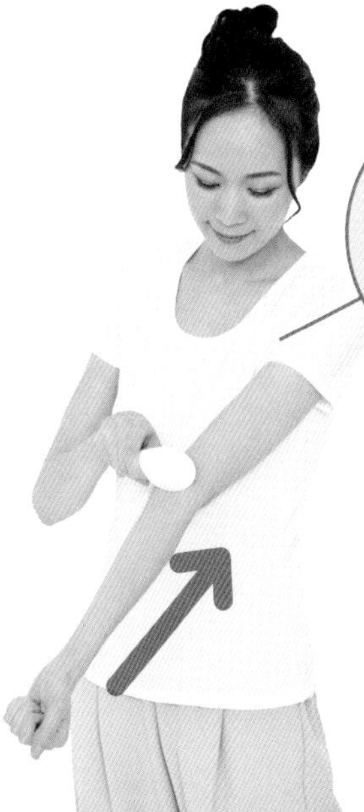

東洋医学のプロが伝授！

リンパ液を胴体に戻すイメージで流す！

2. ひじから先の外側をレンゲで押し流す

理学療法のプロが伝授！

手のしびれや手首の痛みなどにも有効

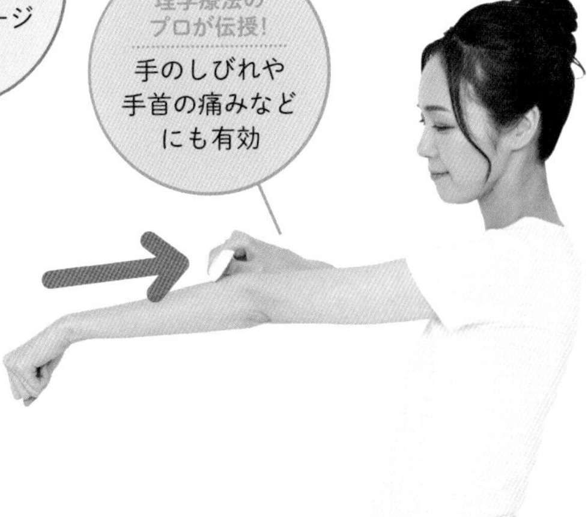

メンタル・感情の問題
呼吸に関わる症状
目や耳、顔の症状
手足の症状
胃腸や泌尿器の症状
その他の症状

お尻の下に手首を敷いて両脚を閉じ開く

こんな症状にも効く! 腰痛(→ P70)、股関節・お尻の痛み(→ P84)

病院で異常なしと診断された場合の足のしびれは、お尻の筋肉の緊張が影響することも。骨盤の後ろ側に大きな神経や血管があり、それと接する梨《り》状筋《じょうきん》が緊張すると、しびれを感じることがあります。

どうやる?

あお向けになって手首をお尻(梨状筋付近)の下に敷き、両脚をカエル足のように閉じ開きする。

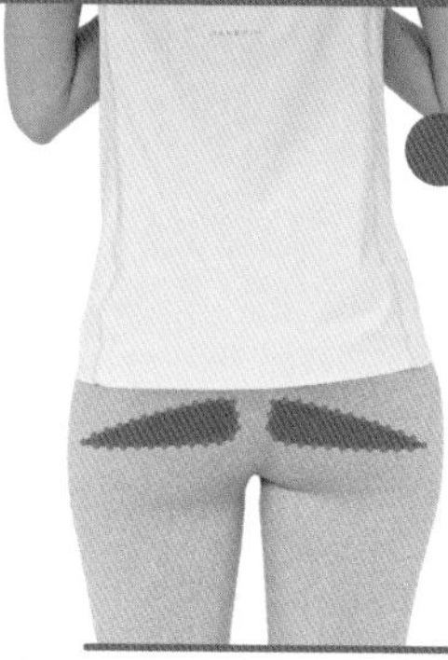

どのへん?

背骨の末端である仙骨(骨盤の中心)から骨盤横の出っ張り(大転子)に向かう梨状筋を狙う。

1. あお向けになってお尻の下に手首を敷く

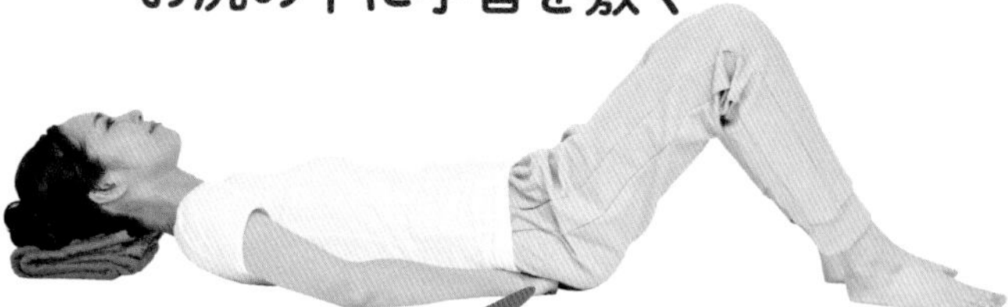

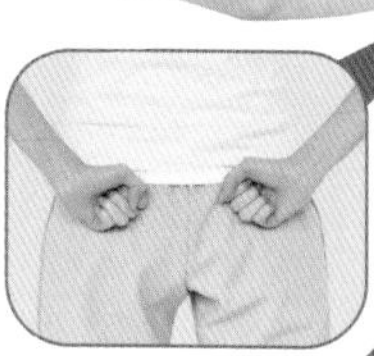

2. 両脚をカエル足のように外側に閉じ開く

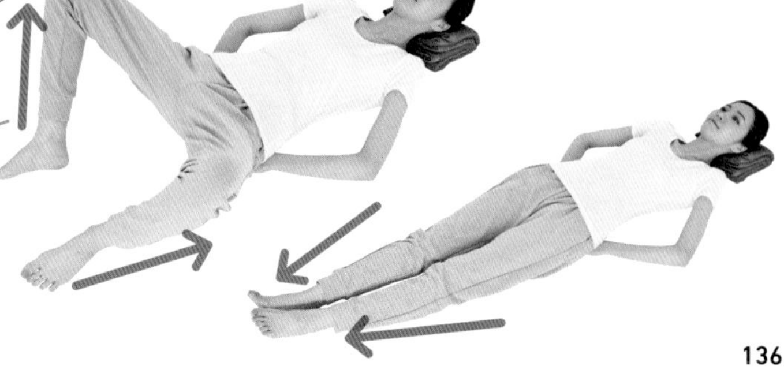

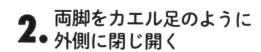

理学療法のプロが伝授!

中臀筋をボールで押す(→P88)も併せてやると有効!

足のしびれ

太ももの つけ根をボールで押しながら脚を外に開く

こんな症状にも効く! 腰痛(→P70)、便秘(→P142)

脚の外側にしびれを感じるときは、骨盤前部（鼠径部）を通る腸腰筋に緊張があるケースが多く見られます。腸腰筋をボールで押しながら、脚を動かすことで神経や血管の通りを改善していきます。

どうやる?

うつ伏せで両ひじを立て、太もものつけ根にボールを置く。ボールと反対側の脚のひざを外側に閉じ開く。

どのへん?

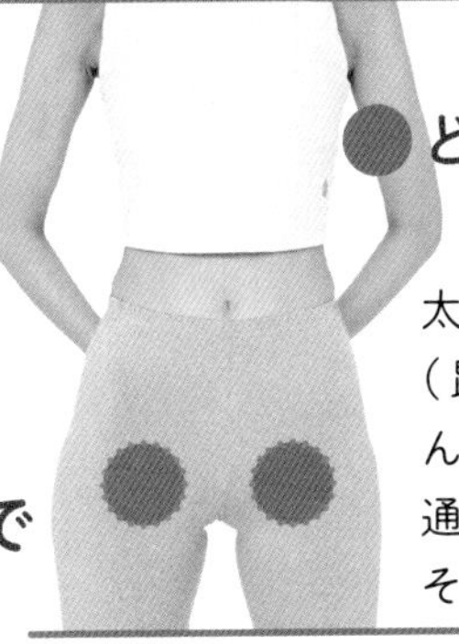

太もものつけ根（鼠径部）の真ん中に腸腰筋が通っているので、その周辺を狙う。

1. スフィンクスのポーズで太もものつけ根にボールを置く

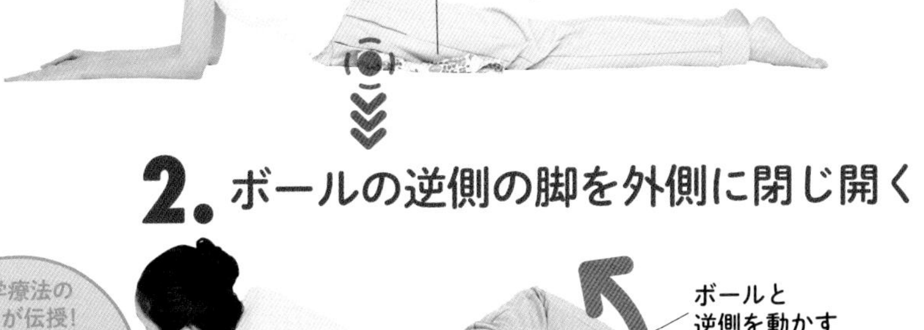

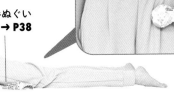

2. ボールの逆側の脚を外側に閉じ開く

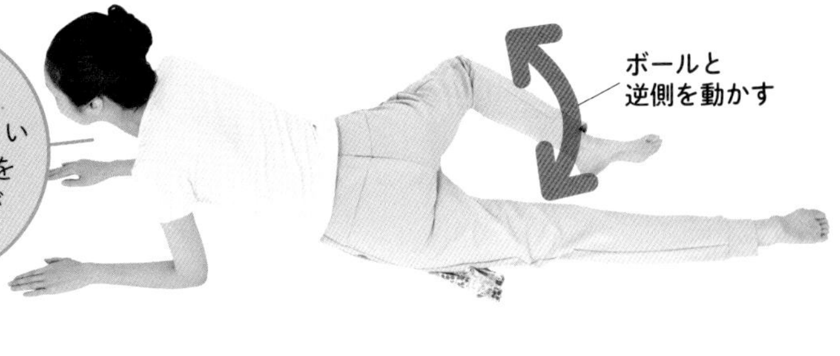

理学療法のプロが伝授!

骨盤前部の正しい位置にボールを当てることが大事!

ひざ裏をレンゲ／指で流す

こんな症状にも効く! ひざの痛み(→ P91)、頻尿・残尿(→ P140)

足のむくみや冷えの主な原因は、血流の低下です。ひざの裏側は、重要な血管やリンパ管、神経などが集中する部位。ひざ裏が緊張で硬くなると、ひざから下の体液循環が低下して冷えやすくなります。

どうやる?

レンゲの縁を押し当て、ひざの裏側のくぼみを全体的に流す。

どのへん?

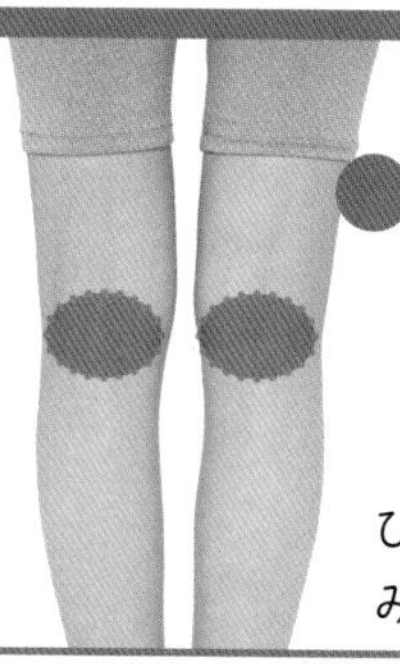

ひざの裏側のくぼみ周辺を狙う。

1. ひざの裏側をレンゲで押し流す

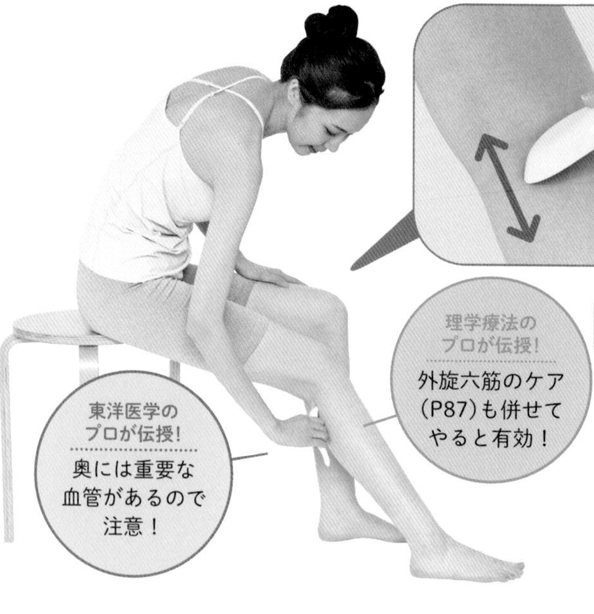
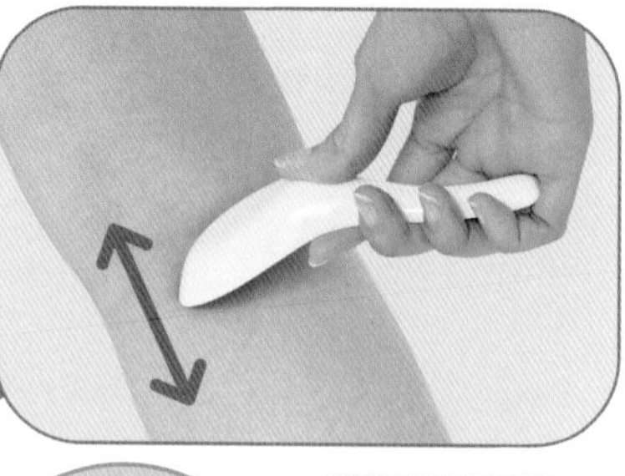
理学療法のプロが伝授!
外旋六筋のケア(P87)も併せてやると有効!
東洋医学のプロが伝授!
奥には重要な血管があるので注意!

別バージョン

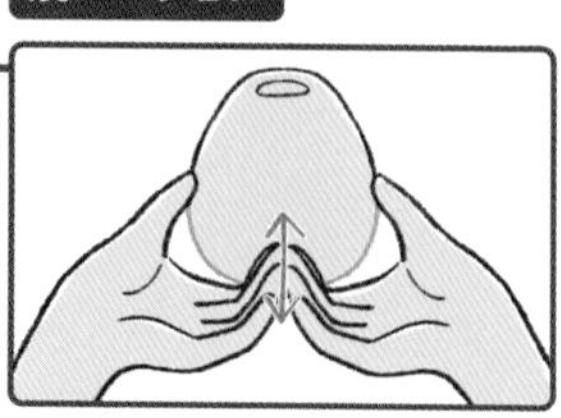

両手でつくった
M字の先で押し流す

足裏を押しながら足指をグーパー

こんな症状にも効く！ 足裏の痛み（→ P96）、足指の痛み（→ P98）

足の指先に近い部分の冷えやむくみを解消するには、足裏にある指を曲げる筋肉をダイレクトに刺激するのが効果的です。足裏のアーチを押しながら指を曲げ伸ばしすることで、緊張をゆるめて血流をうながします。

どうやる？

足裏の土踏まずを押しながら、指をグーパーと閉じ開く。

どのへん？

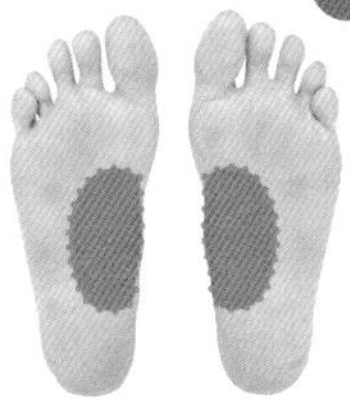

足裏のアーチ（土踏まず）の硬い部分を中心に狙う。

1. 足裏を手の親指で押す

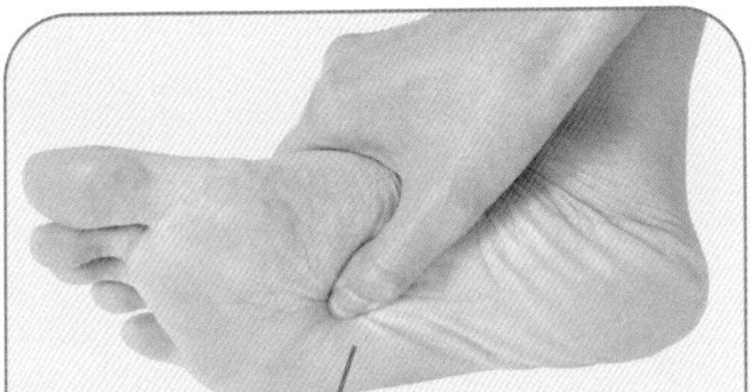

東洋医学のプロが伝授！
湧泉《ゆうせん》という疲労回復に効くツボもある

2. 足の指をグーパーと閉じ開く

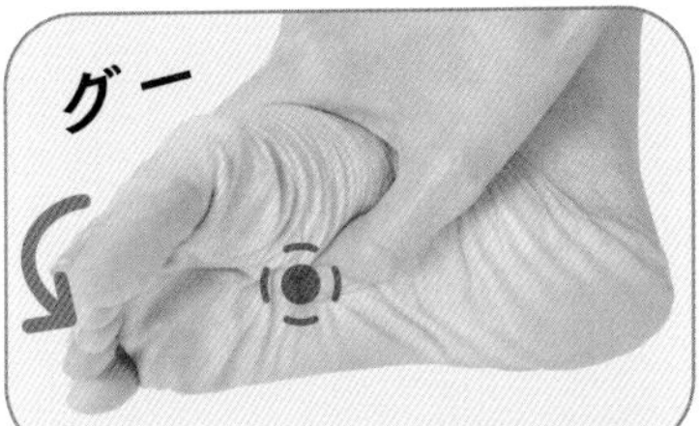

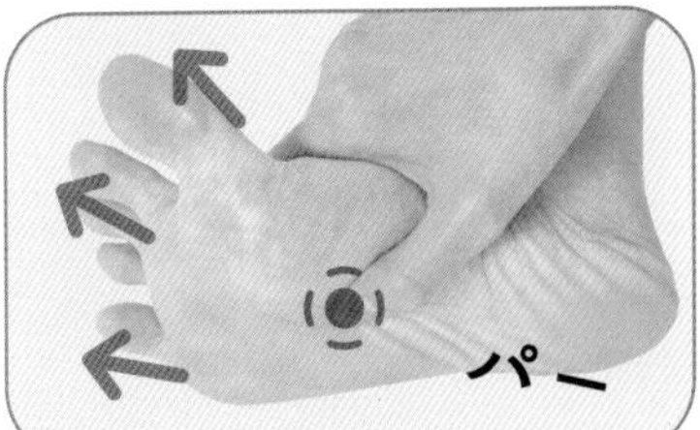

理学療法のプロが伝授！
押しながら動かすことで体液の流れを促進！

陰谷《いんこく》のツボをレンゲ／親指で流す

こんな症状にも効く! ひざの痛み(→ P91)、足のむくみ・冷え(→ P138)

頻尿や残尿の場合、ひざ裏の内側にある陰谷という泌尿器系の症状に効果のあるツボを刺激します。ひざ裏の内側を押し流すことで、体内の余分な水分や老廃物を体外に排出する作用を助けます。

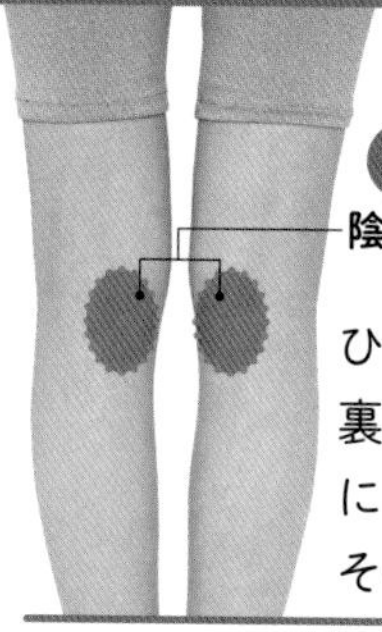
陰谷

どのへん?

ひざ裏の内側（ひざ裏のシワの内側の端）に陰谷のツボがあり、その周辺を狙う。

どうやる?

陰谷のツボ周辺にレンゲの縁を押し当て、下方に流す。

1. 陰谷のツボを含むひざ裏の内側周辺をレンゲで押し流す

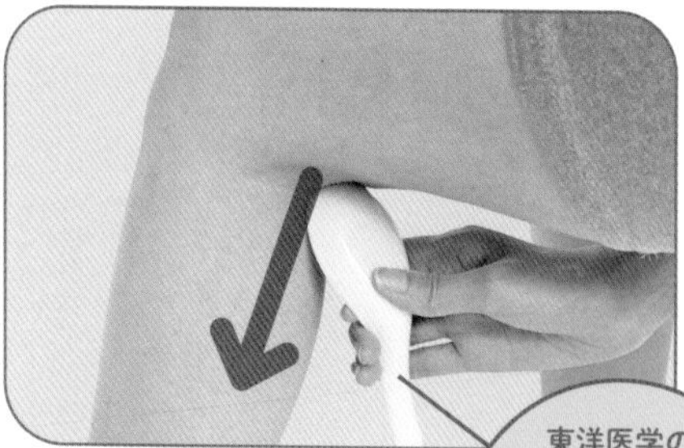
東洋医学のプロが伝授!
筋肉のすじも一緒に押し流すイメージで！

指でもできる

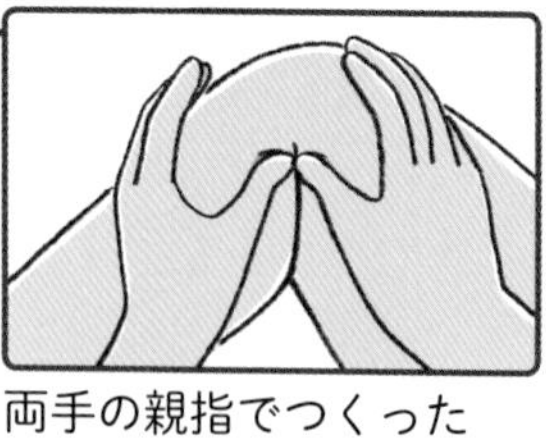

両手の親指でつくったM字の先で押し流す

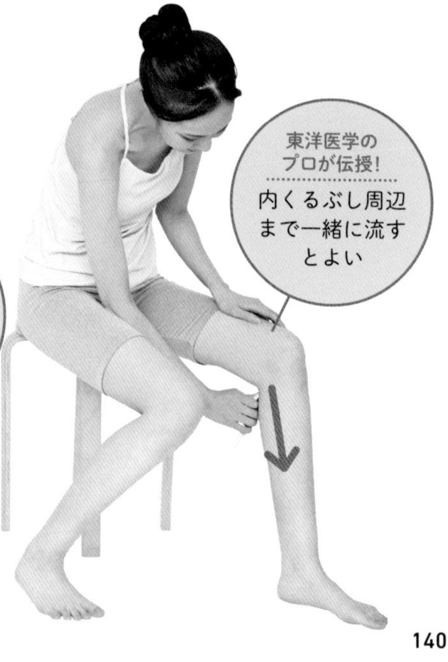
東洋医学のプロが伝授!
内くるぶし周辺まで一緒に流すとよい

頻尿・残尿

関元《かんげん》のツボを押す

こんな症状にも効く! 肩コリ(→ **P8**)、手のむくみ・冷え(→ **P134**)、便秘(→ **P142**)

泌尿器系の症状に効果のある関元のツボ。へその下にあり、ツボと経絡の観点だけでなく、骨盤内部の内臓をダイレクトに刺激することで、関連組織の緊張をゆるめる効果も期待できます。

どうやる?

両手でつくったM字の先で関元のツボ周辺を押す。

どのへん?

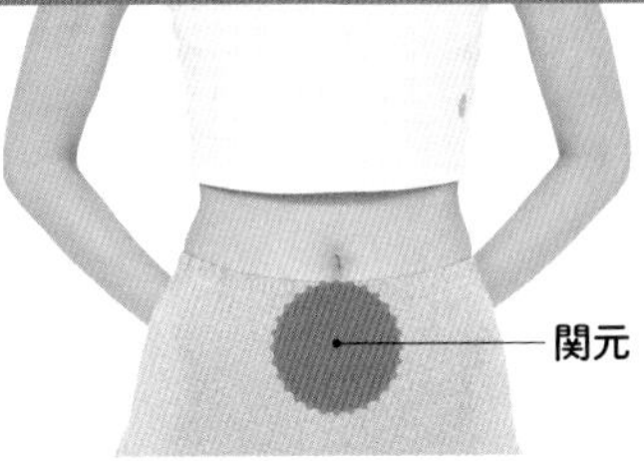

へそから指4本分下に関元のツボがあり、関元を含む下腹部エリア全体を狙う。

1. 関元のツボを含むへその下周辺を両手でつくったM字の先で押す

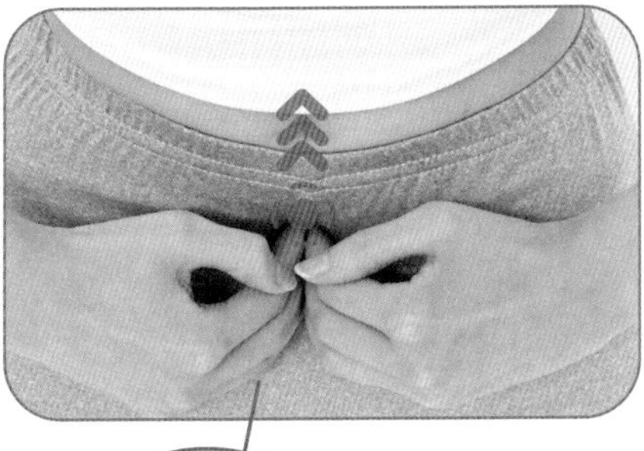

東洋医学のプロが伝授!
やさしい圧で、じんわりと内部に響かせるイメージで!

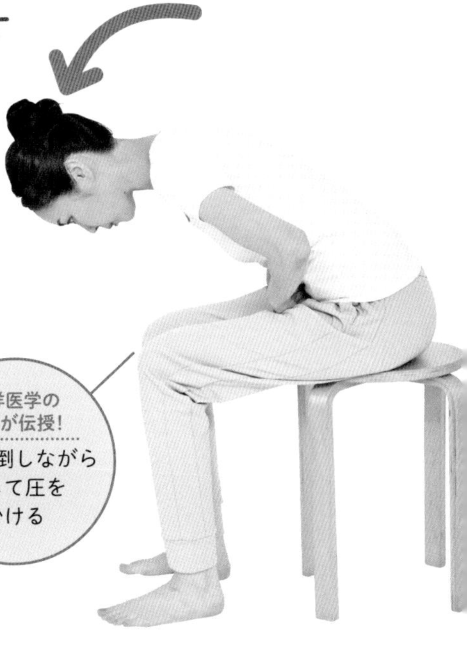

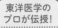

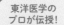

東洋医学のプロが伝授!
上体を倒しながら押して圧をかける

府《ふ》舎《しゃ》のツボを押す

こんな症状にも効く! 股関節・お尻の痛み(→ **P84**)、足のしびれ(→ **P136**)

便秘の症状には、骨盤内部の血流をうながすのが効果的です。骨盤内部を通る腸腰筋の緊張をゆるめると、骨盤内の血流がアップ。また、鼠径部には消化器系の症状に効果のある府舎というツボもあります。

どうやる?

両手でつくったＭ字の先で、府舎のツボを含む太もものつけ根を押す。

どのへん?

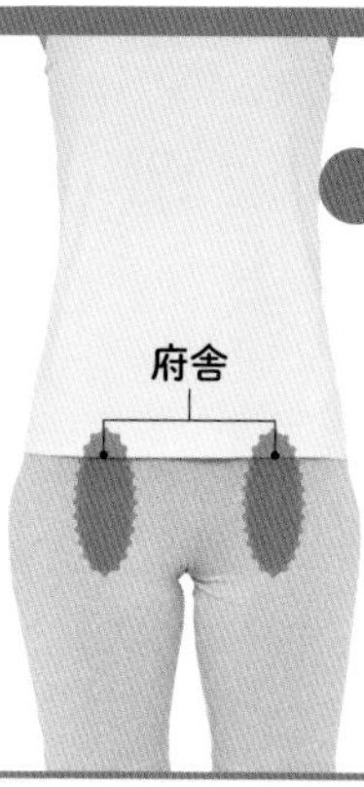

太もものつけ根(鼠径部)の中間、そこから指２本分上に府舎のツボがあり、その周辺を狙う。

1. 府舎のツボを含む太もものつけ根周辺を両手でつくったM字の先で押す

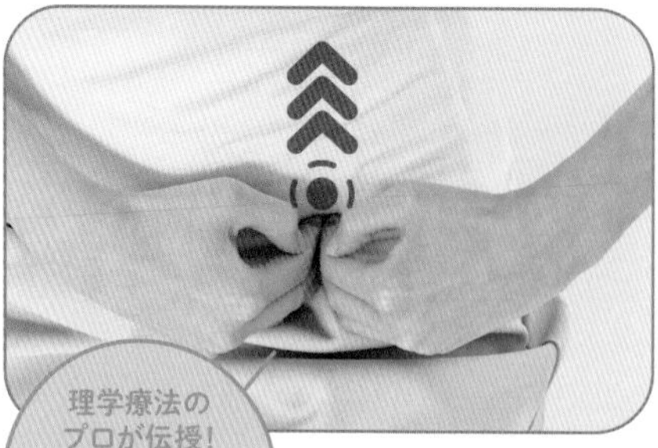

理学療法のプロが伝授!
持続圧でゆっくり押す

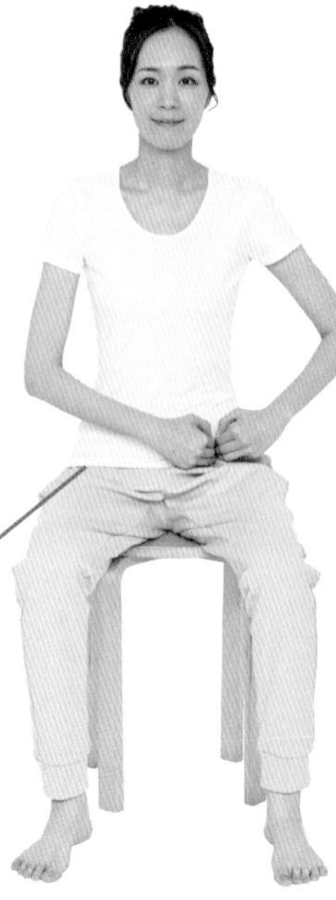

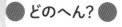

東洋医学のプロが伝授!
やさしく入れて、深部の硬い筋肉をほぐすイメージで!

大横《だいおう》・腹結《ふっけつ》・天枢《てんすう》のツボを押す

こんな症状にも効く! お腹の痛み(→ P78)、下痢(→ P144)

腸の動きを活性化させるため、ダイレクトに刺激を入れるのも有効です。へその横のエリアには、消化器系の症状に効果のある「大横・腹結・天枢」のツボがあり、周辺の内部組織と一緒にゆるめていきます。

どうやる?

両手でつくったM字の先でへそ横エリアを押していく。

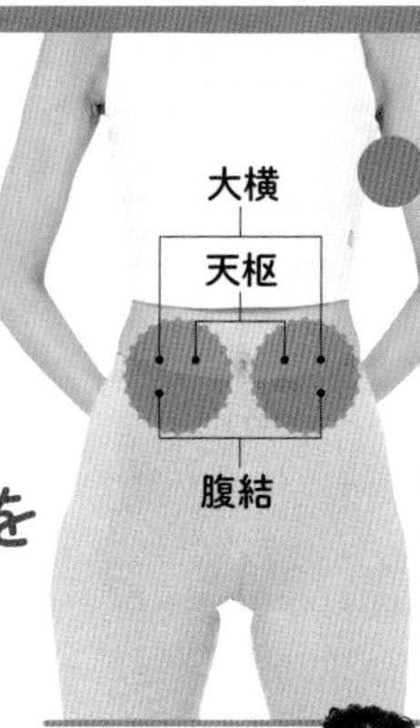

どのへん?

へそから親指2本分外側に天枢、指4本分外側に大横、その指2本分下には腹結のツボがあり、へそ横エリア周辺を狙う。

1. 大横・腹結・天枢のツボを含むへその横周辺を両手でつくったM字の先で押す

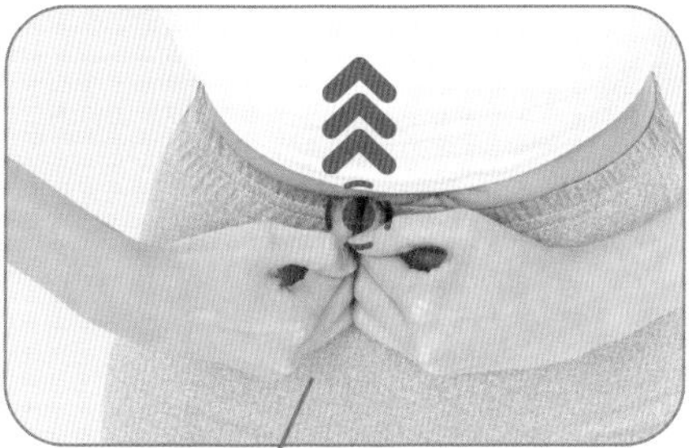

東洋医学のプロが伝授!
やさしい圧で、じんわりと内部に響かせるイメージで!

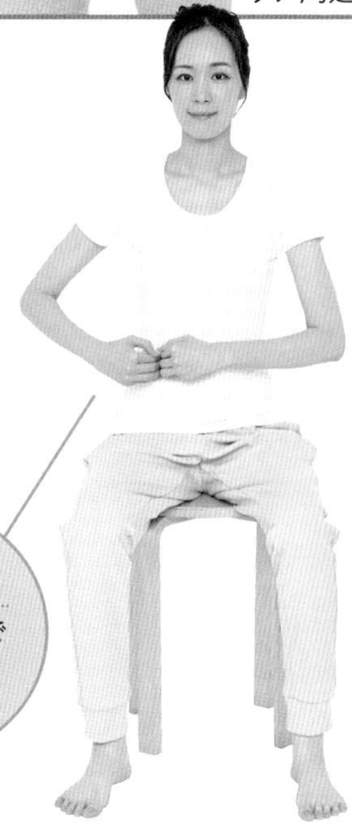

理学療法のプロが伝授!
奥の筋肉までゆるめると効果的

下《げ》痢《り》点《てん》のツボを レンゲ／親指で押す

こんなときに効く! 急な下痢のトラブルに効くツボ

急な腹痛に襲われ、すぐにはトイレに駆け込めないという緊急事態。そのような状況で効果を発揮するといわれているのが「下痢点」のツボです。手の甲の中指と薬指の骨が接する場所にあり、長めに圧を加えます。

どうやる?

レンゲの柄の先を下痢点のツボに当て、20 秒以上長めに押す。

どのへん?

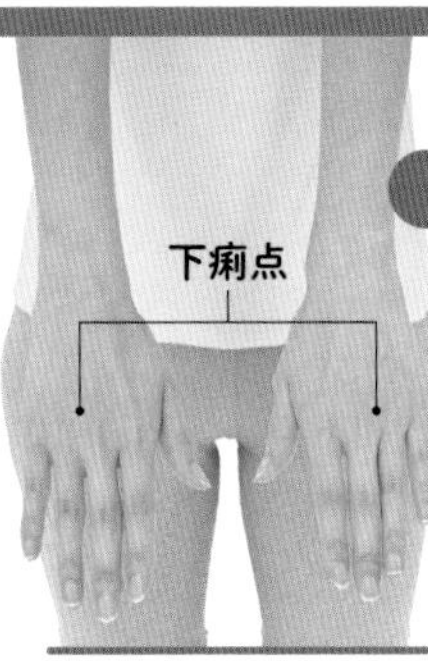

手の甲の中指と薬指の骨が接するくぼみにある「下痢点」のツボを狙う。

1. 下痢点のツボを レンゲの柄の先で押す

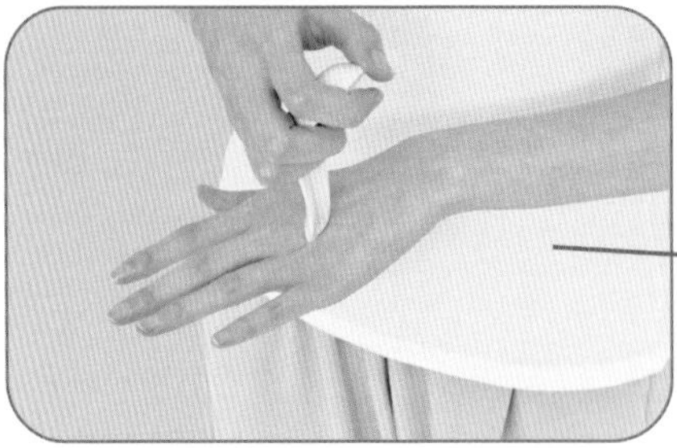

東洋医学のプロが伝授!
やや強めの圧をかけ、ピンポイントに狙いを定めて押す！

指でもできる!

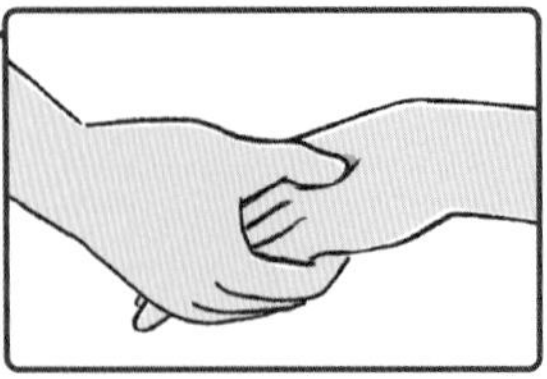

親指の先で押す

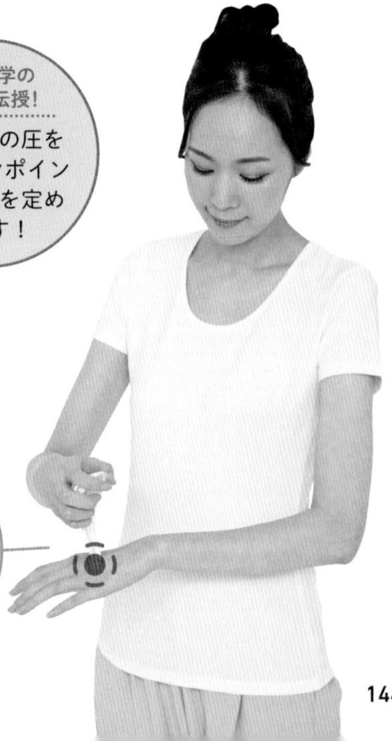

理学療法のプロが伝授!
レンゲの柄の先を突き立てる！

すねの外側の際を押す

こんな症状にも効く! すねの痛み(→ P94)、胃もたれ・食欲不振(→ P147)

通常の下痢の場合は、すねの骨の外側ラインを刺激するのが有効とされています。このエリアには「足三里《あしさんり》」をはじめとする胃や大腸、小腸の症状に効果のあるツボがあり、全体的に緊張をゆるめていきます。

どうやる?

両手でつくったM字の先ですねの骨の外側の際を押す。位置をずらし上下に流すイメージを持つ。

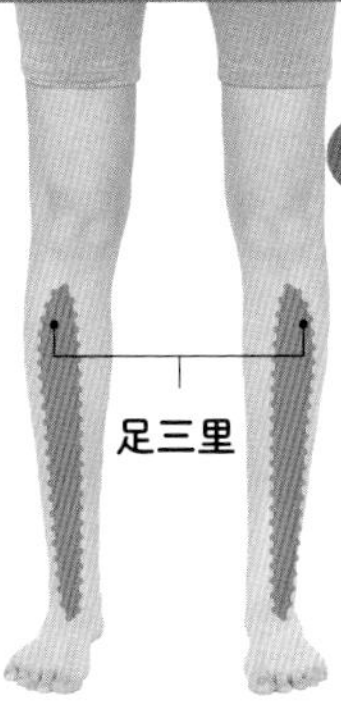

どのへん?

ひざの皿外側のくぼみから指4本分下にある「足三里」のツボをはじめ、「胃の経絡」が通るすねの骨の外側のライン全体を狙う。

1. すねの骨の外側の際に沿って両手でつくったM字の先で押す

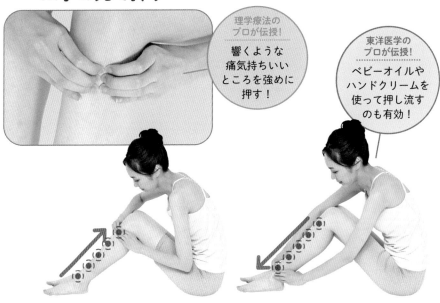

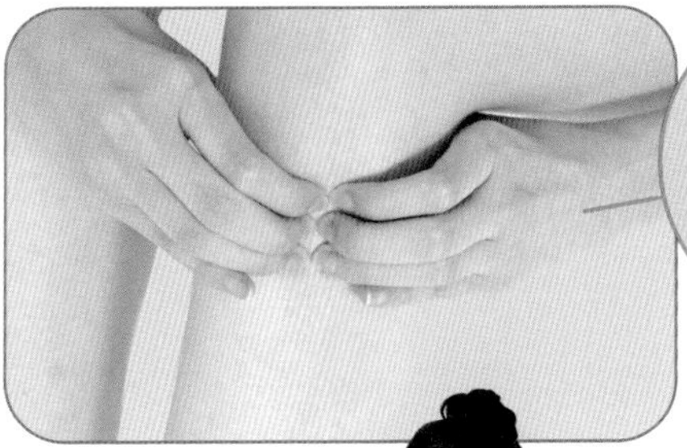

理学療法のプロが伝授!

響くような痛気持ちいいところを強めに押す!

東洋医学のプロが伝授!

ベビーオイルやハンドクリームを使って押し流すのも有効!

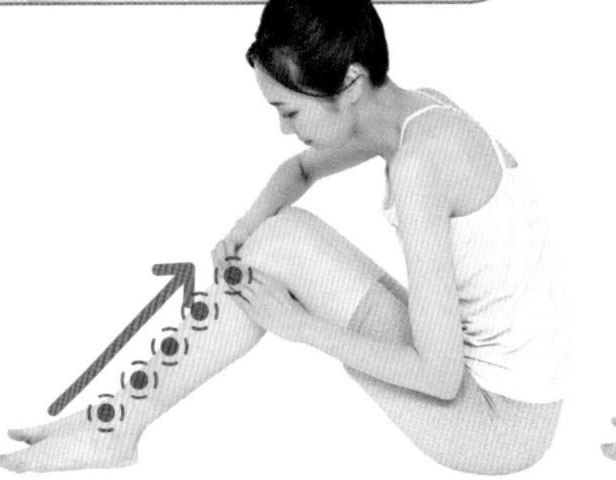

骨盤後面の中央をさする

こんな症状にも効く！ 腰痛（→ P70）、生理不順・生理痛（→ P152）

下痢の症状など消化器系の機能が低下してくると、腰の骨と骨盤が接する部分（仙骨周辺）が緊張することも。仙骨の横や上の部分をさすりながら表層の緊張をゆるめることで、消化管の機能低下を改善します。

どうやる？

両手の３本の指先で仙骨の周辺をさする。

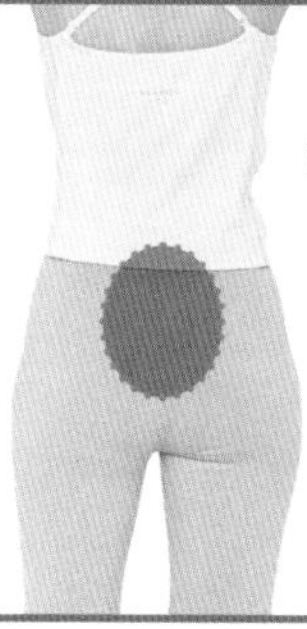

どのへん？

骨盤の中央にある腰の骨（腰椎）の下に仙骨がある。そのつなぎ目の横や上部など周辺を狙う。

1. 両手の３本の指先で骨盤後面の中央（仙骨）をさする

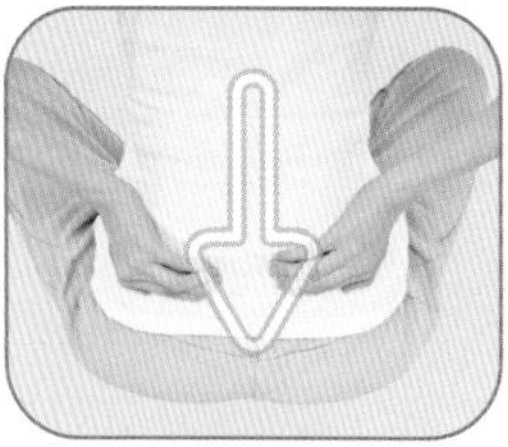

骨の際

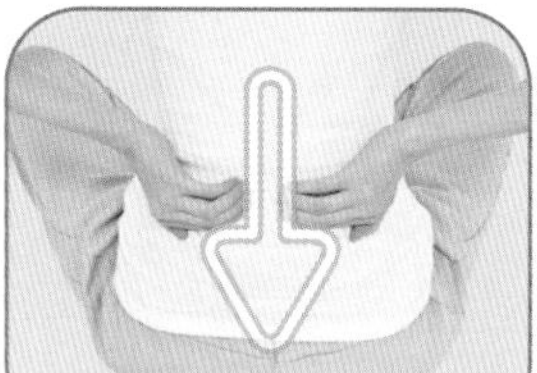

骨の上

理学療法のプロが伝授！

指をすべらせにくい部位はくり返しさする！

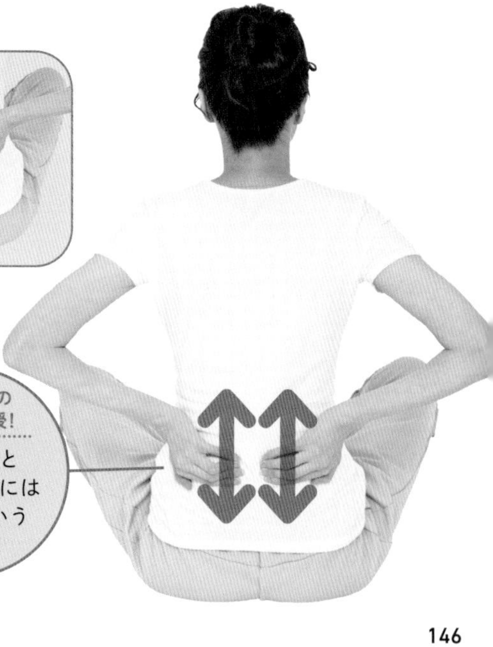

東洋医学のプロが伝授！

骨盤上部と接する部分には大腸兪というツボも！

胃もたれ・食欲不振

すねの外側の際をレンゲ／指で流す

こんな症状にも効く! すねの痛み(→ P94)、下痢(→ P144)

胃もたれや食欲不振といった胃の不調には、すねの骨の外側のラインを通る胃の経絡を刺激するのが有効です。すねの骨の外側の際に沿って、レンゲで押し流すことで、胃の機能改善を図ります。

どうやる?

ひざ下のすねの骨の際にレンゲの縁を押し当て、足首まで流す。

どのへん?

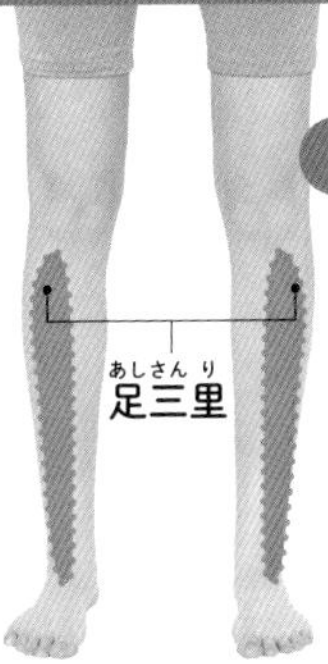

すねの骨の外側の際、すねの筋肉が通るラインをひざ下から足首まで全体的に狙う。

1. すねの骨の外側の際に沿ってレンゲで押し流す

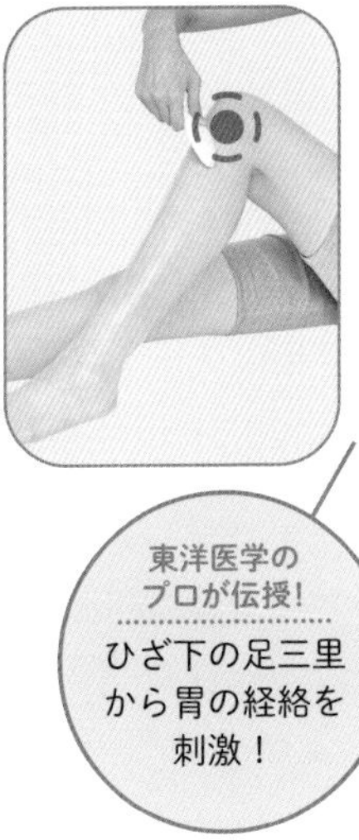

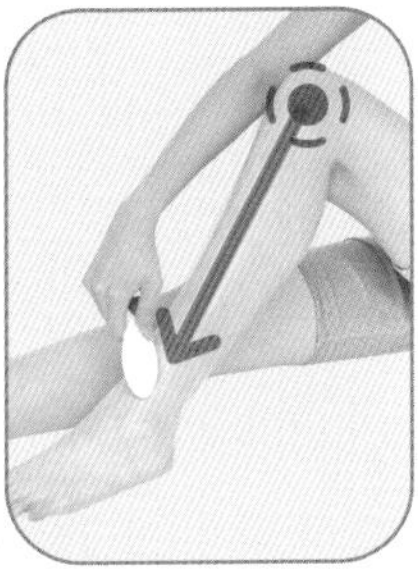

指でもできる!

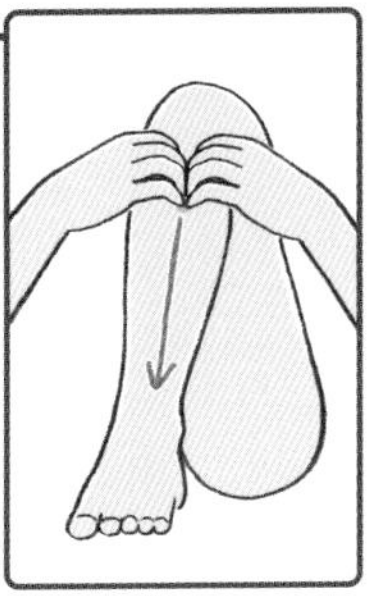

両手でつくったＭ字の先で押し流す

東洋医学のプロが伝授!
ひざ下の足三里から胃の経絡を刺激!

理学療法のプロが伝授!
足三里は強めに、足首近くまでゆっくり流す

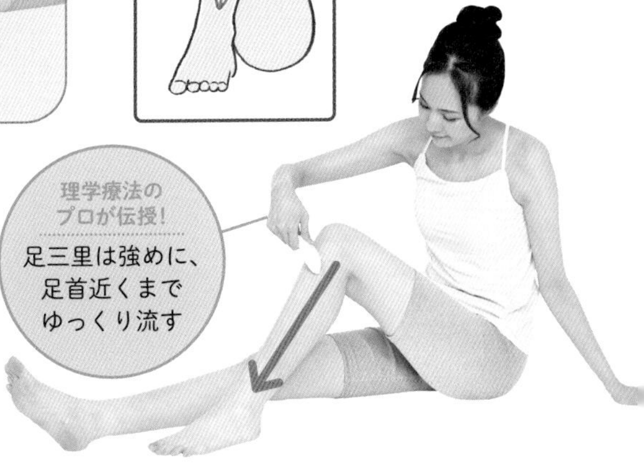

胃もたれ・食欲不振

郄門《げきもん》のツボを押しながら手首を動かす

こんな症状にも効く! 手首の痛み(→ P56)、手のむくみ・冷え(→ P134)

ストレス性の腹痛や食欲不振といった症状の軽減に効果のある「郄門」というツボを刺激します。郄門を押しながら手首を動かし、内部の緊張をゆるめることで、経絡が刺激されて胃の機能改善につながります。

どうやる?

郄門のツボ周辺を押しながら、手首をタテに動かす。

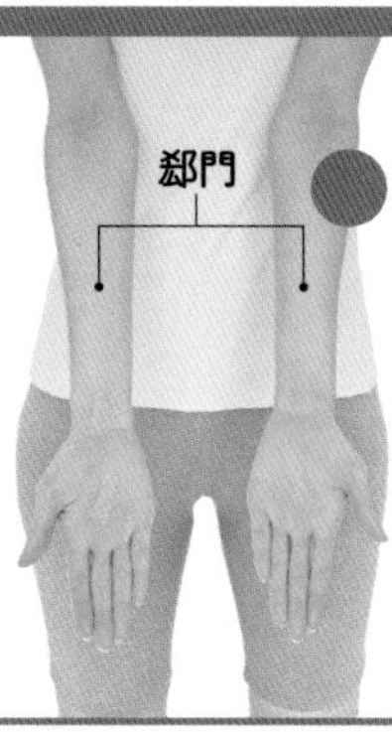

どのへん?

手首のシワから指4本+親指2本分上の真ん中にある「郄門」のツボを狙う。

1. 郄門のツボを手ではさんで親指で押す

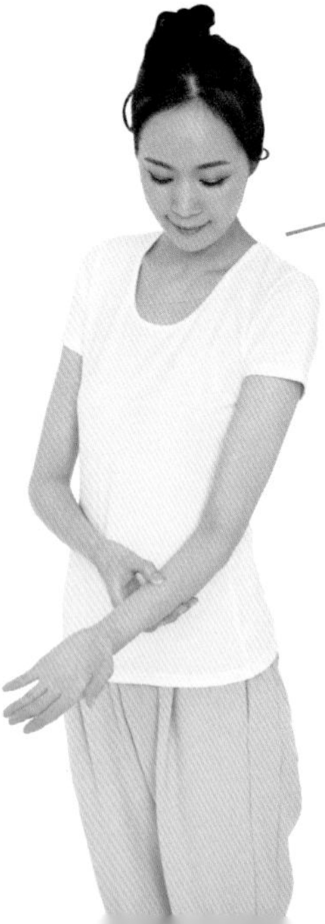

理学療法のプロが伝授!
前腕の中間くらいを狙うイメージで!

2. 手首をタテに動かす

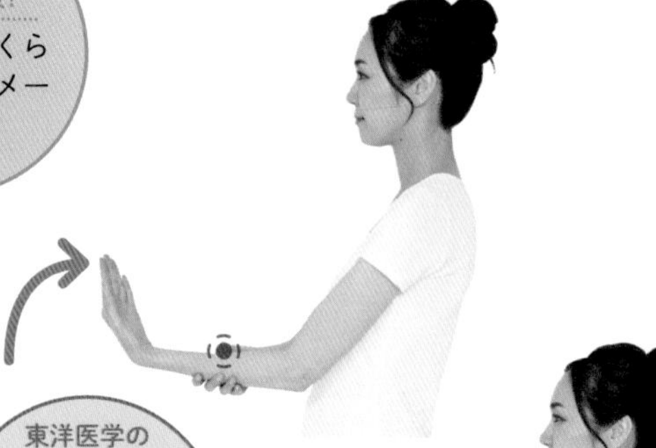

東洋医学のプロが伝授!
前腕の中心を指でしっかり押さえながら動かす!

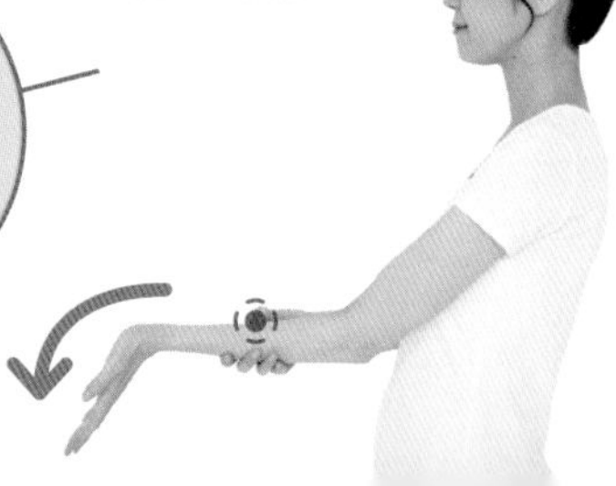

胃もたれ・食欲不振

胃《い》兪《ゆ》のツボをボールで押す

こんな症状にも効く！ 腰痛（→ **P70**）、吐き気（→ **P150**）

腰のあたりにある、胃の不調に効果がある「胃兪」のツボを刺激します。胃の不調がある場合、このエリアが緊張で硬くなることも。表層から筋肉の緊張をゆるめ、ツボの効果と併せてアプローチします。

どうやる？

胃兪のツボ周辺に短めに持ったボール＆手ぬぐいを当て、壁やイスの背もたれに寄りかかってボールを押す。

どのへん？

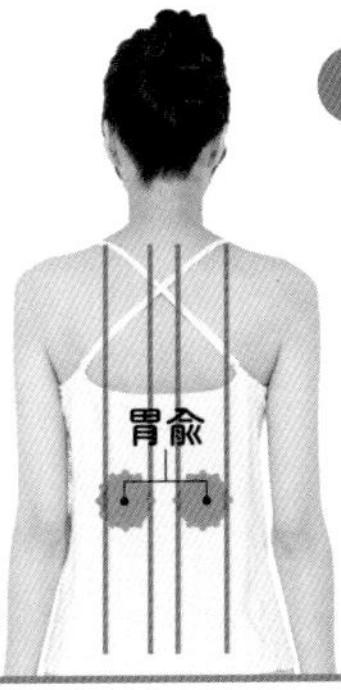

背骨沿いにある2本の筋肉の山。両ひじのラインよりやや上に位置する「胃兪」のツボを中心としたエリアを狙う。

1. 胃兪のツボにボールを当てる

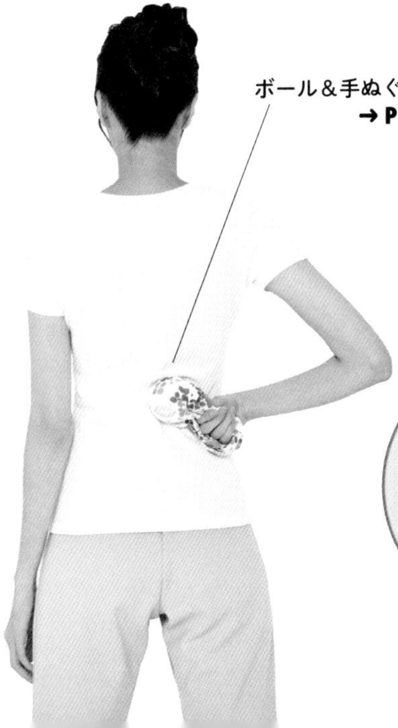

ボール＆手ぬぐい
→ **P38**

2. 壁やイスの背もたれに寄りかかってボールを押す

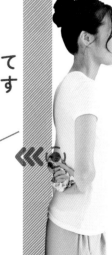

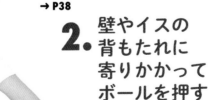

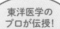

東洋医学のプロが伝授！
当たりを感じにくければお腹に力を入れるか、少し前かがみになるとよい

吐き気

ひじから先の中心線を レンゲ／親指で流す

こんな症状にも効く! 前腕の痛み（→ P52）、胃もたれ・食欲不振（→ P147）

ひじから先の前腕部の中心ラインには、胃の周辺とつながる経絡やツボがあります。前腕の中心ラインに沿ってレンゲで押し流すと、みぞおち周辺や上腹部の緊張がゆるんで症状の軽減が期待できます。

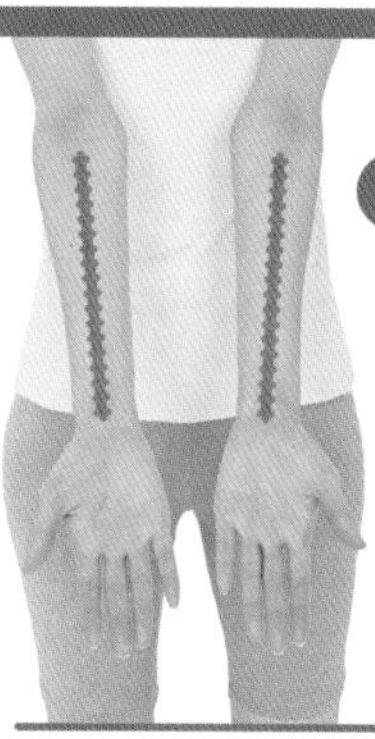

どうやる?

レンゲの柄の先をひじの内側の中心に押し当て、中心ラインに沿って手首まで流す。

どのへん?

ひじから先の手首までの範囲、その中心のラインを狙う。

1. ひじから先の内側の中心線に沿ってレンゲの柄の先で押し流す

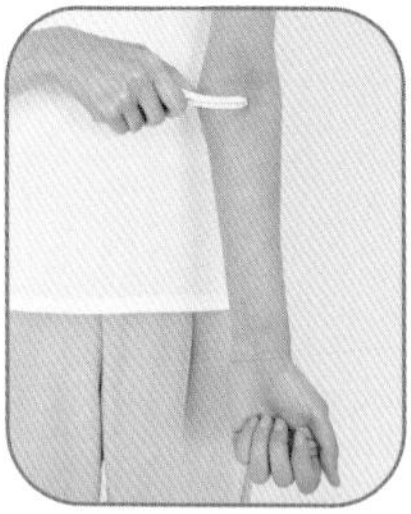

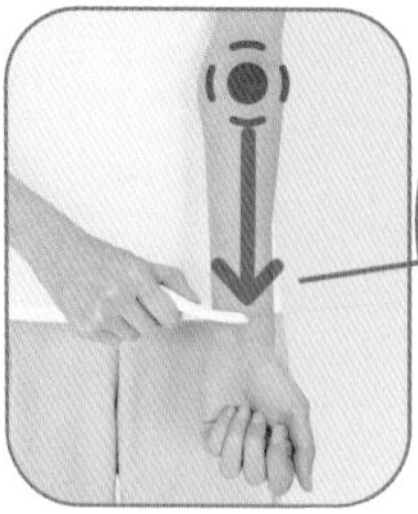

東洋医学のプロが伝授!
手首に近づくほど筋肉の盛り上がりはなくなるが、中央のラインを意識して押し流す

指でもできる!

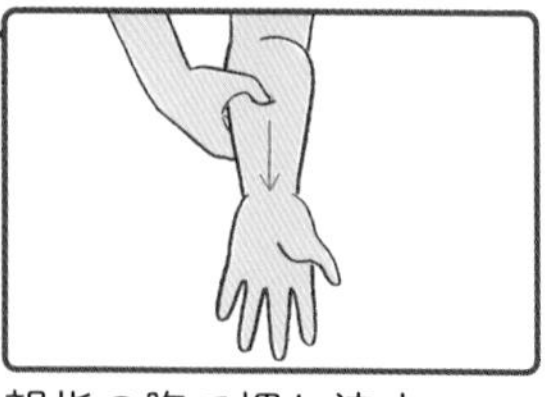

親指の腹で押し流す

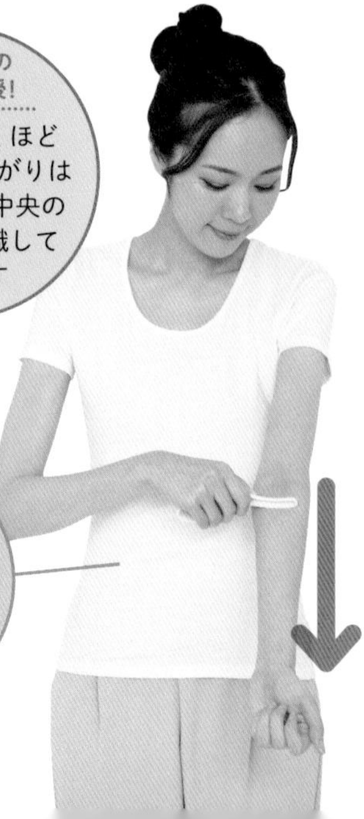

理学療法のプロが伝授!
レンゲの柄の先だと腱の間なども流しやすい

吐き気

内関《ないかん》のツボを押しながら手首を動かす

こんな症状にも効く! 手首の痛み(→ P56)、胃もたれ・食欲不振(→ P147)

手首のシワの真ん中から親指２本分上にある「内関」のツボは、胃の不調に効果が期待できるツボのひとつ。内関を押しながら、手首をタテに動かすことでツボ周辺組織の緊張をゆるめ、吐き気をやわらげます。

どうやる?

内関のツボを押しながら、手首をタテに動かす。

どのへん?

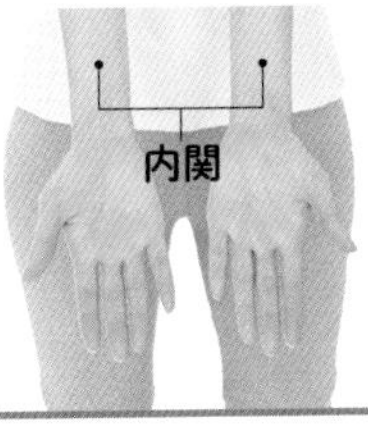

手首のシワの真ん中から親指２本分上にある「内関」のツボを狙う。

1. 内関のツボを手ではさんで親指で押す

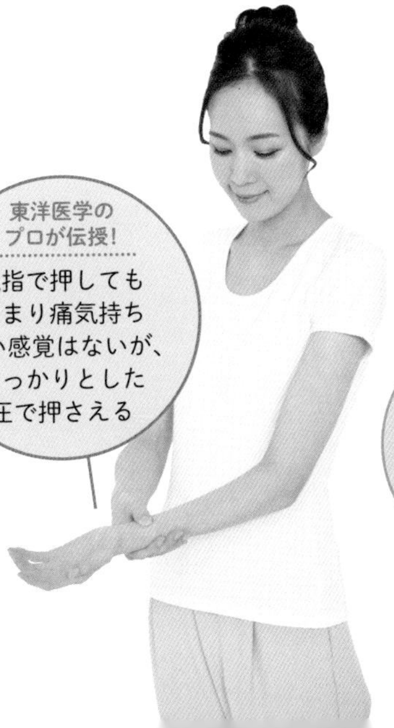

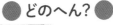

東洋医学のプロが伝授!

親指で押してもあまり痛気持ちいい感覚はないが、しっかりとした圧で押さえる

2. 手首をタテに動かす

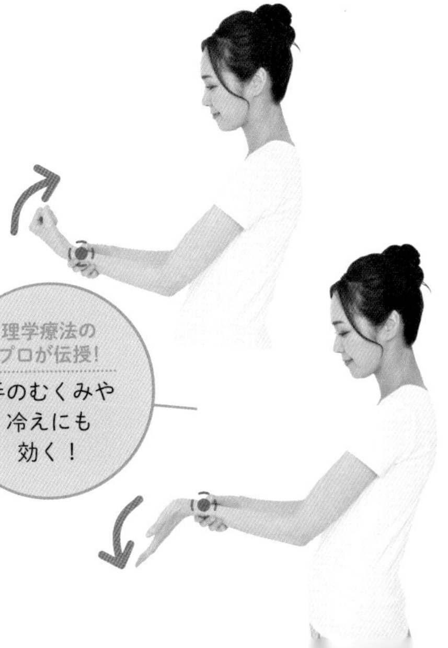

理学療法のプロが伝授!

手のむくみや冷えにも効く!

三陰交《さんいんこう》のツボをレンゲ／親指で流す

こんな症状にも効く! ふくらはぎの痛み(→ P94)、足のむくみ・冷え(→ P138)

生理不順などの婦人科系の症状には、すねの骨の内側の経絡ラインを刺激するのが効果的。その経絡上にある「三陰交」のツボは、生理痛をやわらげる効果があり、これを含むすねの内側全体をレンゲで流します。

どうやる?

すねの骨の内側の際にレンゲの縁を押し当て、ひざ下から足首に向かって流す。

どのへん?

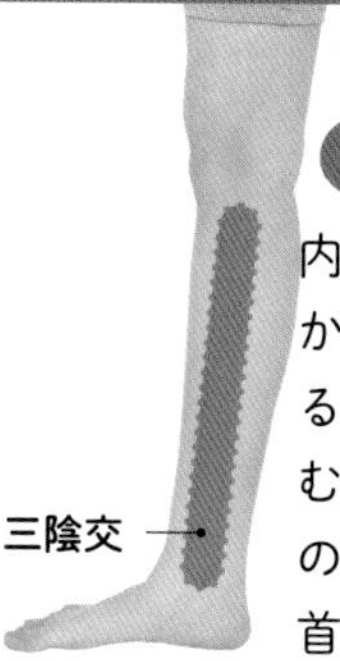

内くるぶしの真ん中から指4本分上にある三陰交のツボを含む、すねの骨の内側の際をひざ下から足首まで全体的に狙う。

1. 三陰交のツボを含むすねの骨の内側の際をレンゲで押し流す

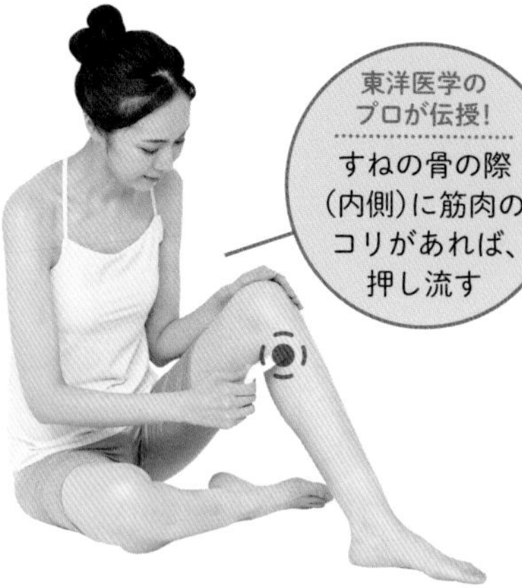

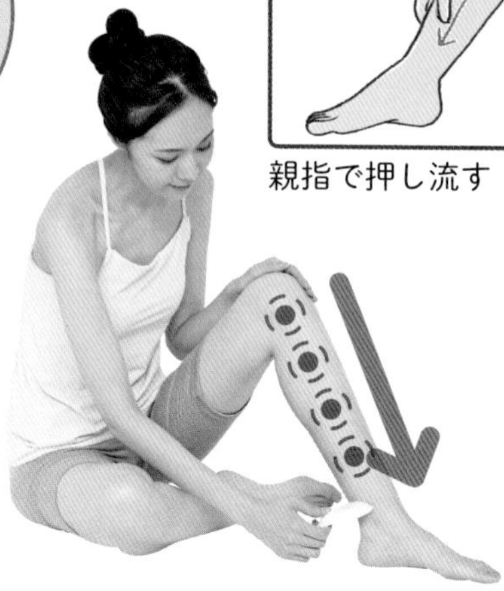

すねの骨の際(内側)に筋肉のコリがあれば、押し流す

指でもできる!

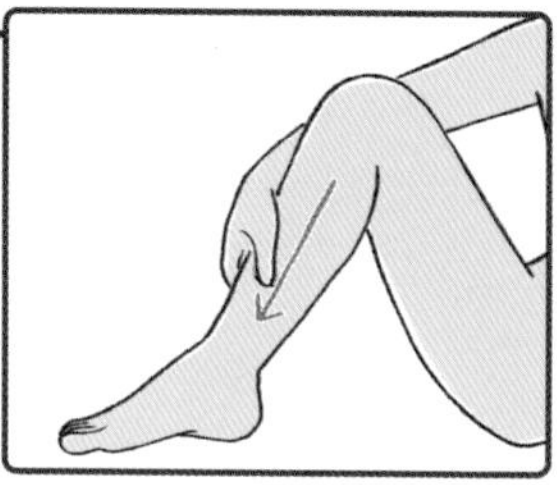

親指で押し流す

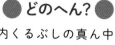

次《じ》髎《りょう》・胞《ほう》肓《こう》のツボをボールで押す

こんな症状にも効く！ 股関節・お尻の痛み（→ P84）、下痢（→ P144）

腰骨の末端である仙骨と、骨盤のつなぎ目のエリアは、生理不順などの症状があると、緊張やコリといった反応が出やすい部位。中臀筋などの周辺の筋肉と一緒にゆるめると、症状の改善が期待できます。

どうやる？

骨盤と仙骨のつなぎ目周辺にボール＆タオルを当て、壁やイスの背もたれに寄りかかって押す。

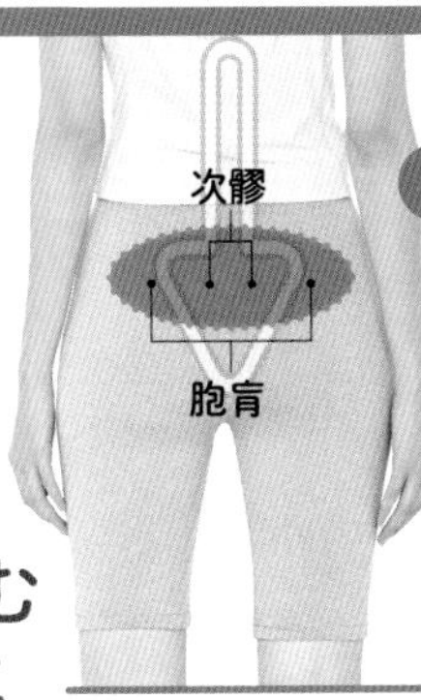

どのへん？

仙骨の上に次髎、その横の骨盤と仙骨のつなぎ目やや外に胞肓があり、それらを含むエリアを狙う。

1. 次髎・胞肓のツボを含む骨盤後面の中央周辺にボールを当てる

ボール＆手ぬぐい
→ P38

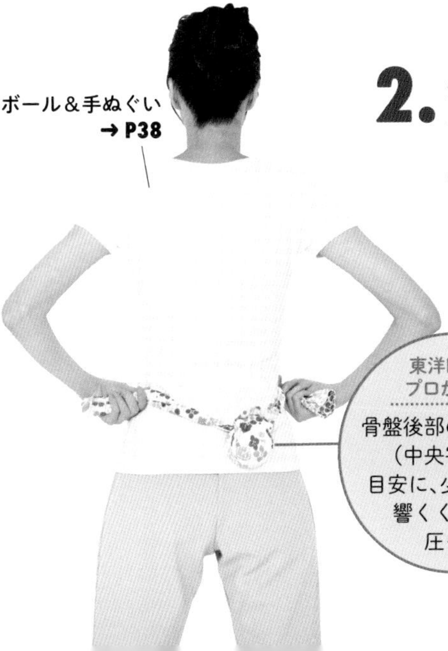

2. 壁やイスの背もたれに寄りかかってボールを押す

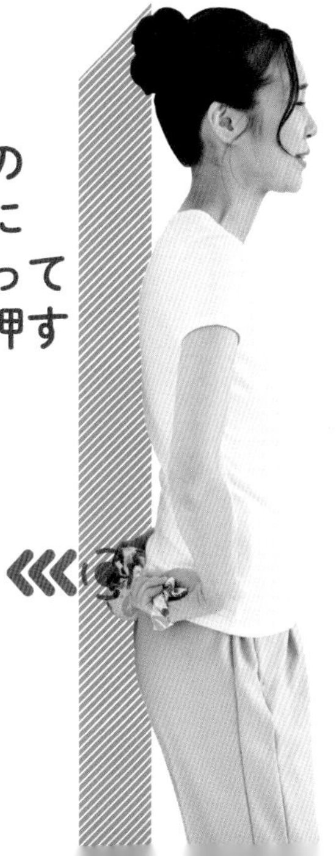

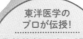

東洋医学のプロが伝授！
骨盤後部の出っ張り（中央寄り）を目安に、少し骨盤に響くくらいの圧を！

多汗

合谷《ごうこく》のツボをレンゲ／親指で流す

こんな症状にも効く! 肩コリ(→ P8)、疲れ目・かすみ目(→ P128)、胃もたれ・食欲不振(→ P147)

更年期や精神的なストレスの影響で体温が上がり、過剰に汗をかくことも。親指と人差し指の骨の間にある「合谷」は、万能のツボとして有名ですが、発汗を正常に整える作用もあるといわれています。

どうやる?

レンゲの柄の先で合谷を押す。

どのへん?

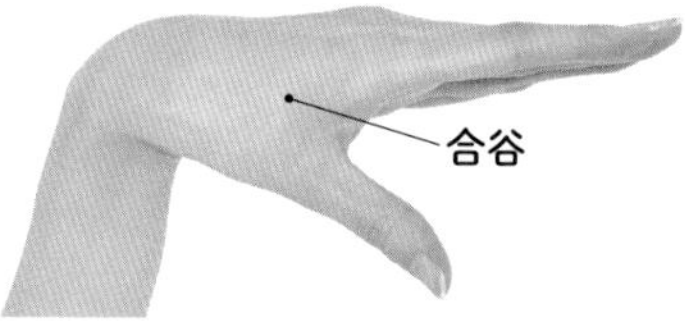

手の甲の親指と人差し指の骨が交わる場所にある合谷のツボを狙う。

1. 合谷のツボをレンゲの柄の先で押す

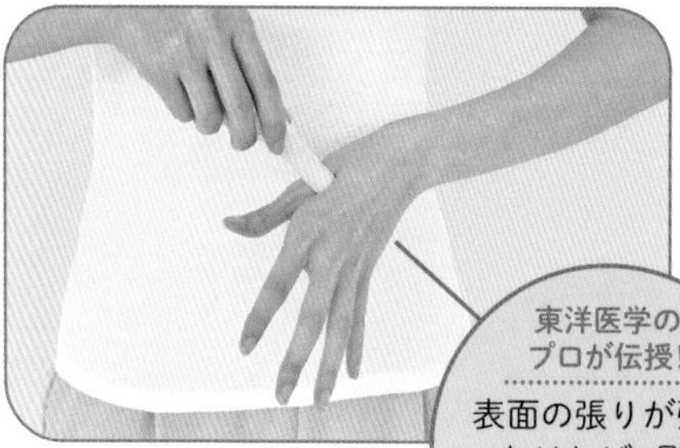

東洋医学のプロが伝授!
表面の張りが強くなければ、骨に押し当てる感覚でやや強めに!

指でもできる!

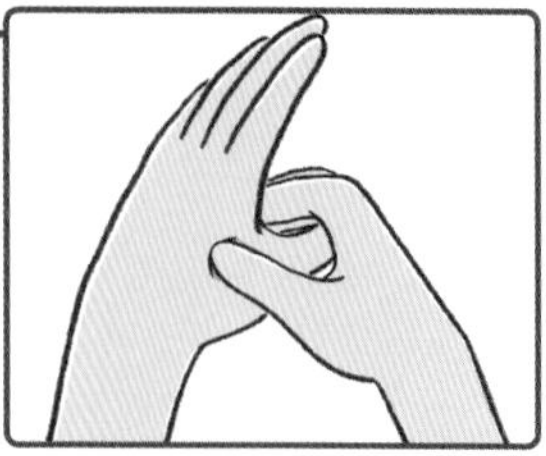

親指で押す

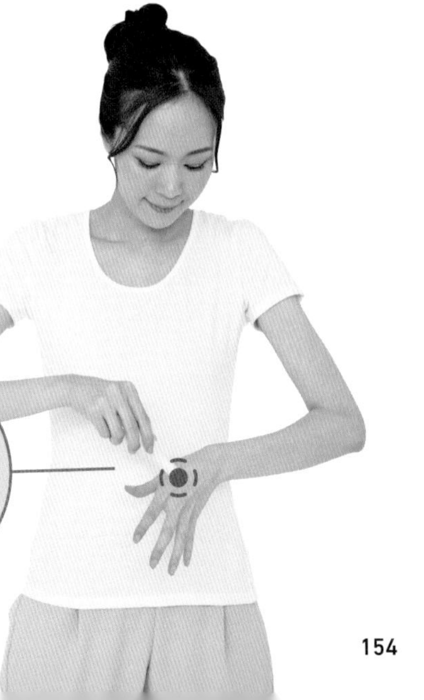

東洋医学のプロが伝授!
レンゲの柄の先を人差し指の骨の裏側に向けて押す

多汗

労宮《ろうきゅう》のツボを押しながら手をグーパー

こんな症状にも効く! 手指の痛み（→ P58）、手のむくみ・冷え（→ P134）

精神的なストレスなどによる多汗症、特に手汗の抑制に効果が期待できるのが、手のひらにある「労宮」のツボ。手のひらは体温調節の機能も備えているため、労宮と一緒に刺激することで発汗を調整します。

どうやる?

手のひらをはさむように親指で押しながら、指をグーパーと閉じ開く。

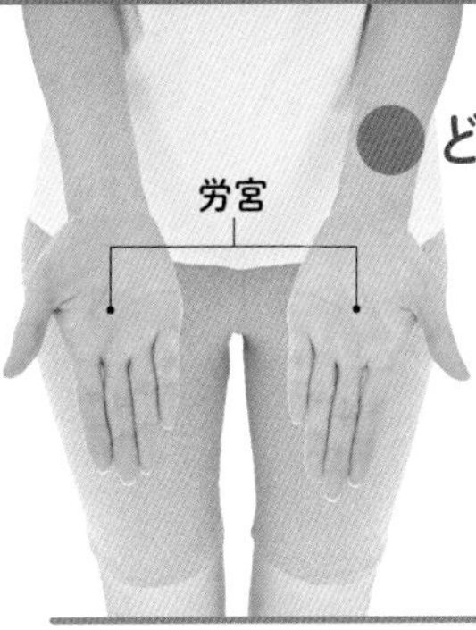

どのへん?

拳を握ったときに中指の先が当たる場所にある労宮のツボを狙う。

1. 手のひらを人差し指と親指ではさんで労宮のツボを押す

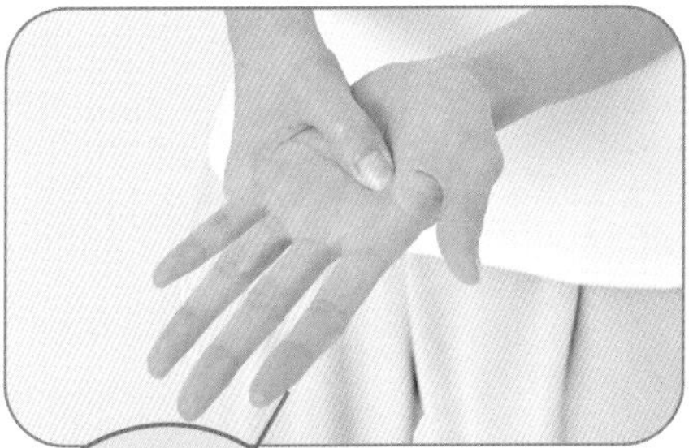

東洋医学のプロが伝授!

刺激を増やすには、親指の尖端を立てて労宮を押す

2. 手をグーパーと閉じ開く

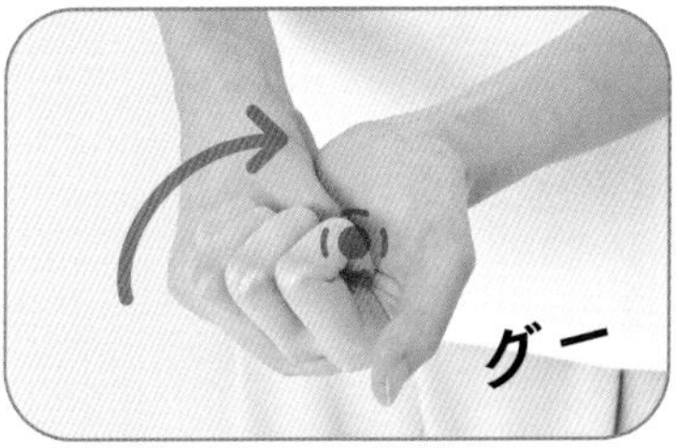

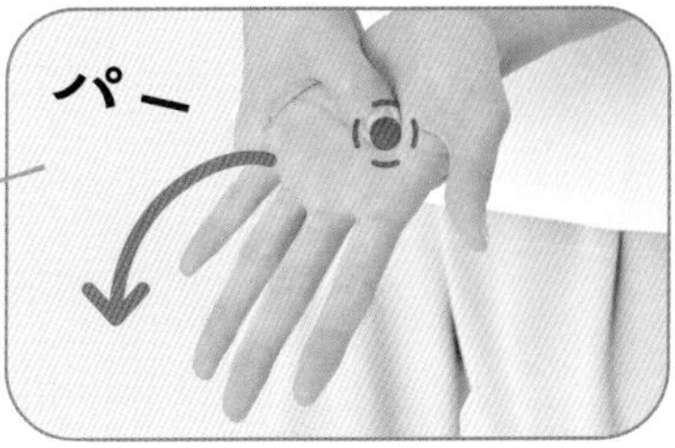

理学療法のプロが伝授!

指先の冷えやむくみにも有効！

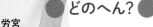

安眠《あんみん》のツボを押す

こんな症状にも効く! 肩コリ(→ P8)、頭痛(→ P42)、首コリ(→ P46)

不眠に効果のあるツボといえば、耳の後ろにある「安眠」のツボです。この周辺には、自律神経の中継所のようなものもあり、自律神経の乱れを整えて、ツボの作用との相乗効果で症状をやわらげていきます。

どうやる?

拳を握った状態で中指の第二関節を少し突き出し、その先で安眠のツボを押す。

どのへん?

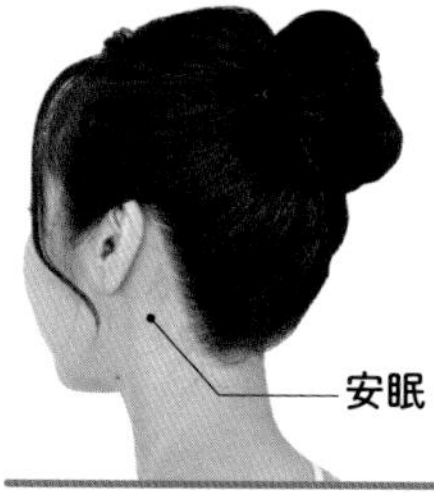

耳の後ろの突起の指1本分下のやや内側にある安眠のツボを狙う。

1. 安眠のツボを中指の第二関節で押す

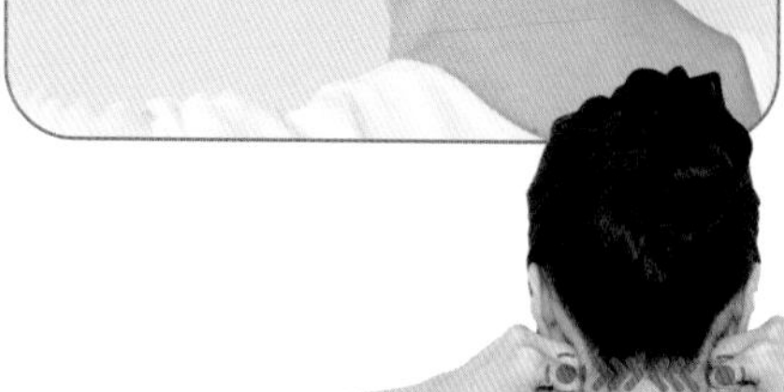

東洋医学のプロが伝授!
皮膚表面に対して垂直に圧が入るように、徐々に圧を強くする

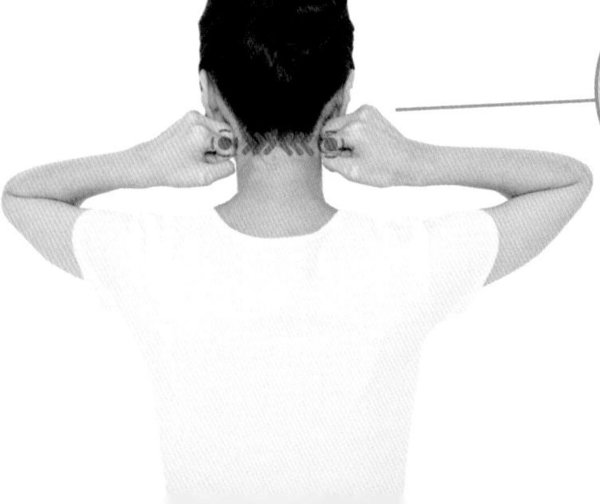

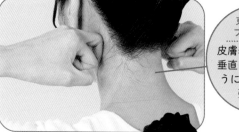

理学療法のプロが伝授!
首や肩のこりにも有効!

失《しつ》眠《みん》のツボをレンゲ／親指で流す

こんな症状にも効く！ ひざの痛み（→ P91）、足のむくみ・冷え（→ P138）

足裏のかかとの中央にある「失眠」のツボは、交感神経の影響などで興奮した精神を鎮め、眠気を誘う効果があるとされています。硬いかかとは指で押すのが大変なところですが、レンゲの柄の先だとラクに押せます。

どうやる？

レンゲの柄の先で失眠のツボを押す。

どのへん？

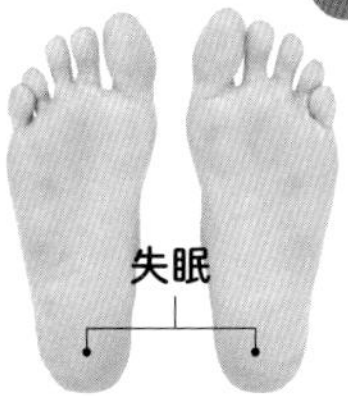

足裏のかかとの中央に少しくぼんだ部分にある失眠のツボを狙う。

1. 失眠のツボをレンゲの柄の先で押す

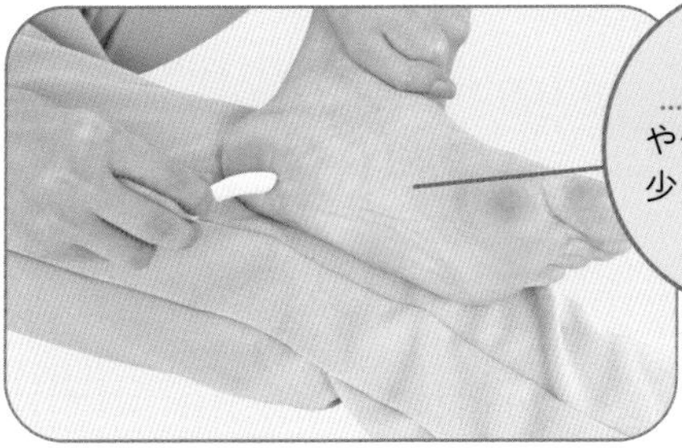

東洋医学のプロが伝授！
やや強めの圧で少し長めに圧をかける

指でもできる！

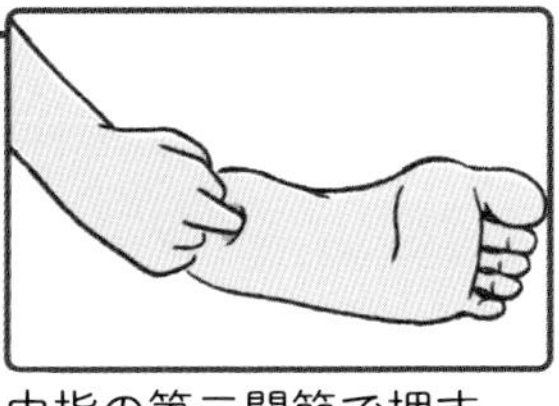

中指の第二関節で押す

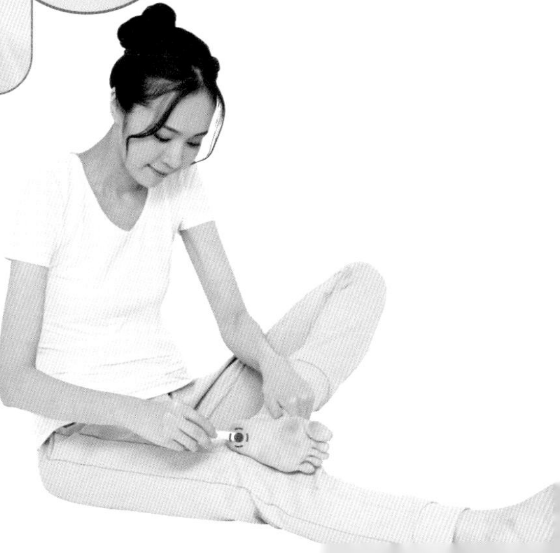

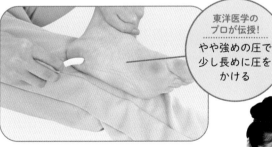

おわりに

本書を最後までお読みいただきありがとうございました。

2020年春に発令された緊急事態宣言から、数年の月日が経とうとしています。この間、私たちは数々の予想できない経験をしてきました。出口が見えない不安のなか、体調管理を過剰に意識せざるを得ない日々は、仕事や人間関係に大きな歪みを生み、生活が立ち行かなくなった方もおられるでしょう。一方で、この禍によって新しい働き方や生活習慣が生まれ、同時に多くの方が「健康」と向き合い、自分や大切な人の生き方や生活を見直すきっかけを得たのではないでしょうか。

また、近年の物価高騰が日々の生活を脅かしつつあるように、このような時代だからこそ、心身の健康を維持・向上させるセルフケアが必要です。そんなセルフケアを、誰でも無理なく習慣にしてほしいと強く願い日々研鑽を積んできたのが、本書の共著者であり、心から尊敬する幸田誠先生です。

「レンゲを使ったセルフケアを中心に、多くの人に役立つ情報を伝えたい」

穏やかに熱量ある幸田先生の言葉に感化され、私は信頼する編集人高橋隆太氏に相談しました。高橋氏はその思いを聞き入れてくださり、熟慮と検討の末、本書の企画を実現してくださいました。

さらに、編集人千葉慶博氏の豊富な経験とセンスがなければ、幸田先生の貴重な知見や東洋医学的なエッセンスを1冊の書籍にまとめ上げることはできなかったはずです。

あらためて御三方に敬意と感謝を伝えさせてください。

また、制作に関わってくださった、カメラマンさん、デザイナーさん、モデルさん、ヘアメイクさん、衣装さん、イラストレーターさんなど、実に多くの方にお力添えをいただきました。さらには、池田書店の皆さま、ご愛顧くださる方々、スタッフ、幸田先生のご家族、両親にも、この場を借りて感謝を伝えたいです。

私たちはきっと、これからも大小さまざまな試練や困難に見舞われることがあるでしょう。医学や一般常識も日進月歩、まったく予想していなかったことが起こるかもしれません。

しかしどんなときでも、まずご自身の心とカラダのケアを最優先してほしいと願っています。なぜなら、自分が元気でなければ人のサポートはできないからです。

「ストレス」と共存しながら成長していく私たちですが、決して自分ひとりで抱え込まず、信頼できる人を頼ることも忘れないでください。人とのつながりも、心身の健康に不可欠です。本書が、皆さまのお役に立ちますように。

石垣英俊

石垣 英俊（いしがき・ひでとし）

静岡県出身。手ぬぐいボール健康法考案者。早期にココロとカラダの状態に気づく習慣を提唱し、セルフケア指導者の育成とともに、自らセルフケアアイテムを開発し続けている。また、『石垣英俊ボディケアスクール』では、選ばれ続けるセラピストを育成。神楽坂ホリスティック・クーラ®代表。一般社団法人日本背骨養生協会代表理事。一般社団法人ヘルスファウンデーション協会理事。心身健康科学修士。鍼師・灸師・按摩マッサージ指圧師。オーストラリア政府公認カイロプラクティック理学士（B.C.Sc）、応用理学士（B.App.Sc）。中国政府認可世界中医薬学会連合会認定国際中医専門員。著書に『コリと痛みの地図帳 プロが教えるマッサージの処方箋72』（池田書店）ほか。

幸田　誠（こうだ・まこと）

埼玉県出身。橋本カイロプラクティク代表。理学療法士、オーストラリア政府公認カイロプラクティック理学士（B.C.Sc）、応用理学士（B.App.Sc）、医科学修士。大学院生時代に心電図による周波数解析を研究。そのなかで自律神経に効果があるとされたカイロプラクティックに興味を持ち、カイロプラクティックの大学へ入学。現在は、理学療法士として働きながら、治療家を対象とした評価・技術セミナーを行っている。

STAFF

編集・原稿	千葉慶博（KWC）
カバーデザイン	小口翔平＋須貝美咲（tobufune）
本文デザイン	相原真理子
イラスト	hanna
モデル	倉本えみ（スペースクラフト）
撮影	蔦野 裕
ヘアメイク	MIKE
スタイリング	田中祐子
校正協力	ぷれす

衣装協力

キャミソール・パンツ／ダンスキン
（ゴールドウイン カスタマーサービスセンター
0120-307-560）

クロップドタンク／イージーヨガ
（イージーヨガジャパン　03-3461-6355）

Tシャツ／Real Stone
（Real Stone　https://www.bodyart.co.jp/）

誰でもコリと痛みがほぐせる
もまないセルフケア

著　者　石垣英俊・幸田 誠
発行者　池田士文
印刷所　日経印刷株式会社
製本所　日経印刷株式会社
発行所　株式会社池田書店
〒162-0851
東京都新宿区弁天町 43 番地
電話 03-3267-6821（代）
FAX03-3235-6672

落丁・乱丁はお取り替えいたします。

ISBN 978-4-262-12410-0

[本書内容に関するお問い合わせ]
書名、該当ページを明記の上、郵送、FAX、または当社ホームページお問い合わせフォームからお送りください。なお回答にはお時間がかかる場合がございます。電話によるお問い合わせはお受けしておりません。また本書内容以外のご質問などにもお答えできませんので、あらかじめご了承ください。本書のご感想についても、当社HPフォームよりお寄せください。
[お問い合わせ・ご感想フォーム]
当社ホームページから
https://www.ikedashoten.co.jp/

24000002